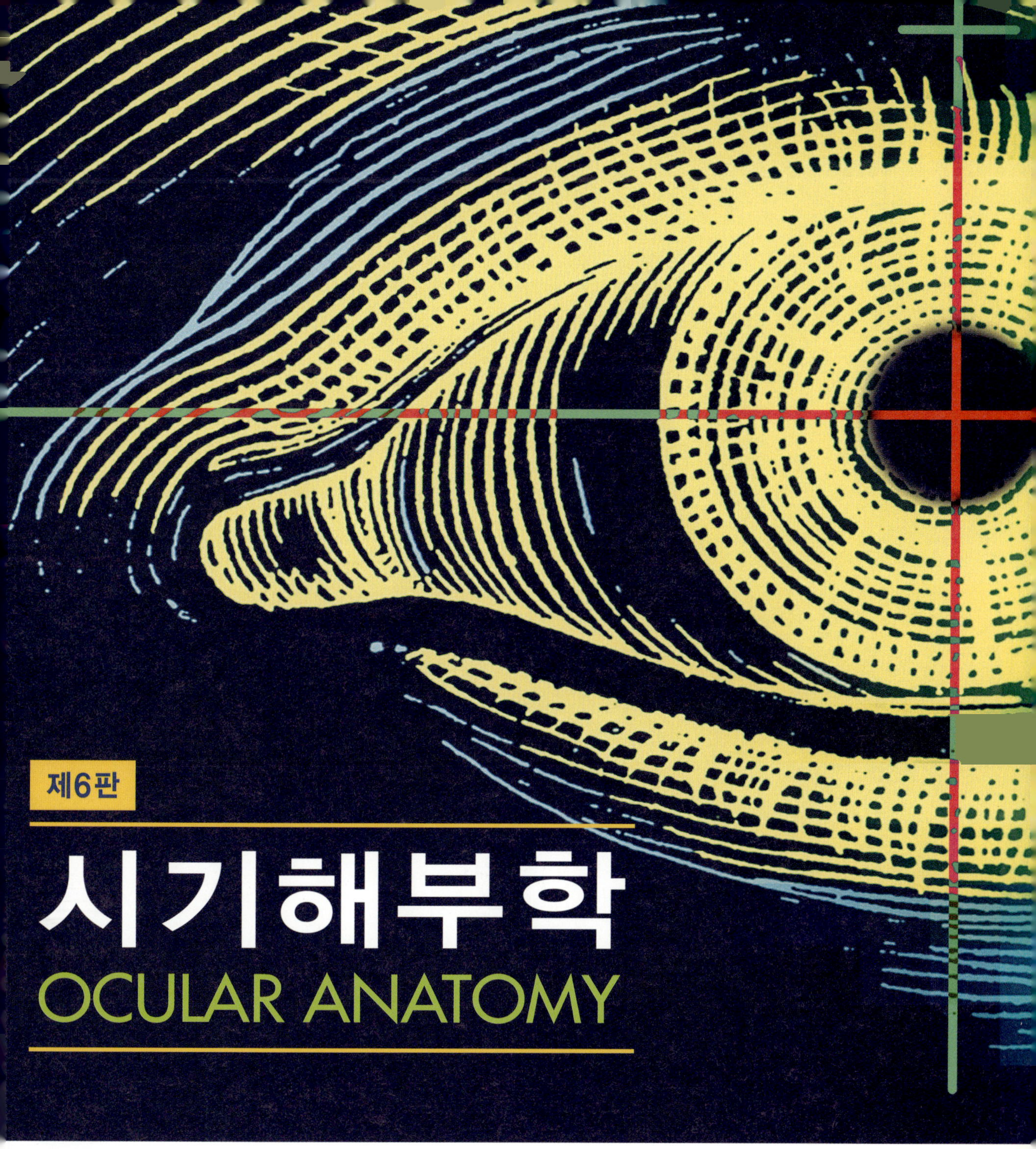

제6판

시기해부학

OCULAR ANATOMY

대표저자 김덕훈

집 필 진 권오주 · 김효진 · 박경주 · 윤미옥 · 이은희 · 이정하 · 이현미
정수자 · 주경복 · 조현국 · 조현수 · 최지영 · 한선희

정문각

머리말_여섯째판

시기해부학은 인체의 구조 중 눈에 관한 해부학적인 기본 지식을 습득하는 데 있다. 따라서 이 분야는 일반적인 해부학, 생리학, 세포학, 조직학 등을 완전히 학습한 이후 그 다음 단계에 배우는 과정에 속한다. 그러나 현대 의학의 급속한 발달로 인하여 짧은 시간에 모든 기초 학문을 습득하기란 매우 어렵다. 이 같은 어려운 상황에서도 간호 · 보건 · 의학계열 및 이 분야의 연구기관에 종사하는 전문인에게는 반드시 습득해야 할 학문에 속한다.

저자들은 이 분야에서 지금까지 실습 및 학습 경험을 토대로 하여 강의를 받는 입장에서 좀 더 실질적으로 도움이 되도록 다섯째판의 내용을 일부 수정 · 보완하여 새로운 내용의 책을 펴내기로 하였다.

본 교재의 특징은 다음과 같다.

첫째, 의학적인 전문용어는 최신 용어로 한글과 영어를 병행하여 표기하였다.

둘째, 이해를 돕기 위해 많은 사진과 도표를 삽입하였다.

셋째, 계통해부학적인 내용을 많이 수록하였다.

넷째, 기본적인 인체의 해부 및 생리에 관한 내용은 줄이고, 시기해부를 중심으로 자세히 설명하였다.

다섯째, 시기와 연관된 다른 신체기관도 내용에 수록하였다.

여섯째, 눈의 구조적인 내용을 생리적인 방향으로 설명하였다.

일곱째, 각 장의 학습이 끝난 후에 간단한 객관식 및 서술형의 문제를 수록하였다.

독자들을 위해 가급적 이해하기 쉽게 다루었다. 특히 여섯째판에서는 주요 해부학적 구조물을 컬러화하였고, 최신의 내용도 첨가하였다. 그러나 아직도 부족한 점이 많으리라 여겨진다. 이 책을 활용하시는 여러 교수님, 학생 그리고 이 분야를 연구하는 여러 관계자님들의 끊임없는 지도와 편달을 부탁드린다.

이 책을 펴내기까지 여러모로 도움을 주신 안경광학과의 교수님과 안경사님, 또한 이 책을 출판하는 데 끝까지 수고해 주신 정문각의 김시동 사장님과 직원분들에게도 깊이 감사를 드린다.

끝으로 저자들의 바람은 이 책을 통해서 학습하는 분들에게 더 큰 학문의 발전과 영광이 있기를 진심으로 바란다.

2013년 1월
저자 일동

차 례

제1부 눈의 발생

제2부 눈의 유전과 조직

제3부 눈의 해부

제 1 부

눈의 발생

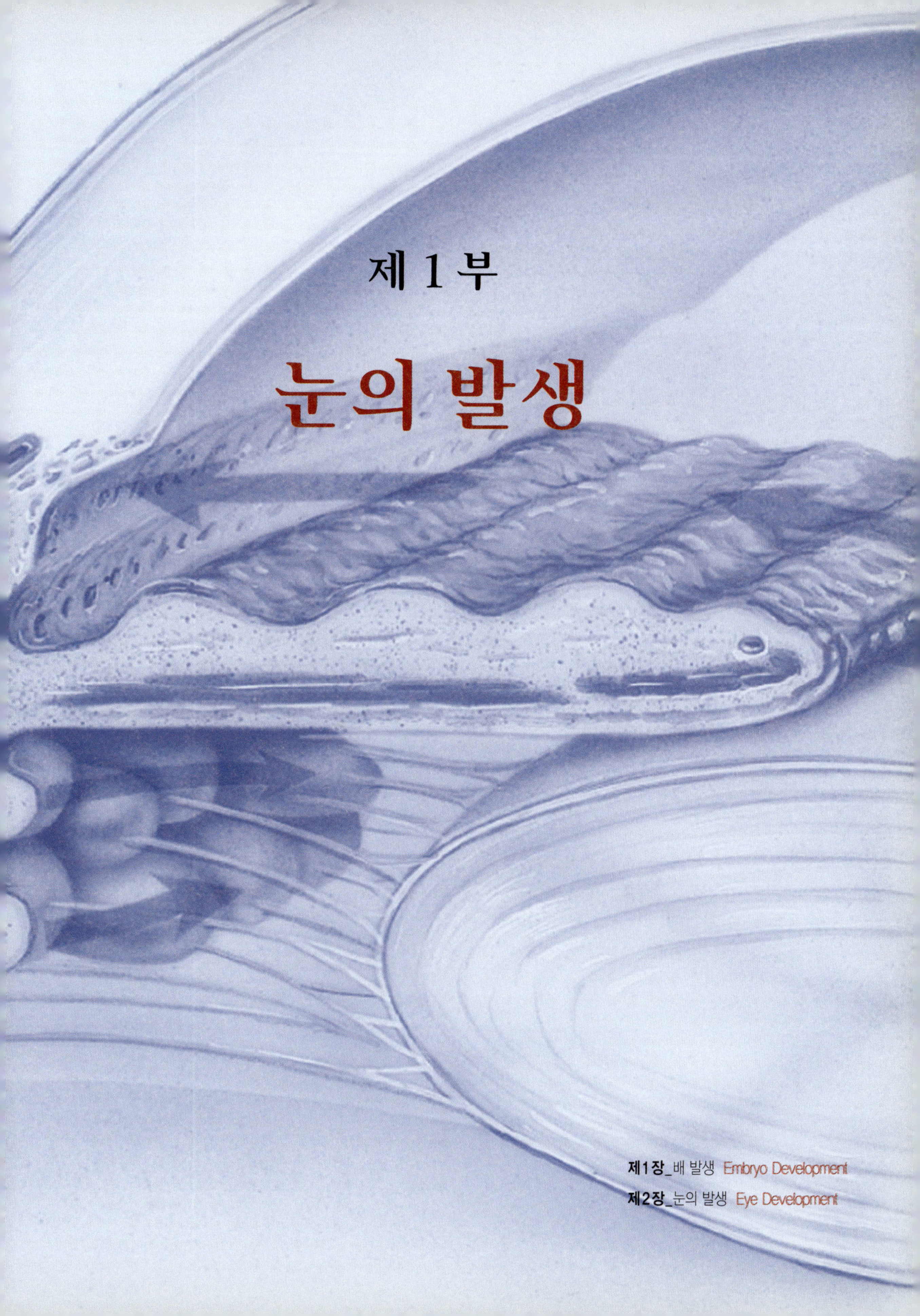

제1장_배 발생 Embryo Development

제2장_눈의 발생 Eye Development

제 1 장

배 발생

Embryo Development

제 1 절 배우자 형성기 Gamate Formation

인체의 발생은 종족을 보존하기 위한 생식과정을 통해서 이루어지는데, 이는 남성의 정자 spermatozoon와 여성의 난모세포 oocyte가 새로운 개체인 접합자 zygote를 형성하기 위한 수정과정에서 시작된다.

수정을 위한 준비에서 남성과 여성의 배세포 germ cells는 염색체의 수적인 변화뿐만 아니라 세포질의 변화도 가져온다. 수정의 결과 인체의 체세포는 23쌍의 염색체인 배수체 diploid를 가진다. 각 쌍의 염색체에서 1개는 어머니로부터 유래된 것이며, 나머지 1개는 아버지로부터 유래된 것이다.

1. 정자형성 과정 Spermatogenesis

정자형성 과정은 고환에서 정원세포 spermatogonia가 정자로 성장하기 위해서 일어나는 일련의 과정을 포함한다(그림 I. 1-1).

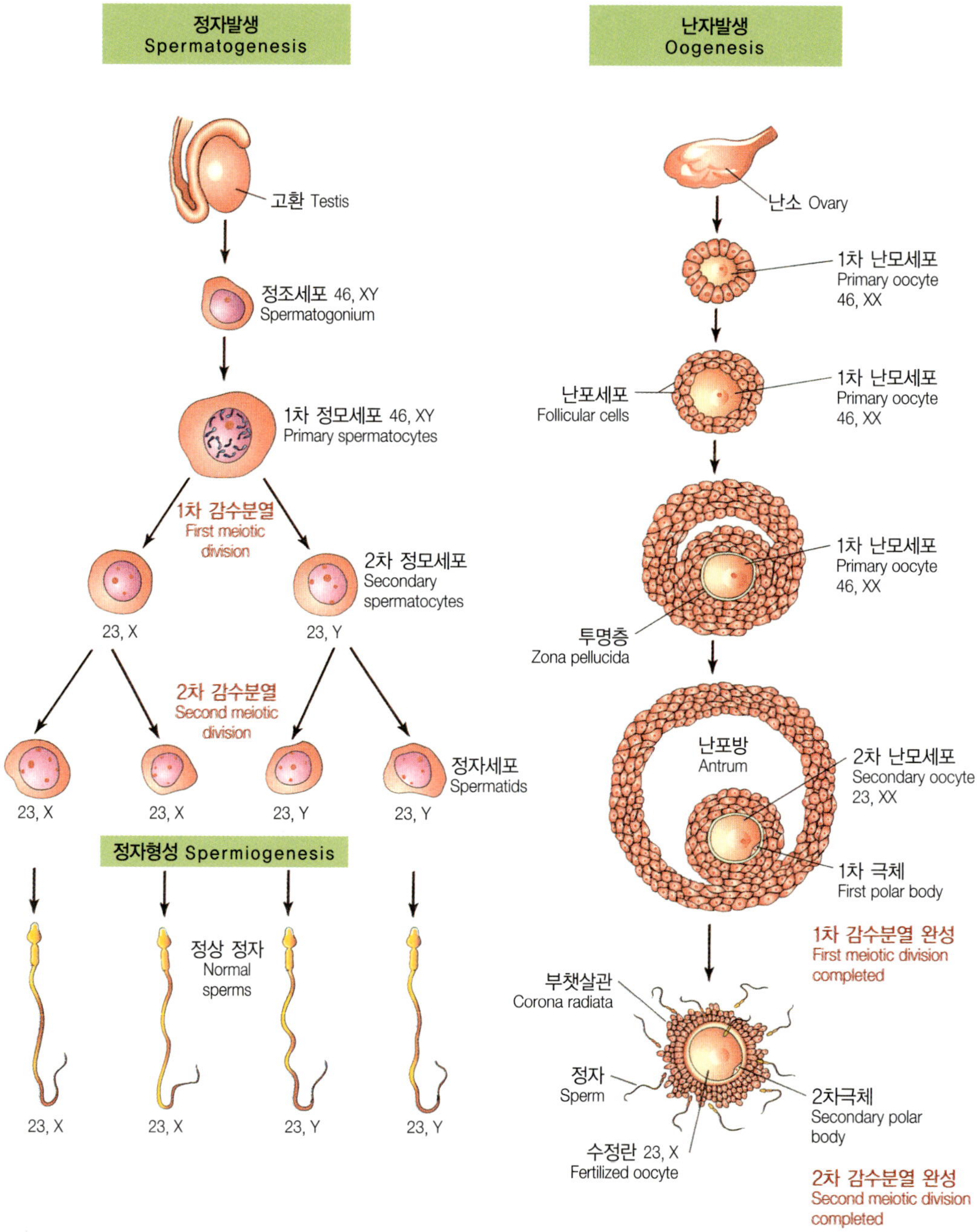

[그림 I. 1-1] 생식자 발생(정자발생, 난자발생) 과정
1개의 정모세포에서 4개의 정자 형성, 1개의 난모세포에서 1개 난자 형성.

이 과정에서 정자 머리부분의 핵 표면 위에 절반 이상이 확장된 곳으로 수정 동안 난자의 둘레층과 막을 침투하기 위한 효소를 분비하는 첨단체 acrosome의 형성, 핵의 응축, 정자의 중간부분과 꼬리부분의 형성 그리고 세포질 대부분의 감소가 나타난다(그림1-1).

인체에서 정원세포 spermatozoon가 성숙한 정자로 발달되는 기간은 약 64일이 걸린다. 특히 충분히 형성되었을 때 정자는 세정관의 안으로 들어간다.

이곳에서 세정관의 벽에 있는 수축원소에 의해 부고환(부정소) epididymis 쪽으로 간다.

정자는 비록 정세관에서 생산된 초기에는 약간의 움직임을 나타내지만, 부고환에 들어가서는 충분한 운동성을 가지는 거의 완성된 형태와 기능을 가지게 된다.

남성에서 원기 배세포 primordial germ cells의 분화는 사춘기부터 시작되지만 여성은 발생 3개월 안에 시작된다. 출생 때 남성의 배세포는 크며, 버팀세포(지지세포) supporting cell에 의해 둘러 싸여진 창백한 세포들로서, 고환의 각 성 코드 sex cord에서 인식이 가능하다. 한편, 버팀세포는 후에 여포세포 follicular cell와 같은 방법으로 샘 gland의 표면 상피세포에서 유래된 버팀세포 sertoli cell가 된다.

사춘기 직전에 성 코드는 관강 lumen을 얻고, 이것이 곱슬정세관(곡정세관) seminiferous tubule이 되는 비슷한 시기에 원기 배세포는 정원세포를 발생시킨다.

이 정원세포는 A, B형의 두 세포가 있다. 즉, A형인 정원세포는 줄기세포(간세포) stem cell의 계속된 유지와 공급에 의한 수단으로 유사분열 mitosis에 의해 분화가 이루어지며, B형의 정원세포는 1차 정모세포 primary spermatocyte를 형성하기 위해 분열을 계속한다.

따라서 정상적인 분열과정에서 A형 세포는 줄기세포(간세포) stem cell 집단을 떠나면서 B형 세포를 형성하고, B형 세포는 분화 후에 1차 정모세포를 생산한다. 이러한 1차 정모세포는 1차 감수분열의 급속한 완성이 있은 후, 전기 prophase에 들어간다. 그 후 2차 정모세포가 형성된다. 이들 세포는 정세포 spermatid의 형성을 위해 2차 감수분열을 겪으면서 23개의 염색체인 반수체 haploid를 가지게 된다.

이와 같은 일련의 연속된 사건을 통해서 A형은 정세포를 형성하기 위해서 줄기세포 집단을 계속 떠나며, 세포질분열 cytokinesis은 연속적 세포 세대를 형성하기 위해 원형질교 protoplasmic bridge에 의해서 상호 불완전한 연결상태를 나타낸다. 정원세포와 정세포는 그들의 발생을 통해 버팀세포의 깊은 곳에 위치한다.

한편, 버팀세포는 줄기세포의 지지와 보호를 제공하고, 영양을 공급하며, 성숙된 정자의 방출을 도와주는 작용을 한다.

2. 난자형성 과정 Oogenesis

난자형성 과정은 난소에서 일어나는 일련의 발생과정인데 이는 2개로 나누어서 발생이 진행된다.

1) 출생 전

원기 배세포 premordial germ cells는 유전적 여성의 생식샘에 도착하여 난원세포로 분화된다. 이 세포들은 많은 유사분열을 겪으면서 배 발생 3개월 만에 편평한 상피세포 한 층에 의해서 둘러싸여진 덩어리를 형성한다. 따라서 한 덩어리 안에 있는 난원세포는 모두 1개의 원기 배세포에서 유래가 된 것이다. 이 같은 편평한 상피세포들은 여포세포 follicular cell로서 난소를 덮고 있는 표면 상피세포에서 기원된 것이다.

난원세포의 대다수는 유사분열에 의해 계속 나누어지며, 이들은 분화를 한 후에 1차 난모세포가 된다. 그후 이들은 DNA를 복제하고 1차 감수분열의 전기 prophase에 들어간다.

발생 5개월에 난원세포는 급속히 증가되어, 난소는 배세포 germ cell의 전체 수가 약 700만 개에 이른다. 이 시기에 세포는 변성을 하기 시작하고 많은 난원세포와 1차 난모세포는 대다수 퇴축하기 시작하여, 발생 7개월에서 난원세포는 표면 근처를 제외하고 대부분 변성한다. 그러나 모든 살아 있는 1차 난모세포는 1차 감수분열에 들어가고, 그들의 대부분은 편평 상피세포의 1층에 의해 둘러싸여 있다. 이들의 세포 둘레에 있는 편평상피세포와 함께 있는 1차 난원세포를 원시여포 primordil follicle라 한다.

2) 출생 후

출생시 모든 1차 난모세포는 1차 감수분열의 전기 prophase에 들어가지만, 중기 metaphase에 들어가기 전 단계의 휴식기인 중복염색체기 diplotene stage에 들어간다.

1차 난모세포는 전기에 남고, 사춘기에 이르기 전에 그들의 1차 감수분열을 끝낸 것은 아니다. 왜냐 하면, 여포세포 follicular cell에 의해 분비된 물질인 난모세포 성숙 억제물이 있기 때문이다.

출생시에 1차 난모세포의 전체 수는 약 70만 ~200만 개에 이르나, 유아시절을 겪는 동안 난모세포의 대부분은 퇴축하고 사춘기가 시작될 때에는 약 40만 개가 존재하게 된다. 그러나 이들 중에서 일생 동안에 배란이 가능한 것은 약 500개 정도이다. 따라서 배란되지 못한 것은 스스로 퇴축된다.

사춘기가 시작되면 약 5~15개의 원시여포 primordial follicle는 각 난소주기 ovalian

cycle에서 성숙되기 시작하나, 중복염색체 diplotene에 있는 1차 난모세포는 크기가 증가한다.

따라서 여포 주위 세포들은 편평한 모양에서 입방형으로 변화하여 과립막세포의 중층 상피세포 striated epithelium을 생성하기 위해서 증식된다. 이것을 1차 여포라 한다.

과립막세포는 난포막 theca folliculic을 형성하는 둘레의 바닥세포(기저세포)에서 분리되는 바닥막(기저막) 위에 놓이게 된다. 또한 과립막세포는 난모세포 표면 위에서 당단백질 glycoprotein을 생산하여 투명층 zone pellucidae을 형성한다. 난포막의 바깥층은 결합조직 성분으로 된 층의 난포(외막) theca externa을 형성한다.

발생이 계속되는 동안에 액체로 채워진 공간이 과립세포들 사이에서 발견된다.

이들 공간은 굴을 형성하고 여포는 2차 여포가 된다. 이때의 굴은 초생달 모양이나 시간이 지나면서 점차 공간이 커지게 된다. 이 시기에 난모세포의 둘레에 있는 과립세포들은 완전히 남아서 난구 cumulus oophotus를 형성한다. 그 후 여포는 성숙되면서 직경이 10mm일 때를 Graffian 여포라 한다. 또한 여포는 steroid의 생산을 하는 세포들과 혈관이 풍부한 내포막 theca interna에 의해서 둘러싸이고, 바깥난포막은 난소 바탕질과 합쳐진다.

각 난소주기에서 여포의 많은 수가 발생하는 반면, 난원세포는 1개의 난자만이 충분히 성숙에 도달하며 나머지 세포들은 퇴축과정을 겪으면서 사라진다.

여포가 성숙하면 거의 동시에 1차 난원세포는 1차 감수분열을 겪는다. 이 때는 서로 다른 크기의 낭세포를 형성하나, 개개의 세포에서 염색체 수는 23개로서 같다. 그 결과 1차 극체와 1개의 2차 난모세포가 형성된다. 그 후 2차 난모세포는 세포질 대부분을 가지나 1차 극체는 거의 없으며, 이들은 투명층과 난모세포의 세포벽 사이에 위치해서 거의 소실되는 상태에 있다. 이와 같은 1차 감수분열은 배란 직전에 개시된다.

1차 성숙분열의 완성과 2차 난모세포의 핵이 휴식기에 들어가기 전에 세포들은 DNA의 복제 없이 2차 성숙분열에 들어 간다. 이때 2차 난모세포는 적도판 equatorail plate 위에 배열된 것으로 염색체는 방추형태를 나타낸다(그림 I. 1-1).

2차 성숙분열은 난모세포가 수정이 되면 완성되지만, 수정되지 않으면 세포는 배란 후 약 24시간부터 변성되기 시작한다. 수정된 난 ovum은 3개의 극체 polar body가 관찰됨으로써 완성된다.

제2절 배 형성기 Embryo stage

1. 수정 Fertilization

수정은 남성 배우자의 정자와 여성 배우자의 난자가 서로 만나서 이루어진다. 즉, 이것은 정자와 난자가 자궁관(난관) uterine tube의 팽대부 ampulla에서 서로의 핵이 융합함으로써 일어나는 일련의 과정이다. 이 부위는 자궁관의 가장 넓은 곳으로 난소에 가장 가까이 위치해 있다.

한편, 정자는 여성의 질 vagina에서 자궁으로 급속히 통과해서 자궁관으로 들어간다. 정자가 올라갈 때는 자궁과 자궁관의 근육수축과 정자운동에 영향을 받게 된다. 일반적으로 정자는 여성 생식관에서 약 24시간 생존이 가능하고, 여성의 2차 난모세포는 배란 후 약 12~24시간까지는 생존이 가능하며, 수정은 배란 후 약 24시간 이내에 이루어진다.

수정과정은 다음과 같다(그림 I. 1-2).

1) 정자의 부챗살관 통과

사정된 약 2~3억 개의 정자 중에서 여성 생식기관의 수정 장소까지 도달하는 정자는 약 300~500개 정도이다. 그러나 이들 중에서 단 1개만 수정된다.

정자는 먼저 여성 배우자의 첫번째 보호벽인 부챗살관 corona radiata을 통과해야 한다. 이때에 정자의 작용과 자궁관의 점액성 효소의 작용에 의해 부챗살관 세포들을 분산시킨다. 특히 hyaluronidase 효소가 주 작용을 한다.

2) 정자의 투명층 침입

여성 배우자의 두번째 보호벽은 정자의 내부 첨단체막 inner acrosome membrane에서 방출되는 효소의 분비작용으로 침투한다. 즉, 투명층의 투과성은 정자의 머리부위가 난모세포 표면에 접촉되었을 때에 변화한다. 이 변화는 투명층의 실질에서 변형을 일으킬 수 있는 리소좀 효소 lysosome enzyme의 방출과 정자의 종 species에 대한 특수 수용체에 대한 불활성 작용이 있기 때문이다. 그 결과 다른 정자는 투명층을 통과하지 못하며, 1개의 정자만이 들어가도록 허용된다. 이들의 과정은 정자가 투명층에 접촉되면, 정자는 막에 확고히 부착되어 효소의 도움으로 급속히 통과된다.

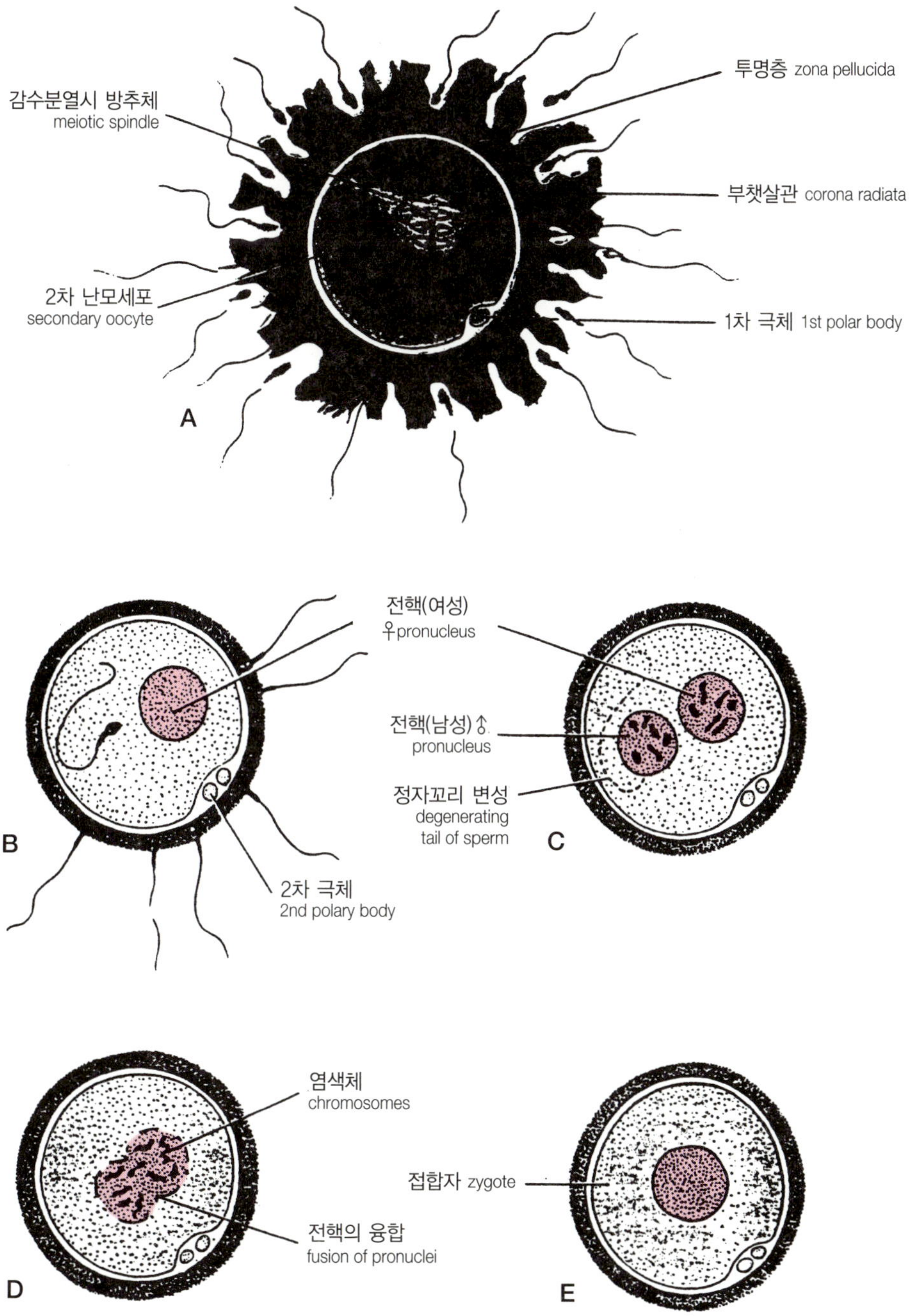

[그림 I. 1-2] **수정과정**

(A) 2차 난모세포가 정자에 의해 둘러싸임. (B) 부챗살관이 소실되고 정자가 난모세포에 들어감.
(C) 정자두부가 난자핵에 접근. (D) 정자와 난자의 핵이 융합.
(E) 접합자 형성.

3) 정자의 2차 난모세포 부착

정자가 난모세포막과 접촉하면 곧 이들 두 배우자의 원형질막은 융합되고 첨단체 acrosome의 두부 캡 head cap을 덮고 있는 원형질막은 첨단체의 작용으로 소멸된다. 그래서 실제적인 융합은 난모세포막과 정자 머리부위의 후방지역을 덮는 막에 의해서 수행된다.

인체에서 정자의 머리부위와 꼬리부위는 난자의 세포질에 들어간다. 그러나 원형질막은 난모세포 표면의 후방지역에 놓여진다.

정자는 난자에 들어 가면서 3가지 과정을 연속적으로 겪는다.

① 겉질과 투명층의 작용

겉질에서는 난자세포 과립들의 물질방출로 인하여 리소좀 효소를 가지는 난자막은 다른 정자의 침입을 방지한다. 이것은 투명층이 그들의 구조와 구성물질을 변형시키기 때문이다. 이와 같은 방법으로 다른 수많은 정자의 침입을 방해한다.

② 2차 감수분열

난모세포는 정자가 들어온 이후에 곧 2차 감수분열을 마친다. 이 과정은 1개의 낭세포가 거의 세포질이 없는 2차 극체가 된다. 한편 다른 1개의 낭세포는 성숙된 난자가 된다. 이들의 염색체는 22+X로서 여성전핵 female pronucleus이며, 소포성 핵으로 배열된다.

③ 난자의 대사 활성화

활성화 효소는 정자에 의해서 수행된다. 그후 융합 활성화는 초기 배발생 유전과 관계된 세포분자의 일연의 사건이다. 한편 정자는 계속 전방으로 움직여서 여성 전핵쪽으로 가까이 간다. 이때의 핵은 종대 swelling되고 남성전핵 male pronucleus으로 모양이 바뀐다. 그러나 미부는 분리되어 변성된다. 형태적으로 남성과 여성의 전핵 구별은 어려우나, 그들은 서로 가까이 접촉하면서 상호 핵막이 소실된다. 그러나 융합된 전핵을 성장시키면서 각자 DNA를 복제한다. 이때에 정상적인 DNA의 양을 가지지 않으면 개체의 형성은 되지 않는다. DNA의 합성이 있은 후에 염색체는 정상적인 감수분열을 위한 준비로서 방추사 spindle fiber에 의해 연결되어진다.

그 후 23개의 모성 염색체와 23개의 부성 염색체는 중심체 centromere에서 세로 방향으로 분리되고, 자매 염색체 sister chromosome는 반대쪽으로 이동된다. 이 결과 정상 염색체의 배수체 diploid 수와 DNA 양을 가지는 접합자의 세포를 가지게 된다. 한편, 자매 염색체분체는 반대쪽으로 이동될 때에 세포의 표면에는 깊은 함몰을 가져오며, 점차 그 부위는 세포질로 나누어진다.

이상에서 수정의 결과는 다음과 같다.

첫째, 모성과 부성에서 각각 23개의 반수체 염색체를 받아서 46개의 배수체를 구성한다. 그래서 접합자는 염색체의 새로운 조합형이 된다. 그러나 양친에서는 다르다.

둘째, 새로운 개체의 성에 대한 결정을 알게 된다. X 정자는 여성배 embryo를 형성하며, Y 정자는 남성배를 만든다. 결국 배의 성 sex은 수정에서 결정된다.

셋째, 접합자는 난할 cleavage을 개시하기 시작한다.

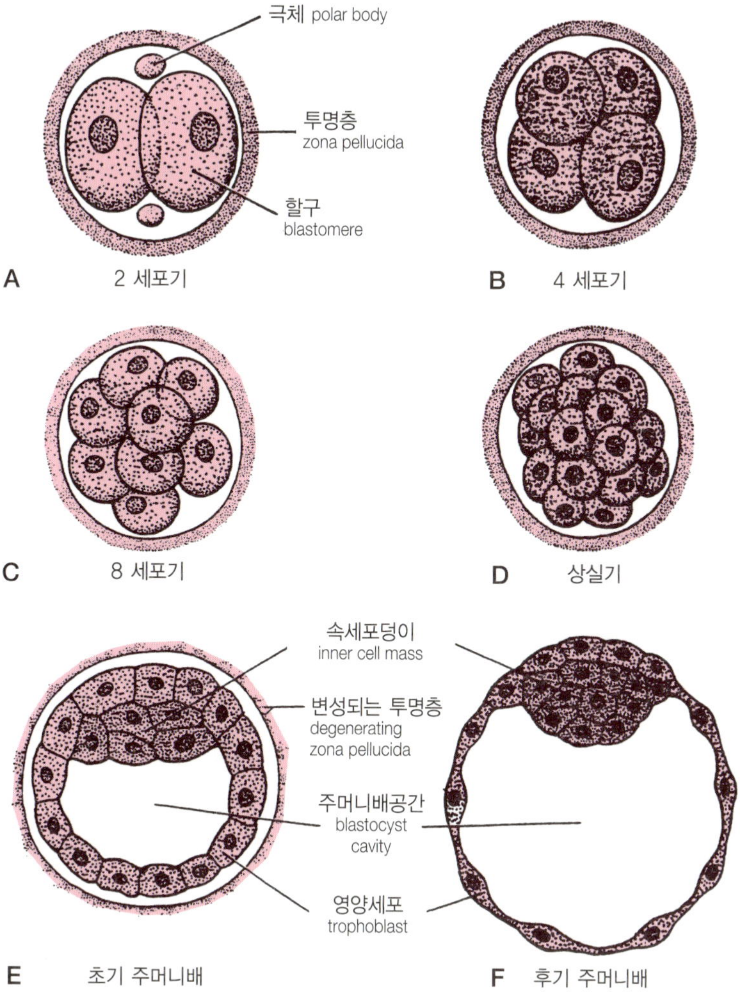

[그림 I. 1-3] 접합자의 난할과 주머니배 형성
(A)에서 (D)까지는 난할의 연속 단계를, (E)와 (F)는 주머니배의 가로절단면.

2. 접합자의 난할 Cleavage of zygote

접합자가 제2세포기에 도착하면 유사분열 과정을 거치는데, 이는 난할이 접합자의 유사분열로서 세포수의 급속한 증가를 나타난다(그림 I. 1-3).

각 난할은 계속된 분열로서 세포의 크기는 점점 작아지는데, 이러한 세포들을 포배 blastocyte라 한다. 이 과정은 자궁관(난관)에서 일어난다.

접합자의 분열은 제2세포기인 할구 blastomere에서 시작된다. 이것은 수정 후 약 30분에 시작된다.

세포가 3~4회의 분열을 거친 후 접합자는 뽕나무의 형태를 한 오디배기(상실기) morula가 된다. 이 시기는 수정 후, 약 3일 정도에 일어나며, 배는 자궁의 안으로 들어가기 시작한다.

한편, 오디배기의 중심 위치에 있는 세포는 속세포덩이(내세포괴) inner cell mass를 형성하고, 둘레층에는 바깥세포덩이(외세포괴) external cell mass를 형성한다. 여기서 속세포덩이는 고유 배조직을 형성하고, 바깥세포덩이는 장차 태반을 형성하는 영양세포 trophoblast가 된다.

이 단계가 지나면 수정난이 자궁으로 완전히 이동되어 주머니배기(포배기)에 들어간다(그림 I. 1-4).

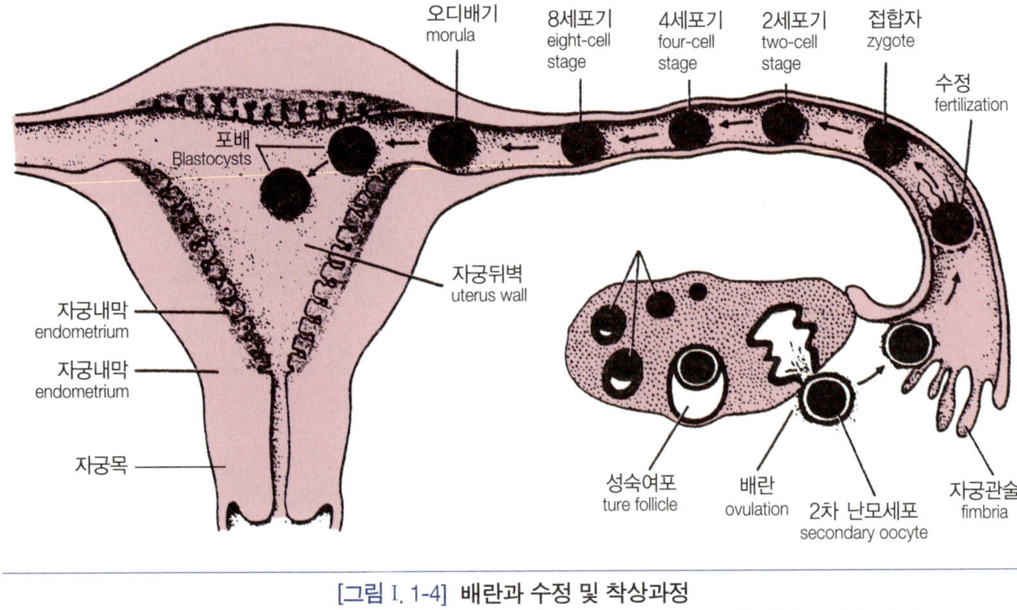

[그림 I. 1-4] **배란과 수정 및 착상과정**
제1단계는 수정이 끝나고 접합자가 됨, 제2단계는 난할의 초기상태, 제3단계는 배반 형성.

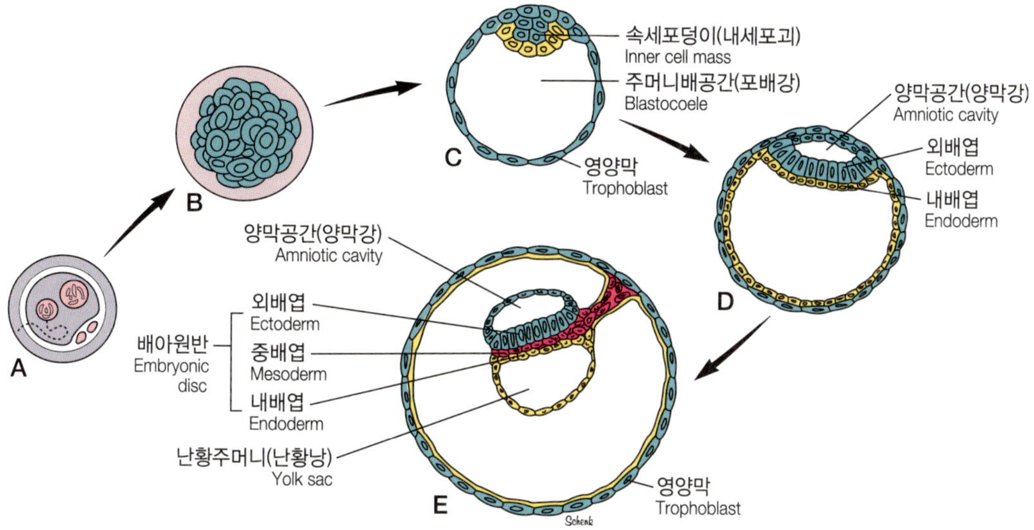

[그림 I. 1-5] 발생의 초기 단계

(A) 수정란의 수정과 형성. (B) 약 3일째의 오디배(상실배, morula).
(C) 제5~7일의 착상기의 초기 주머니배. (D) 2주째의 주머니배.
(E) 세 층으로 된 배아원반을 보여주는 3주째의 주머니배.

3. 주머니배 형성 Blasto formation

수정된 후 약 4일이 지나면 상실기가 자궁안으로 들어갈 시기에 세포 중심지에서 공간이 나타난다. 이 공간에 있는 액체는 투명층에서 속세포덩이의 세포내 공간으로 침투한다. 이들은 점차 세포내 공간으로 합류되어, 장차 주머니배의 중심지에 1개의 공간(강) cavity이 형성되는데 이것을 주머니배공간 blastocele이라 하고, 이때의 세포들을 주머니배세포 blastocyte라 한다.

주머니배공간 주위의 조직은 시간이 지나면서 외부 세포층은 편평한 주머니배세포의 상피벽을 형성하는 영양세포 trophoblast가 되고, 중심에 위치한 세포들의 무리는 태아세포인 속세포덩이를 형성한다(그림 I. 1-5). 이 때에 투명층은 사라지고 착상 implantation이 시작된다. 일반적으로 착상은 수정 후 약 6~7일에 이루어진다.

인간에서 내부 세포를 덮고 있는 영양세포는 약 6일이 되면 자궁점막의 상피세포 사이에 침투하기 시작한다. 이 같은 침투와 점막상피세포의 연속적인 부식은 영양세포에 의해서 생산된 proteolytic 효소작용의 결과이다. 그러나 자궁점막은 주머니배세포의 proteolytic 효소작용을 촉진시킨다. 착상은 영양세포와 자궁내막 작용의 상호연관에 의한 것이다.

위와 같은 방법으로 발생 1주 말에 접합자는 오디배기(상실기)와 주머니배기(포배기)의 몇 단계를 거쳐서 자궁점막에 착상이 이루어진다.

그 후에 주머니배의 바깥벽에 태반을 형성하고 속벽의 안쪽은 속세포덩이 inner cell mall, 양막 amnion, 난황주머니 yolk sac 등을 만들어 낸다.

4. 양배엽 형성

주머니배의 착상은 수정 후 2주 동안에 완성된다. 발생 8일째가 되면 주머니배는 자궁내막층에 부착되며, 이때 주머니배세포 지역에서 영양세포는 2층으로 분화된다. 세포영양막 cytotro-phoblast은 단핵으로 된 세포로서 내층을 구성하며, 합포체영양세포 syncytiotrophoblast는 분명한 세포의 경계가 없는 외부의 다핵으로 된다. 여기서 유사분열은 세포영양막에서 시작된다. 아마도 이것은 영양세포가 세포영양세포로 분화하여 합포체영양세포로 이주되며, 이 과정에서 이들은 서로 접합하여 개개의 세포막이 소실된다.

속세포덩이는 2개의 층인 외배판과 하배판을 형성한다. 하배판층은 적은 층이며, 입방형세포를 가지고 주머니배공간의 주위에 위치한다. 그러나 외배판층은 큰 원주세포이며, 양막공간 amniotic cavity의 인근에 위치한다. 배층 germ layer의 각 세포들은 편평한 원반의 형태를 가지는데, 이 2개를 합쳐서 2층 배반엽 또는 배판 embryonic plate이라 한다. 동시에 작은 공간 cavity은 외배판 내에 출현한다. 이 공간은 양막공간이 되기 위해서 확대된다.

이와 같이 외배판세포는 영양세포의 인근에 위치하며, 이것을 양막세포 amnioblast라 한다. 그러나 외배판의 나머지는 양막공간 amnion cavity의 막을 구성한다.

후기에 가서 배반엽 embryonic disc은 배의 3배층으로 나누어진다. 이 밖에 이들은 2주 말에 양막공간, 양막 amnion, 난황주머니 yolk sac, 연결경, 융모막 chorion 등을 만들어 낸다.

5. 3배엽 형성

배 발생의 3주 시기에 배는 3개의 층을 형성하면서 배반엽 embryonic disc에서 배가 급속히 발달된다. 특히 외배판 epiblast의 표면에 원시경 primitive stalk의 형성과 3배엽층의 형성이 특징이다.

1) 낭배형성기

배 발생의 15~16일에는 양쪽에 약간 융기된 지역을 가지는 좁은 구 narrow groove가 형성되는데, 이 때에 목 stalk의 두부 끝에는 원시절이라는 장소가 있다. 또한 약간 신장된 지역에는 적은 원시와가 둘러싸여진다. 특히 상배판 epiblast의 대부분은 중배엽 mesoderm을 형성하기 위해서 원시경으로 이동된다. 이와 같이 상배판은 배층의 근원을 제공한다.

이 후에 배층은 3배엽을 형성한다.

속세포덩이 inner cell mass가 3배엽판 embryonic disc으로 바뀌는 과정을 낭배형성이라 한다. 이것은 하배판 hypoblast이 시작되는 1주 말에서 시작되어 상배판 epiblast이 형성되는 2주 동안에 완성된다.

3주에서는 3개의 원시배층인 외배엽, 중배엽, 내배엽이 만들어진다. 이들 배엽에서 형성되는 기관은 다음과 같다.

① 외배엽은 주로 총피계와 신경계를 형성한다.

② 내배엽은 호흡기와 소화관의 상피세포층을 주로 만들고, 그 밖에 간과 이자 등을 만든다.

③ 중배엽은 혈액세포, 골수, 골격, 가로무늬근육, 힘줄, 인대, 호흡과 배설기관을 형성한다.

각 배엽에서 형성되는 눈에 관계되는 조직의 발생은 다음과 같다(표 I. 1-1, 2).

(1) 표면외배엽

수정체, 각막상피, 결막상피, 눈꺼풀, 눈썹, 속눈썹, 눈꺼풀판샘, Moll샘, Zeis샘, 눈물샘, 눈물관상피, 유리체, 표피, 뇌하수체, 감각상피 등이 있다.

[표 I. 1-1] 배 조직의 파생

외배엽		
신경외배엽	**뇌신경습**	**표면외배엽**
신경감각망막	각막 바탕질과 내피	상피조직, 샘
망막 색소상피	공막, 잔기둥	속눈썹
섬모체 색소상피	홍채와 섬모체 결합조직	결막상피
섬모체 비색소상피	섬모체	수정체
홍채 상피	맥락막 바탕질	눈물상피
동공확대근과 조임근	멜라닌 세포	눈물언덕
시각신경	시각신경집	유리체
신경아교	섬모체신경의 슈반세포	눈꺼풀
눈돌림신경, 갓돌림신경, 도르래신경	섬모체 신경절	눈썹
교감신경, 부교감신경	눈확	눈꺼풀 피부
중배엽		
벽측 중배엽		**장측 중배엽**
눈확의 내피		유리체계 눈혈관
눈확의 내벽과 외벽		수정체 피막, 공막
눈꺼풀 결합조직		유리체, 안구근육
		혈관, 시각신경집, 섬모체근
		지방, 인대, 각막 바탕질

[표 I. 1-2] 눈알 조직의 원기

I. 표면외배엽

A. 수정체
B. 각막상피
C. 결막상피
D. 속눈썹
E. 눈꺼풀판샘
F. Zeis샘과 Moll 샘
G. 눈물샘과 눈물샘부속기의 상피
H. 눈물관
I. 눈꺼풀상피

II. 신경습

A. 각막 실질
B. 각막의 내피조직과 Descemet 막
C. 공막의 섬유모세포
D. 홍채 실질과 멜라닌 세포
E. 잔기둥 그물
F. 멜라닌 색소세포, 주변 세포 바탕질
G. 시각신경집
I. 유리체
J. 눈확조직(눈확신경, 눈확연골, 눈확경골)

III. 신경외배엽

A. 망막 감각층
B. 망막 색소상피층
C. 홍채의 색소상피층
D. 동공조임근과 확대근
E. 시각신경, 삼차신경 등
F. 눈돌림신경, 갓돌림신경, 도르래신경 등

IV. 중배엽

A. 결막 실질
B. 상공막
C. Tenon 낭, 힘줄
D. 안구근육
E. 섬모체 근육, 눈꺼풀올림근, 눈둘레근 등
F. 맥락막 내피조직
G. 유리체
H. 혈관내피조직

V. 혼 합

A. 표면외배엽과 중배엽
 1. 눈꺼풀
 2. 띠(소대)
B. 신경외배엽과 중배엽
 1. Bruch's 막
C. 표면외배엽과 중배엽
 1. 유리체

(2) 신경외배엽

망막상피, 섬모체상피, 홍채상피, 동공확대근, 동공조임근, 시각신경섬유, 눈돌림신경, 도르래신경, 갓돌림신경 등이 있다.

(3) 중배엽

각막 실질, 결막 실질, 상공막, Tenon 낭, 안구근육, 섬모체근, 유리체, 공막과 각막의 내피세포, 홍채, 섬모체, 맥락체, 혈관, 눈확, 눈둘레근, 위눈꺼풀올림근, 결합조직, 림프관, 경골, 장막, 가로무늬근육 등이 있다.

(4) 신경습 또는 신경제세포

각막 실질, 각막 내피, Descemet막, 공막, 홍채 실질, 잔기둥그물, 맥락막 실질, 색소세포 등이 있다. 또한 신경계통으로는 척수신경절, 뇌신경절 일부(Ⅴ,Ⅶ,Ⅸ,Ⅹ뇌신경), 자율신경절, 말초신경의 신경집 등이다. 이 밖에도 뇌척수막, 부신의 속질 등도 발생한다.

(5) 내배엽

내배엽은 소화기관과 호흡기관의 상피, 갑상샘, 부갑상샘, 가슴샘 등을 발생시킨다.

2) 원시경

3주가 시작될 때, 외배판 epiblast의 표면에서 두터워진 선상의 띠 band에 의해 형성된 것이 원시경이므로, 배반 embryonic disc의 등쪽 가운데에서 나타난다. 후에 이 조직은 증식되면서 원시마디 primitive knob 또는 원시절 primitive node을 만들고, 다시 원시고랑 primitive groove을 형성하고, 후에 원시와 primitive pit를 만든다. 이 중에서 원시경에서 깊은 표면의 미분화된 세포들은 간충조직 mesenchyme을 형성한다. 이 조직의 세포는 대부분 중배엽을 형성하고, 이 시기에 외배판은 배의 외배엽을 형성하며 하배판은 배의 내배엽 형성에 관여한다.

제3절 중추신경계의 발생 Development of central nerve system

1. 신경계의 발생 Development of nerve system

신경계는 초기배의 등쪽 외배엽 dorsal ectoderm에서 발생된다.

이들 신경계를 구성하는 것은 신경아교세포 neurogalia cell, 사이질세포 interstitial cell 로서 신경세포는 체표를 덮고 있는 표피의 세포와 유사한 외부 외배엽층에서 파생된 것이다.

여기서 장차 신경계의 최초 표시가 되는 신경판 neural plate을 구성하는 조직이 신경외배엽 neuroectoderm이 된다(그림 I. 1-6).

이것은 배발생의 16일에서 배의 등쪽 중간선 dorsal midline에서 출현된다.

초기단계에서 신경판은 2일 후에 조직의 양쪽 옆면에 따라서 신경습 neural fold을 가지는 신경고랑 neural groove으로 된다. 신경습은 3주 말기에 각 양쪽의 조직이 서로 융합되기 시작한다. 그 이후에 신경고랑은 신경관으로 된다(그림 I. 1-7). 이들 조직의 형태에 대한

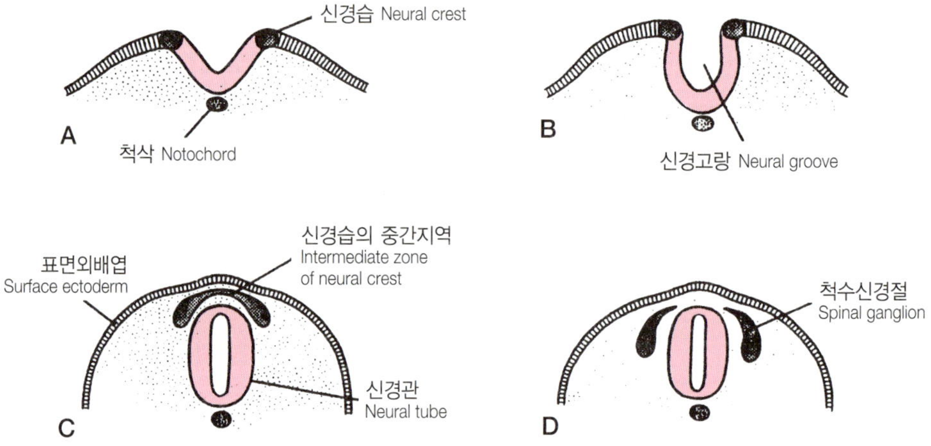

[그림 I. 1-6] **신경 발생과정** 신경습, 신경고랑, 신경관의 변화.

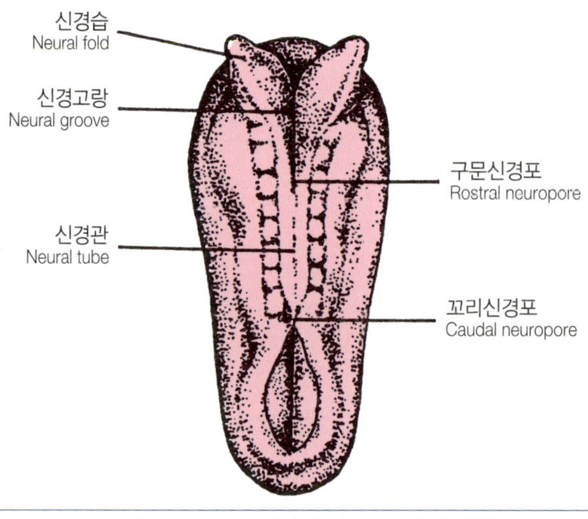

[그림 I. 1-7] **배발생 약 22일째 측면부**

변형은 구부 rostal portion와 미부 caudal portion에서 진행된다(그림 I. 1-8).

그러나 각 끝부위는 구문신경 rostal neuropores와 꼬리신경포 caudal neuropores를 가진 개구부위를 형성하는데, 이들은 각각 24~26일에서 닫히게 된다.

신경관은 후에 뇌와 척수를 형성한다. 그 후 중추신경계는 여러 가지의 신경을 발생시킨다(표 I. 1-3).

그 후에 이 곳에서는 말초신경이 만들어진다. 한편, 신경 외배엽세포들은 신경관의 각 측면에 따라서 배의 양쪽으로 가는 신경습 neural crest과는 합동되지 않는다.

신경습에서는 척수신경 spinal nerve의 등쪽꼬리부위 신경절 dorsal root ganglion, 뇌신경절의 감각신경교 sensory ganglia에 있는 신경원의 일부, 자율신경절 automatic ganglia, 말초신경의 신경교 그리고 부신속질 adrenal medulla의 분비세포 등을 파생시킨다.

이와 같이 신경습의 세포들은 그들의 신장된 이동이 현저하다. 이들의 대부분은 비신경성

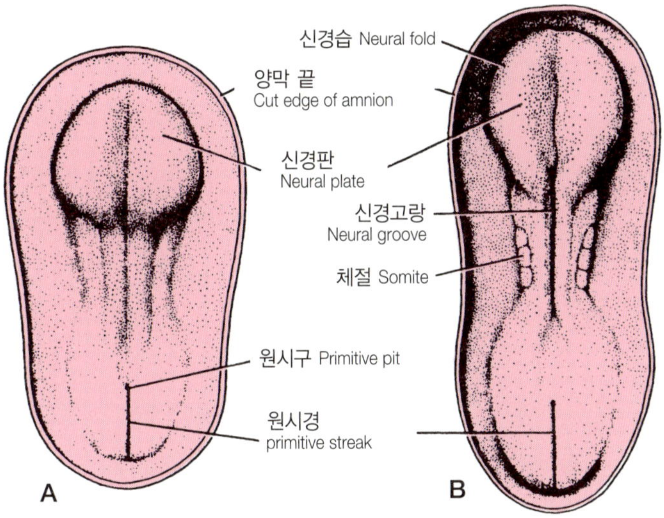

[그림 I. 1-8] 신경발생의 초기
(A) 전후체절 배의 등면, 양막은 제거. 신경판 형성.
(B) 약 20일째 모양(등면).

[표 I. 1-3] 중추신경계의 발생과 기능

초기배	후기배	성 인	공간(강)	기 능
전뇌	종뇌	대뇌	가쪽뇌실	뇌의 고유기능
	사이뇌	사이뇌	셋째뇌실	내분비조절 센터, 자율신경 조절
중뇌	중간뇌	중간뇌	중간뇌수도관	신경경로, 반사센터
후뇌	수뇌	숨뇌	중심관	신경경로, 반사센터
	후뇌	다리뇌와 소뇌	넷째뇌실	신경경로, 반사중추, 근육의 공통운동, 균형

조직의 세포로 분화한다. 예를 들면 피부의 색소세포 및 경골과 근육의 일부 세포 그리고 두부의 구조물 중에서 중배엽성 기원을 둔 조직들이다.

상당히 많은 신경원소들은 역시 두부 표면의 외배엽의 두터워진 지역인 원기에서 파생된 것이다. 여기서는 후신경 감각세포 olfactory neurosensory cells, 속귀 inner ear의 감각세포들과 연관되는 신경절, 뇌신경의 감각신경절에 있는 신경절의 일부도 포함된다.

신경관의 구문부에는 장차 크고 복잡한 뇌를 발생시킬 성장과 분화를 하는 큰 확장이 일어나며, 구문부를 제외한 나머지 신경관에서는 척수를 형성한다.

배 발생 4주 말에 전뇌 prosen cephalon, 중간뇌 midbrain, mesencephalon 그리고 마름뇌 rhombencephalon라는 3개의 1차 뇌소포 primary brain vesicle가 출현된다(표 I. 1-3).

발생 5주 동안에 첫번째와 세번째의 소포는 2개의 종대되는 형태로 변화함으로써, 5개의 2차 뇌소포를 형성한다(표 I. 1-4).

즉 종뇌 telencephalon, 사이뇌 diencephalon, 중간뇌 midbrain, 수뇌 metencepalon, 후뇌 myelencephalon가 된다. 이 같은 성숙된 뇌를 발생학적으로 분류하면 중추신경계와 말초신경계로 나눌 수 있다(표 I. 1-5).

이때 척수 spinal cord에서는 세포증식과 분화가 일어난다(표 I. 1-4).

경계구 sulcus limitans라 부르기도 하는 세로고랑 longitudinal groove는 각 측벽의 내부에 따라 나타난다. 구 sulcus는 등쪽 dorsal의 날개판 alar plate에서 배쪽 ventral의 바닥판 vasal plate까지 경계된다. 이들은 수뇌의 구문부 rostal portion까지 앞쪽으로 연속된다. 특히 신경관 내에 있는 동안 신경도관 neural canal은 신경원의 전구인 신경모세포 neuroblast가 있다.

신경관에서 형성된 신경모세포의 많은 수는 성인 뇌와 척수에서 신경원의 많은 수를 가지게 된다. 그러나 신경모세포의 많은 수들은 발생과정에서 죽게 되어 신경연접에 실패하게 된다. 이 같은 계획된 세포들의 죽는 과정은 동물계를 통해서 많은 배체계에서 볼 수 있는

[표 I. 1-4] 뇌소포의 발생단계

1차 뇌소포	2차 뇌소포	성숙 뇌소포
마름뇌	수뇌	숨뇌
	후뇌	다리뇌와 소뇌
중간뇌	중간뇌	중간뇌
전뇌	사이뇌	시상, 상시상
		하시상, 복시상
	종뇌	대뇌반구, 후구계, 선조체
		겉질센터, 숨뇌센터

[표 I. 1-5] 성숙 뇌의 발생학적 분류

중추신경계 Central Nerve System; CNS			
뇌	전뇌	종뇌	대뇌, 가쪽뇌실
		사이뇌	시상, 상시상, 하시상, 복시상 셋째뇌실
	중간뇌	중간뇌	사구체, 대뇌각, 중간뇌수도관
	후뇌	후뇌	소뇌, 다리뇌
		수뇌	숨뇌, 넷째뇌실
척수	척수		중심관
말초신경계 Peripheral Nerve System; PNS			
	체성신경	뇌신경, 척수신경	감각신경, 운동신경, 혼합신경
	자율신경	교감신경, 부교감신경	감각신경, 운동신경

현상이다.

중추신경계의 선천기형은 정상적으로 융합을 위한 신경습의 실패가 주요 원인이다. 예를 들면, 무뇌 anencephalon에서는 신경습은 발생 신경관의 구문부에서 융합되지 않고 전뇌의 발달 결핍을 가져온다. 동시에 두개관이 없는 뇌가 출현된다.

한편, 무뇌는 상당히 높은 빈도로 발생이 될 수가 있으나 대부분은 치사성이 높아 생명을 유지하기가 어렵다. 아주 드문 조건으로 신경습은 요추지역에서는 융합이 되지 않을 수 있다. 이런 조건은 결국 찢어진 척수현상을 가져온다.

2. 뇌소포의 파생물

2차 뇌소포에서 발달된 뇌의 이 지역은 명확한 구조물을 얻을 수 있으며, 이때부터 공식적인 배 발생의 명칭이 사용되고 있다(그림 I. 1-9). 각 조직의 분화에서 수뇌는 숨뇌로 되며, 후뇌는 다리뇌 pons와 숨뇌로 발달되고, 성숙 뇌의 중 뇌는 중간뇌로 부른다. 사이뇌와 종뇌 telencephalon는 그들이 파생된 이름에서 붙여진 것이고, 회색질 gray matter의 많은 부피를 가지는 시상 thalamus은 사이뇌에서 발달된다.

특히, 이들의 인근 구조물에서 시상상부 epithalamus, 시상하부 hypothalamus, 시상복부 subthalamus 는 각각 분명한 구조와 기능을 가진다.

종뇌는 뇌에서 가장 큰 발달을 겪는다. 이곳은 후신경계 olfactory system, 뇌들보 corpus callosum, 겉질 cortex 또는 외투 pallium로 알려진 회색질의 신장된 표면층과 백색질 white matter의 안쪽중심가지가 포함된다.

숨뇌, 다리뇌, 중뇌를 묶어서 뇌줄기 brain stem라 하는데, 이들은 기능적으로 서로 깊은

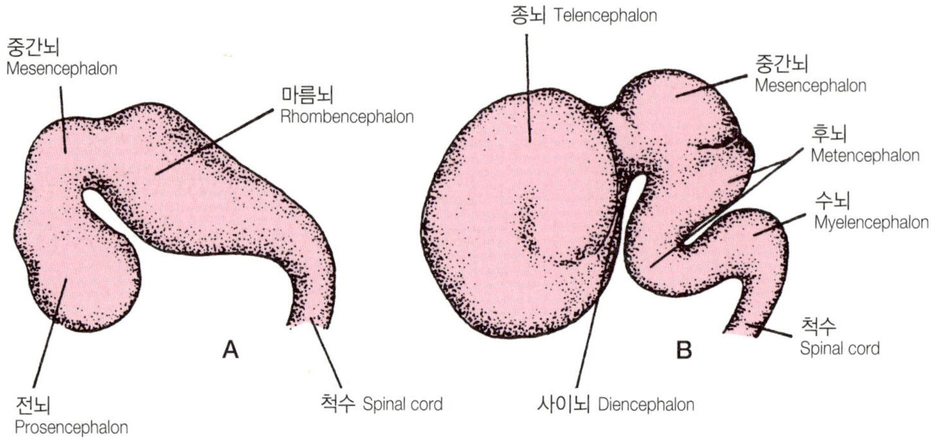

[그림 I. 1-9] **배 발생과정에서 뇌 형성과정.** 사이뇌는 신장된 종뇌에 의해서 보이지 않음.
(A) 1차 뇌소포.
(B) 2차 뇌소포.

관계를 가진다.

소뇌 cerebellum는 경 peduncle이 3쌍으로 부착되어 있다. 사이뇌와 종뇌는 대뇌 cerebrum를 구성하는데, 종뇌는 2개의 대뇌반구 cerebral hemisphere로 이루어져 있다.

신경관 neural tube의 관강 lumen은 각 대뇌반구에서 가쪽뇌실 lateral ventricle을 구성하고, 사이뇌에서 셋째뇌실 ventricle을 형성하며, 숨뇌, 다리뇌, 소뇌에 의해 둘러싸여진 공간이 넷째뇌실을 만든다(그림 I. 1-10, 11).

여기서 셋째와 넷째뇌실은 중간뇌의 좁은 관인 중간뇌수도관 aquaduct에 의해서 연결된다.

3. 신경조직 분화

1) 신경세포

신경모세포 neuroblast 또는 원시신경세포는 신경상피세포들의 변화에 의해서 형성된다. 처음으로 그들은 관강쪽으로 확정된 중심돌기인 일시적 가지돌기 dendrtite를 구성한다. 그러나 이들이 뇌지역으로 이주하면서 돌기는 사라진다.

신경배아세포는 일시적으로 둥근 비극성 신경모세포 apolar neuroblast를 이룬다. 이들은 계속 분화함으로써 두 개의 새로운 세포질은 세포체의 반대쪽에 출현한다. 이것은 양극성 bipolar 신경모세포를 형성한다. 또한 세포의 한쪽 끝의 돌기는 원시축삭 primitive axon을 형성하기 위해서 급속히 신장된다. 반대쪽의 돌기는 세포질 분리의 많은 수를 나타

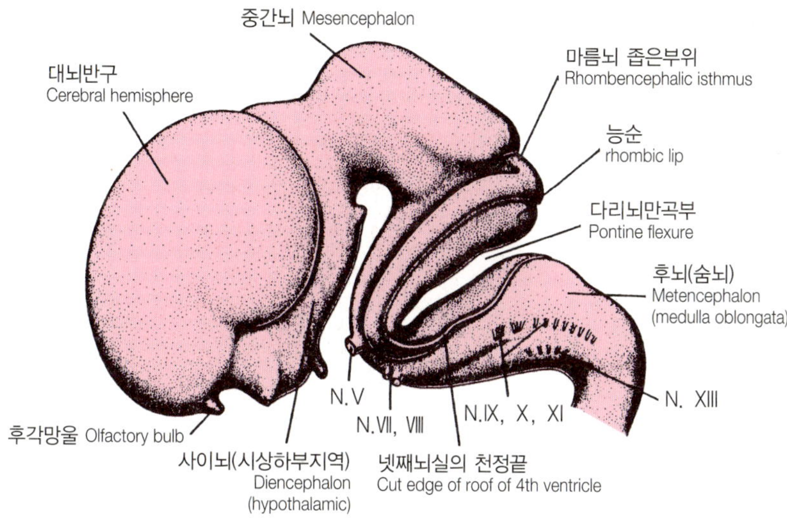

[그림 I. 1-10] **뇌포의 측면(8주)**

마름뇌의 지붕판 제거. 뇌신경의 위치가 관찰.

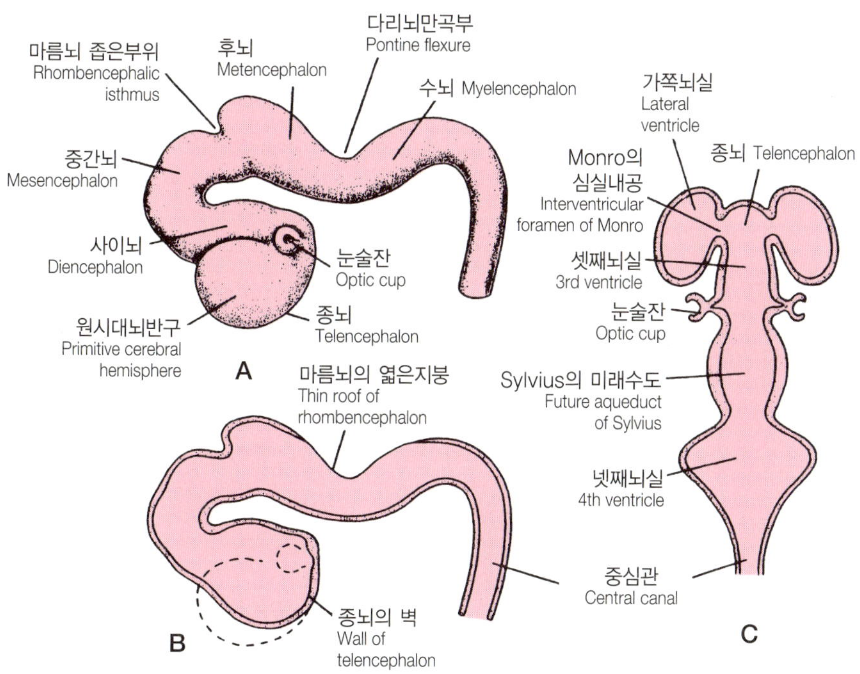

[그림 I. 1-11] **초기 뇌의 형성과정**

(A) 6주에서 인간 배의 뇌포의 측면.
(B) A와 같은 것은 중간에서 자른 면.
(C) 척수와 뇌포의 관강.

낸다. 즉 원시 가지돌기를 나타낸다. 이때의 세포는 다극신경모세포 multipolar neuroblast cell라 한다. 이것이 더욱 발달되면 성숙된 신경세포 또는 신경원이 된다. 그러나 일단 신경원이 완성되면 그들의 분화는 끊어져 버린다. 이들은 척수신경 spinal nerve의 배쪽 운동근부 ventral motar root에 모아지고 척수 spinal cord에서 근육으로 운동자극을 전도한다. 반대로 1개 배측각 dorsal horn에 있는 신경원의 축삭은 복측각 ventral horn으로 분화된다. 이것은 코드의 가장자리층에 침투하여, 그 곳에서 연합신경원 association neuron이 형성된다.

2) 신경아교세포

원시 버팀세포의 대다수인 신경아교세포는 신경모세포의 생산이 끝난 후에 신경상피세포에 의해 형성된다. 이들은 신경상피세포층에서 신경아교세포는 뇌층 mental layer의 주위층으로 이주한다. 뇌층에서 이들은 원형질과 섬유성 별아교세포 fibrillar astrocyte로 분화된다.

버팀세포의 다른 형은 희소돌기아교세포 oligodendroglia cell가 된다. 이 세포는 가장자리층에서 주로 발견되며, 이들은 상행 및 하행 축삭 둘레에 말이집을 형성한다.

주위층 발생의 1/2 지난 후에 버팀세포의 3번째 형인 미세아교세포 microglia cell는 중추신경계에서 관찰된다. 이 세포의 기능은 높은 식균작용과 면역작용을 하며 간충조직 mesenchyme에서 유래된다.

신경상피세포는 신경모세포와 신경아교세포의 생성이 끝나면 이들은 뇌실막세포들 ependymal cells로서 마침내 분화된다.

3) 신경습세포

신경판 neural plate이 함입하는 동안에 세포의 무리들은 신경고랑 neural groove의 각 끝에 따라서 출현된다. 이러한 세포들은 기원이 외배엽 endoderm이고 신경습세포라 한다. 이들은 신경관 neural tube과 표면외배엽 사이에 있다. 이 지역은 전뇌 prosencephalon에서 꼬리체질 caudal somites의 수준으로 확대되며 이는 신경관의 등가쪽으로 간다. 여기서 세포들은 척수 spinal cord와 뇌신경의 감각신경관 sensory ganglia 또는 배측근부 신경절 corsal root ganglion을 형성한다. 즉 5, 7, 9, 10번 뇌신경의 발생이 진행되면 감각신경절 sensory ganglion의 신경배아세포는 2개의 돌기를 형성한다.

중심부의 성장돌기는 신경관의 배출 부위에 들어간다. 한편 척수에서 그들은 배각 dorsal horn에서 끝나거나 고위통로 중추의 어느 한 곳으로 올라간다. 이 과정을 척수신경의 배 감각뿌리 dorsal sensory root라 부른다. 주위로 성장하는 돌기는 복측운동뿌리 ventral motor root의 섬유에 합쳐져서 척수신경의 줄기 trunk를 형성하는 데 참여한다.

결국 이들 돌기는 감각수용기관에 끝난다. 그래서 감각신경절의 신경모세포는 배근부 신경원 dorsal root neuron을 형성한다. 또한 신경습세포는 교감성 신경배아세포, Schwann 세포, 색소세포, 조상아세포 odentoblast, 뇌막 meninges 그리고 완궁 rachial arches의 간충조직을 분화시킨다.

4) 말이집형성

말초신경의 말이집 Schwann 세포에 의해서 수행된다. 이들 세포들은 신경습 neural crest에서 기원이 되어 주위로 이동하여 축삭 axon을 둘러싸면서 신경집이 된다.

이들은 4개월 동안에 많은 신경섬유의 침착으로 흰색이 되며, 후에 축삭의 둘레에 Schwann 세포막이 코일과 같이 둘러싼다. 척수에 있는 신경섬유의 말이집은 기원이 다르다. 이것은 희돌기신경교 oligodendrite cell에서 만들어진 것이다.

척수에서 신경섬유의 말이집은 발생 4개월에서 시작이 되고, 생후 1세에 거의 완성된다.

4. 뇌 Brain

뇌는 운동과 감각지역을 나타내는 바닥 base과 날개 alar로 되어 있으며, 이 뇌포 brain vesicle의 대다수가 중간선 midline의 양쪽에서 발견된다.

경계구 sulcus limitans는 운동과 감각지역을 분리하는 것으로 마름뇌와 중간뇌를 말한다.

1) 마름뇌 Rhombencephalon

마름뇌(능뇌)는 대개 뇌포의 꼬리 caudal인 뇌교와 마름뇌 좁은부위 rhombencephalon isthmus까지 확장되어 있는 것으로 후뇌까지를 포함하는 지역이다.

(1) 수뇌 Myelencephalon

이 뇌포는 숨뇌를 형성하나 척수에서 분화가 된다. 이들은 경계구 sulcus limitans에 의해서 날개 alar와 바닥판 basal plate으로 분리된다. 척수와 닮은 바닥판은 3개의 운동핵 motor nuclei을 가지며, 안쪽 체성 운동핵 medial somite efferent group, 중간 특수내장 운동무리 intermediate special visceral efferent group, 가쪽 일반장기 운동무리 lateral general visceral efferent group로 나눈다.

뇌실막세포 ependymal cell의 1층인 수뇌의 천정판 roof plate은 연질막 pia mater으로 덮여 있다. 이들에 의해서 형성된 공간을 뇌실이라 하며, 이곳의 맥락얼기 choriod plexus는 뇌척수액을 생산한다.

(2) 후뇌 Metencephalon

이것은 수뇌와 유사하며 바닥과 날개판으로 구성되어 있다. 이들은 소뇌와 다리뇌 pons를 만든다. 바닥판은 체성운동무리 somatic efferent group인 갓돌림신경 abducense nerve의 핵을 일으키고, 특수장기 운동무리는 삼차신경과 얼굴신경을 포함한다. 일반장기 원심성 무리는 아래턱 submandibular과 혀밑샘(설하선) sublinguinal gland에 공급된다.

후뇌의 날개판은 다음 3개의 감각핵 무리를 가진다.

① 삼차신경 신경원과 속귀신경 복합체의 적은 부위를 가지는 가쪽체성 구심성 무리
② 특수장기 구심성 무리
③ 일반장기 구심성 무리

2) 소뇌 Cerebellum

날개판의 등가쪽부위는 안으로 굽어지면서 능순 rhombic lips을 형성한다. 후뇌의 꼬리부위 caudal portion에서 능순은 넓게 분리가 되나, 직접 중뇌 아래에서 그들은 중간선 midline에 접근된다. 다리뇌 굴곡의 더욱 깊은곳에서 능순은 뇌미부 cephalocaudal portion 쪽에서 억압되어 소뇌판 cerebellar plate을 형성한다.

배 발생 12주에 이 판은 작은 중간선 부위인 벌레 vermis를 나타내고, 이때에 가쪽부위 반구가 된다. 가로틈새(횡열)transverse fissure는 끝 층부에서 결절 nodule을 분리하고 반구에서 가쪽은 편엽 flocculus이 된다. 이 편엽절은 소뇌의 가장 원시부위에 해당된다. 소뇌판은 신경상피, 뇌개 mantle와 주변 층을 구성한다.

더욱 발생이 진행되면, 신경상체에 의해 형성된 많은 세포들은 외부 과립층의 형성을 위해서 소뇌의 표면쪽으로 이주한다. 이 층의 세포들은 그들의 분화능력을 가지며 소뇌의 표면에서 증식지역으로 남는다.

발생 6주에서 외부 과립층은 여러 가지 세포층으로 되기 시작한다. 이 세포들은 분화하는 Purkinje 세포쪽으로 이주하고, 과립세포, basket 세포, Satellate 세포로 발생된다.

또한 Purkinje 세포쪽으로 Golgi II 신경원을 구성하는 소뇌의 겉질과 신경원은 외부과립층에서 생산한다. 출생 후에는 정확환 거리에 도달한다. 그러나 치아핵 dentate nucleus과 같은 깊은 소뇌핵은 출생 전에 그들의 최종 위치에 도착한다.

3) 중간뇌 Midbrain

중뇌는 뇌소포의 가장 원시적인 형태에 속한다. 각 바닥판은 운동핵 motor nuclei의 2가

지 무리를 가진다.

① 눈의 근육을 지배하는 것은 눈돌림신경과 도르래신경에 의해 나타난다.

② 적은 일반장기 구심성 무리는 동공수축근을 지배하는 Edinger-westphal의 핵에 의해 나타내어진다.

각 바닥판의 주변층은 대뇌각을 형성한다. 이런 각 crura은 대뇌겉질 cerebral cortex에서 다리뇌와 척수 spinal cord에 하부 중심지로 내려가면서 하행신경섬유를 위한 통로로 작용한다. 중간뇌의 날개판은 얕은 중간선 억제에 의해 분리된 2개의 중추융기로서 나타나, 많은 발생이 진행되며 횡구는 각각 위둔덕과 아래둔덕으로 나누어진다.

아래둔덕은 청각반사 auditoory reflex를 위한 신경연접 방출 상태로서 작용하고 위둔덕은 시각충동을 위한 시각반사중추에 관계된다.

둔덕 colliculi는 신경상피세포에 의해 생산된 신경모세포로 형성되며 그 주변지역에서 중층으로 배열된다.

4) 사이뇌 Diencephalon

① 개판 roof plate과 골단 epiphysis

뇌의 이 지역은 전뇌의 중간지역에서 발생된다. 이곳은 상개판 roof plate과 2개의 익판을 구성하나 바닥과 바닥판은 결핍된다.

간뇌의 상개판은 맥관성 간충조직에 의해서 덮인 뇌실막세포 epndymal cells의 단층으로 되어 있다. 이곳은 셋째뇌실의 맥락얼기 choroid plexus을 형성한다.

상개판의 꼬리 caudal part는 솔방울샘 pineal body 또는 골단 epiphysis으로 깊이 들어가 중간선에서 두터운 상피로 출현된다. 그러나 7주에서 함입이 일어나 결국 이런 딱딱한 기관은 중뇌의 천정 위에 위치한다.

이들은 광선과 어두움에 대한 내분비선 행동리듬의 영향을 통한 채널로 여겨진다. 성인에서 칼슘은 자주 골단에 침착된다.

② 익판 alar plate, 시상 thalamus, 시상하부 hypothalamus

익판은 사이뇌의 측벽을 형성된다. 시상하구부인 고랑(구) groove은 판이 등쪽과 배쪽으로 나누어져서 각자 시상과 시상하부로 분리된다. 높은 성장활동의 결과 시상은 점점 사이뇌의 관강쪽으로 돌출된다. 중간선에서 오른쪽과 왼쪽은 서로 융합되어 시상인 interthalmic connxus이 된다.

날개판의 낮은 지역을 형성하는 시상부는 여러 핵 지역으로 분화된다. 이곳은 수면, 소화, 체온 그리고 감정행위 같은 기능을 나타낸다.

이들 무리 중 1개의 유두체는 중간선의 각 양쪽에서 시상부의 배쪽에 돌출되어 있다.

③ 하수체와 솔방울샘

하수체와 솔방울샘은 2개의 각기 다른 지역에서 발생된다. Rathkes 주머니로 알려진 구인막 buccopharynx membrane의 앞방의 외배엽성 돌출과 누두 infundibulum인 사이뇌의 하방 신장이 있다.

배가 약 3주되었을 때, Rathkes 주머니는 구도의 함입에서 나타나며 연속적으로 누두 infundibulum의 배쪽으로 계속 성장한다. 2개월 말에서 이것은 입안과의 연결은 없어지고 누두와 가까이 접촉되나, 때로 주머니 pouch의 작은 부위는 인두의 벽에 존재한다.

발생이 더욱 진행되면 Rathkes 주머니의 전방벽은 급속히 증가되고 하수체 또는 샘하수체 adenohypophysis의 앞방엽을 형성한다. 이 엽 lobe의 적은 신장에서 융기부는 누두의 경 stalk에 따라 그 둘레에서 성장한다.

Rathkes 주머니의 뒤벽은 중간부로 발달된다. 누두는 경과 신경부 pars nervosa 또는 하수체의 뒤엽을 만든다. 이것은 신경아교세포 neuroglia cell를 구성한다. 이곳은 시상하부 지역에서 오는 신경섬유의 많은 수를 가진다.

5) 종뇌 Telencephalon

이것은 뇌소포의 가장 구문부 쪽에 있다. 이들은 대뇌반구로서 2개의 가쪽융기부를 가지며 중간부위는 종판 lamina terminalis을 형성한다. 반구의 안 cavity은 가쪽뇌실 lateral ventricle을 형성하며 Monro의 내부 뇌실구멍을 통해서 사이뇌의 관강과 연결된다.

① 대뇌반구 Cerebral hemisphere

대뇌반구는 전뇌 측벽의 양쪽 함입으로서 발생 5주 초기에 형성된다.

2개월에서 반구의 바닥은 크기가 증가된다. 그 결과 이 지역은 가쪽뇌실의 관강과 Monro의 공 foramem의 바닥으로 융기된다. 이곳을 횡단했을 때에는 급속히 증가한 지역은 줄무늬로 나타나는데 이것을 뇌들보 corpus striatum라 한다.

반구의 벽이 사이뇌의 천정과 부착된다. 이곳은 신경모세포가 발달되지 않고 매우 얇게 남는다. 반구의 벽은 혈관성 간충조직에 의해서 덮인 뇌실막세포 ependymal cell의 단층을 구성한다. 맥락막은 반구의 천정을 구성하나 반구의 다른 지역은 맥락틈새 choroid fissure로 알려진 가쪽뇌실로 밀려 들어간다.

반구의 벽에 있는 맥락틈새은 두터워지며, 해마 hippocamps를 형성한다. 이 구조는 주로 후구 기능을 가지며 가쪽뇌실로 융기된다. 이곳이 더욱 확장되면 반구는 사이뇌, 중간뇌의 측면과 후뇌를 덮는다.

뇌들보는 반구의 측벽부위로서 배내측부에 있는 꼬리핵 caudate nucleus과 복측지역에 있는 렌즈핵 lentiform nucleus을 형성한다. 이 2개는 반구의 겉질에 의해서 분리가 되지만 뇌의 선조체 핵덩어리를 통해서 부서진다. 이런 섬유다발을 내포 internal capsule라 한다.

대뇌반구가 성장하면 이마엽, 관자엽, 뒤통수엽을 형성한다. 특히 이마엽과 관자엽 사이는 함몰된 섬 insula이 된다. 이 지역은 주위의 엽 lobe에 의해서 후에 성장이 된다. 출생시는 이곳이 거의 덮여진다. 그러나 태아의 최종 시기에서 대뇌반구의 표면은 급속히 성장하여 표면에 수많은 주름을 형성한다.

② **겉질** Cortex

대뇌겉질은 창백핵 pallium에서 발달되면서 뇌들보쪽의 측면에 위치한 고 palaeo 또는 Archipallium과 해마 사이의 신창백핵 neopallium으로 나누어진다. 신창백핵에서 신경상피세포인 신경모세포는 아래 연질막쪽으로 이주하면서 신경원으로 분화된다.

초기 형성된 신경모세포는 겉질의 깊은 부위에 가며, 그 곳에서 더욱 바깥으로 간다. 출생시 피질은 줄무늬 모양으로 피라밋세포 pyramidal cell의 많은 수를 가지며 감각구역은 과립세포들이 있다.

③ **교차** Commissure

성인에서 반구의 좌, 우 절반은 중간선으로 가로지르는데 이것이 교차이다. 이것은 섬유성 다발의 많은 섬유들이 연결되어 있다. 이들 섬유 중 가장 중요한 것은 종판을 만든다.

횡다발의 초기는 앞맞교차 anterior commissure를 만든다. 이것은 후각망울 olfactory bulb을 연결하는 섬유이고, 반대쪽은 한쪽 반구의 뇌지역과 연결된다. 두번째 교차는 해마 hippocampus 또는 원개교차 fornix commissure로 이 섬유들은 해마에서 형성되며 사이뇌의 천장판 roof plate 중에서 종판 lamina terminalis에 모인다. 이곳의 섬유들은 유두체 mammary body와 해마에 연결된다.

가장 중요한 교차는 뇌들보 corpus callosum로 이것은 발생 10주에서 출현되며, 좌 · 우 대뇌겉질의 비후구지역과 연결된다. 초기에는 종판에서 작은 다발을 형성하지만, 신창백핵 neopallium의 계속된 확장으로 전후로 급속히 신장된다. 그후 사이뇌는 얇은 천장 위로 간다. 또한 3개의 교차는 종판에서 발생되며, 그들 중에서 뒷맞교차와 수간 교차 habenular commissure는 솔방울샘의 경 stalk쪽 구문 아래에서 볼 수 있다. 세번째 시각신경교차는 사이뇌의 구문측벽에 나타나며, 망막의 내측반에서 온 섬유를 포함한다.

이곳은 두 눈의 망막의 코쪽과 귀쪽에서 오는 시각신경이 서로 교차하는 곳이다. 이곳의 손상은 시야의 양 귀쪽 반맹을 나타낸다.

제 2 장

눈의 발생
Eye Development

눈은 기관으로서 전뇌의 신경외배엽 neuroectoderm, 두부의 표면외배엽 surface ectoderm 그리고 이들 2개의 층 사이에서 형성되는 중배엽 mesoderm에서 발생된다.

제 1 절 눈소포(안포) 시기 Optic vesicle stage

눈의 발생과정(그림 I. 2-1)은 함입되는 전뇌의 양쪽 측면 위의 얇은고랑이 형성되는 배 embryo 발생 22일에 처음 출현한다. 이곳은 신경관 neural tube에 있는 고랑 groove이 전뇌의 돌출부위인 뇌소포 brain vesicle로 형성된다. 이것이 눈을 형성하는 최초의 소포 vesicles이다(그림 I. 2-2).

배는 수정 후 그 시기에 따라서 길이가 달라진다(표 I. 2-1). 따라서 눈의 조직도 시기에 따라서 배의 길이와 상호 관계가 있다.

배판 embryonic plate은 눈알 구조가 분화되는 동안 태아발생의 초기단계에 있다. 배 발생 2주쯤에 신경고랑의 가장자리는 신경습을 형성하기 위하여 두터워진다.

신경습은 신경관을 형성하기 위하여 융합되고 중배엽 아래로 함몰이 되고 그 자체가 표면

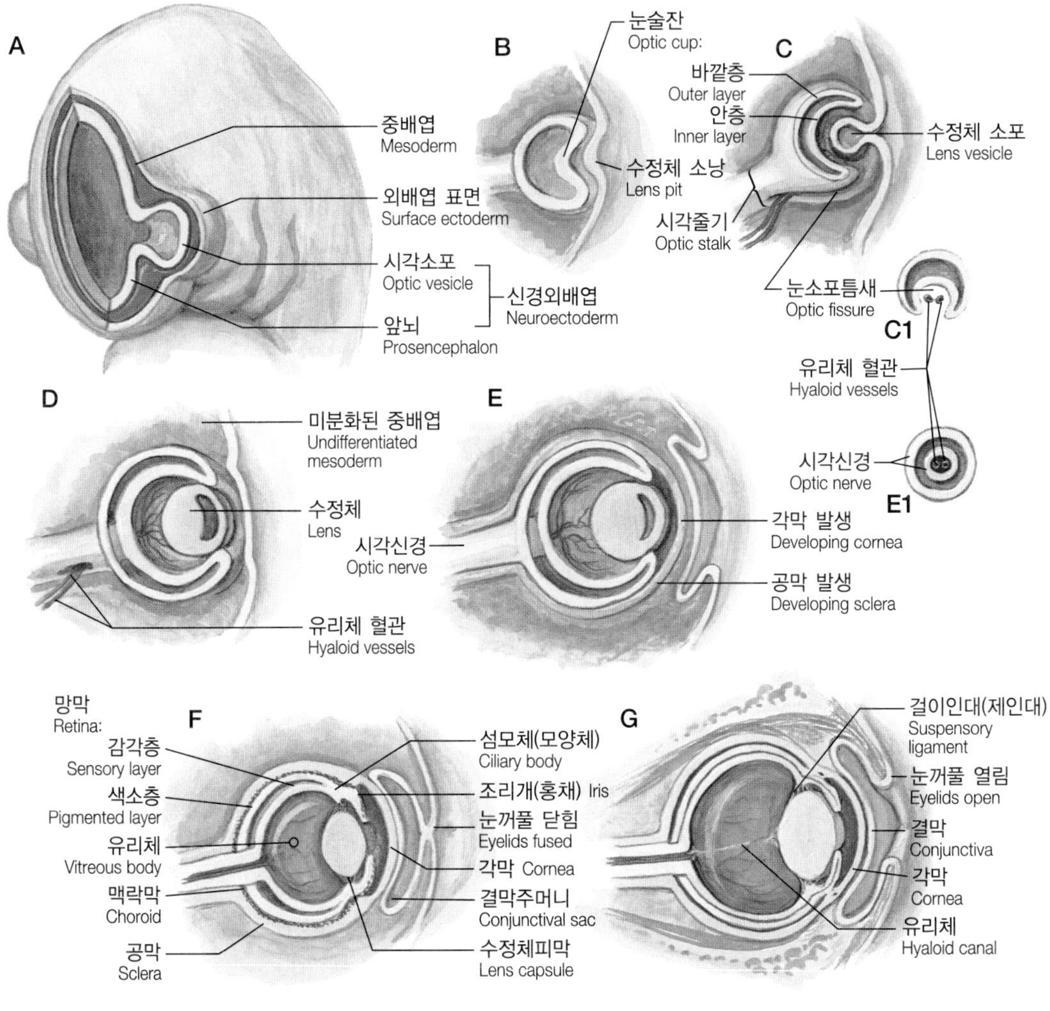

[그림 I. 2-1] **눈의 발생**

(A) 22일 된 태아의 발달 중인 머리의 앞쪽 면과 앞뇌의 신경외배엽으로부터 형성되는 시각주머니.

(B) 눈술잔의 발생. (C) 외배엽이 수정체 placode가 4주째에 함입되면서 수정체주머니 형성. 시각틈이 닫혀지면서 유리체도관이 시각신경 안으로 동봉.

(D) 눈알의 기본적인 형태와 속구조물의 위치가 5주째에 확립.

(E) 6주째. (F) 20주째. (G) 신생아 눈.

[표 I. 2-1] 임신기간과 배 embryo의 길이

나이(주)	길이(mm)
4	7.8
5	12.2
6	17.6
7	22.4
8	31.3
9	39.6
10	49.0
11	59.0
12	70.5
18	130.5
24	190.0
30	250.0
36	310.0
39	340.0

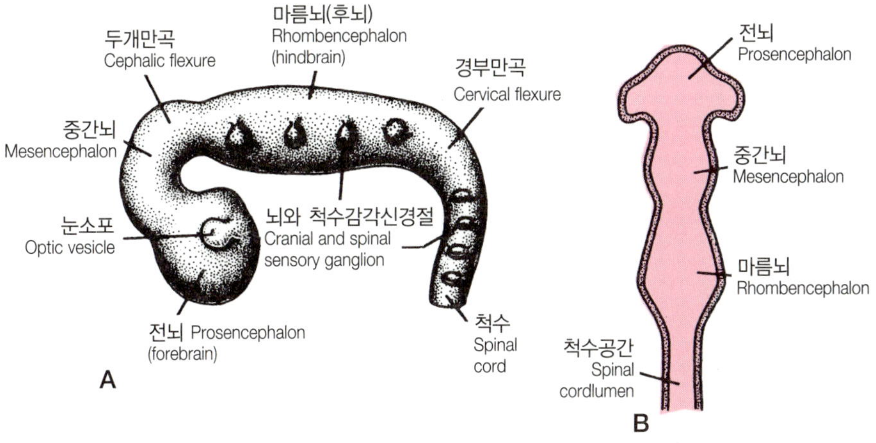

[그림 I. 2-2] (A) 4주 배 발생에서 뇌포와 척수의 측면.
(B) 3개 뇌포와 척수의 관강.

상피세포에서 분리가 된다. 한편 이곳은 고랑(구) groove 또는 눈알 sulcus의 배의 측두부 쪽 끝에서 신경습 neural folds에 출현한다. 즉 전뇌의 함입이 되는 위치에서 신경고랑이 형성한다. 이 부위의 조직은 양쪽 또는 평행하게 뇌신경 중첩을 하게 된다. 이것은 신경습 neural folds이 약 3주 가까이에서 형성이 시작된다. 즉 눈소포 optic vesicle는 전뇌의 양쪽 돌출부위로서, 신경관의 고랑 groove이 발달하여 형성된 것이다.

눈의 형성은 발생의 4주 초기에 처음으로 나타난다. 이것은 구문신경포 rostal neuropore에 가까와지는 약 4일 전이다. 이때에 고랑은 시각고랑(시신경구) optic sulcus라 불리는 배가 뇌신경의 두부에서 신경습 상태로 나타난다. 이 같은 신경습은 전뇌를 형성하기 위하여 합쳐진다. 이때에 눈알은 눈소포라 불리는 원통형게실을 형성하기 위하여 함입이 일어난다. 이런 소포는 전뇌의 양측에서 인접 간충조직세포로 돌출된다. 이 소포의 공간은 전뇌소포의 관강과 연속된다.

눈의 소포 형성은 발생되어 가는 뇌에 근접한 간충조직에 의해서 유도된다. 이것은 화학적 조절인자가 관여하는 것으로 보고되고 있다. 구 모양의 눈소포는 측면에서 성장하고, 그것의 끝부위는 확장되며 원통 모양의 눈소포경 optic stalk 형성을 위해 수축된 전뇌와 연결된다.

4주 시기에 신경관의 바로 앞부위에서 완전히 닫혀지며 신경외배엽은 바깥으로 성장하고 구형의 시각신경집의 형성을 위해 양쪽 위의 표면외배엽쪽으로 성장된다.

눈소포는 눈소포경에 의해 전뇌와 연결된다. 역시 이 시기에 표면외배엽은 두터워진다.

즉 수정체판 lens plates은 시각신경소포의 끝 반대편에서 형성이 시작된다. 한편 눈소포가 점차 성장함으로써, 측면의 표면은 편평해진다. 동시에 눈소포에 인접해 있는 표면외배엽은 수정체의 원기인 수정체판의 형성을 위해 두터워진다. 이 같은 수정체판의 형성은 눈소포에 의해서 유도된다.

제 2 절 눈술잔(안배) 시기 Optic cup stage

눈소포는 눈술잔의 생산을 위해서 4주가 되면 앞쪽의 벽이 두터워지면서 점점 안으로 함입되어 간다(그림 I. 2-3).

이 시기에 1차 눈소포는 눈술잔을 형성하기 위해서 일어나는 현상이다. 통상 함입은 측면과 아래에서 동시에 일어난다. 만약 눈소포의 함입이 실패하게 되면 선천성 낭성이라는 눈신경조직의 흔석을 가지는 포닝물질 cystic materials이 눈확에서 발견된다. 이것은 원래의 소포 외벽이 그 내벽에 접근하게 된다. 따라서 구형이던 눈소포는 이중벽을 가지는 눈술잔을 만들고 눈소포의 내강은 차차 좁아진다. 이 같은 눈술잔의 내외벽 공간은 내부망막공간에 의해서 분리된다. 그러나 이 공간은 곧 사라지고 즉시 두 층으로 서로 합쳐진다. 그 후 이들은 함입이 되면서 안쪽 부위의 표면도 포함시킨다.

또한 눈소포경과 눈소포의 복면은 함입이 거의 동시에 일어난다. 이곳의 내부 표면은 고랑(구) groove 모양인 눈술잔틈새 optic fissure의 맥락막틈새 choroidal fissure을 만든다.

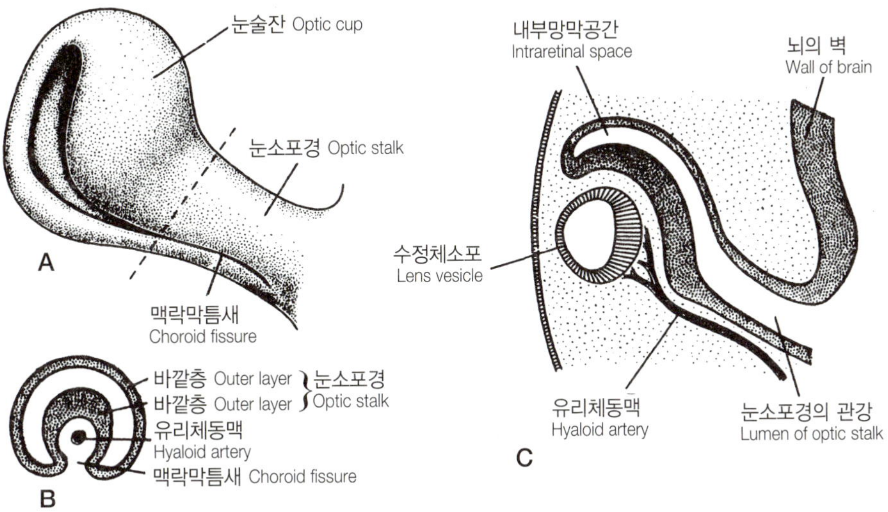

[그림 I. 2-3] 눈술잔 형성과정

(A) 6주 배에서 눈술잔과 눈소포의 배가쪽면.
(B) 눈소포경의 가로단면.
(C) 맥락막 옆면에서 수정체소포, 눈소포경의 가로단면.

눈술잔의 가장자리는 눈술잔틈새의 둘레에서 성장한다. 특히 중배엽성 조직은 태아틈새를 따라서 증가되며, 결국 눈술잔 내의 유리체동맥 hyalod artery을 형성한다. 이때 눈술잔은 신경외배엽의 이중층과 접하게 된다.

발생 7주에서 눈술잔틈새의 끝은 융합이 되고, 눈술잔은 입구가 미래의 동공이 되기 위해서 둥근 개구부가 형성된다. 또한 신경층에서 속층은 망막, 맥락막의 비색소층, 홍채의 후방 상피층의 감각층을 형성하기 위해서 분화한다. 바깥층은 망막과 섬모체의 색소상피를 만들기 위해서 동공수축근과 동공확대근을 포함하는 홍채의 앞방상피층을 형성한다. 특히 1차 눈소포를 나타내는 잠재공간은 망막의 색소상피와 감각상피 사이에 존재한다. 따라서 병적인 조건하에 이 두 사이는 분리되기 쉬운데, 이를 임상적으로 망막박리 retina detachment라 한다.

이와 비슷한 시기에 표면외배엽은 눈소포와 접촉하면서 신장된 수정체 원기 lens placode인 수정체판이 처음으로 눈술잔을 형성하기 위하여 함입이 되어, 수정체포를 형성하는 것으로 알려진 원통형구가 된다. 크기가 7mm 시기에 태아틈새는 눈술잔의 길이에 따라서 완전히 형성되기 시작한다.

4주 시기에서 수정체포는 표면외배엽에서 분리되어 눈술잔의 가장자리에 자유로이 남게 되며, 눈술잔틈새는 혈관성 중배엽을 눈소포경에 들어가도록 허락된다. 즉 눈술잔틈새는 중배엽으로 채워져서 후에 혈관과 시각신경섬유가 들어가서 유리체계가 만들어진다. 또한 눈술잔틈새는 점점 좁아져서 6주에는 거의 완전히 닫히게 된다. 유리체계는 유리체동맥이 통과할 수 있도록 눈소포경의 앞쪽 끝에 한 개의 작은 구멍이 영구적으로 남게 된다. 그 후 눈술잔틈새의 가장자리에서 융합을 하기 시작한다. 이때 융합은 분리의 중심부에서 처음 개시가 되며 전·후방 모두에 확장된다. 18mm 시기에는 눈술잔틈새는 완전히 봉합된다.

4개월 시기에 망막동·정맥은 이 개구를 통과한다. 이와 같은 시기에 눈의 궁극적 일반구조는 표면외배엽이 눈소포와 접촉하면서 긴 수정체 원기를 형성한다. 그리고 개개의 구조물들은 더욱 분화되면서 발달된다. 계속적인 눈의 발달은 개개의 눈 구조의 분화에서 구성된다.

일반적으로 눈알 구조의 분화는 발생초기 동안에 눈의 후반부위가 전반부보다 빠른 분화가 일어난다. 그러나 임신의 후기 동안에는 전방부위에서 더욱 빨리 기관형성이 진행된다.

제 3 절 눈의 각 부위 배발생

뇌 외배엽의 성장은 망막, 홍채 그리고 시각신경을 형성하며, 표면외배엽은 수정체를 형성하고, 둘레의 중배엽은 눈의 혈관과 섬유성 막을 형성한다.

태아의 눈은 배 발생의 기간에 따라서 아주 복잡한 과정을 거쳐 이루어진다(표 I. 2-2).

이 같이 눈은 다른 기관에 비해서 발생단계에서 상당히 복잡한 과정을 거친다(표 I. 2-3).

[표 I. 2-2] 태아시기 눈의 발생단계

발생시기	발생조직
22일	뇌소포
25일	신경습에서 시원기 출현 눈소포 함입 개시 신경세포의 눈소포 둘레 이동
28일	눈소포가 수정체원기를 유도
1개월	눈확과 눈소포의 형성 눈술잔과 태아틈새의 형성을 위한 눈소포 함입 수정체판 내에 수정체와의 출현 수정체소포 형성 수정체소포의 표면외배엽에서 분리 시작 눈술잔의 외벽에서 색소화 진행 원시 맥락막의 형성 개시 망막 내핵의 가장자리 지역과 외부 증식세포층 발달

[표 I. 2-2] 태아시기 눈의 발생단계 (계속)

발생시기	발생조직
2개월	유리체동맥과 후측방의 수정체피막 형성 개시 눈소포와 수정체소포의 함입 유리체동맥 배열 눈술잔틈새의 닫힘 개시 색소과립이 망막의 색소상피에서 출현 가쪽곧은근과 위빗근의 원기 출현 눈꺼풀중첩 개시 망막의 분화가 핵과 가장자리에서 개시 망막세포의 이주 개시 각막내피의 신경습세포가 중심으로 이동 각막실질 이동 1차 수정체섬유에 의해 수정체소포의 공간 소실 유리체계 둘레에 2차 유리체 형성 맥락막의 혈관 발달 축삭은 신경절세포에서 시각신경으로 이동 신경절과 사상판 형성 Bruchs' 막과 내부한계막 출현 표면외배엽에서 수정체포 분리 수정체피막 형성 2차 수정체섬유 출현 수정체에 Y 모양의 봉합 형성 시작 1차 유리체의 형성 개시 2차 유리체의 형성 개시 내막과 외막의 신경아세포층 형성 개시 시각경줄기 안에 신경섬유의 출현 시각경줄기가 시각신경으로 변화 시각경 교차 형성 피막혈관성 수정체 형성 긴섬모 혈관의 출현 코눈물관과 눈물샘 형성 시작 앞방과 동공막의 출현, Descemet 막 분화 눈확 형성
3개월	안구근육의 분화, 안구 정위 수정체 직경은 2mm Descemet 막 형성 안배돌출 공막의 시각신경 주변 둘러쌈 막대세포와 원뿔세포의 전구물 형성 소포의 앞방가장자리 앞쪽으로 성장, 섬모체 발달 공막 응축
4개월	또리정맥이 공막 관통 망막의 혈관이 시각신경유두 부근에서 신경섬유층으로 성장

[표 I. 2-2] 태아시기 눈의 발생단계 (계속)

발생시기	발생조직	
4개월	섬모체 돌기의 중첩이 출현 Descemet 막 형성 Schlemm 관 출현 유리체계 퇴화 시작 눈꺼풀에서 샘과 섬모의 발달 홍채조임근 분화 피막성 혈관 수정체의 위축 맥락막의 중간층 형성	섬모체로 형성 광수용체 형성 개시 원시망막 혈관 출현 유리체 형성 소대 형성 Schlemm 관 형성
5개월	망막의 초기 혈관 개시 광수용체세포가 내절에서 발달 맥락막혈관의 층 형성 홍채기질에 혈관 발달 눈꺼풀 분리 시작 각막곡률의 분화 맥락막의 완성 섬모체근육의 경선부위 형성	동공막 소실 보우만막 형성 각막신경 형성 홍채조임근 형성 황반 분화 개시 눈꺼풀 분리 개시
6개월	공막의 분화 황반내에 신경절세포가 두터워짐 반회 동맥의 분지가 맥락막 혈관에 문합 홍채 확대근 형성 눈꺼풀 재개구	망막층의 형성 방수 형성
7개월	섬모체근육의 환상부위 형성 광수용체 외부체절의 분화 중심오목의 두께가 얇아지기 시작 섬유성 사상판 형성 맥락막 색소세포의 색소생산 섬모체에 환상근육 형성 평면부 형성 중배엽성 홍채의 혈관 완성 동공막 중심부 소실 시각신경에 말이집 형성	눈썹의 형성 눈꺼풀의 완전 분리
8개월	성인 우각의 모습 출현 홍채조임근 발달 앞방각 형성 완성 유리체계 소실	수정체 직경은 6mm 코눈물관 개구 동공막 위축
9개월	황반을 제외한 감각망막 완성, 황반분화 개시 망막혈관이 망막 주변부에 도달 시각신경섬유의 말이집이 사상판까지 도달 동공막 소실	

[표 I. 2-3] 눈의 발생단계

구 조	근 원	발생단계(mm)		기 간(days)	
		시 작	끝	시 작	끝
눈소포	신경외배엽				
구 sulcus		2		22	
소포 vesicle		3	4.5	24	26
경 stalk		5.5		27	
눈술잔 cup		7.6		28	
망막	신경외배엽				
망막색소상피		6		28	
광수용체세포		45	350	70	
신경절세포		45	140	70	출생직전
Amacrine 세포		45	140	70	155
Muller 세포		45	169	70	155
두극세포		45	169	70	171
수평세포		45	169	70	171
혈관의 발달		85		124	171
중심오목		112		140	출생직전
시각신경	신경외배엽	2		24	출생직전
수정체	표면외배엽				
상피		4		26	
1차 섬유		8	24	30	49
2차 섬유			30		55
피막		16		40	
소대(띠)		52		75	
각막					
상피	표면외배엽	10	35	33	57
바탕질	신경계	11	200	33	168
내피	신경계	11	140	33	126
눈꺼풀	표면외배엽				
상피		3	169	24	171
바탕질		3	169	24	171
유리체	신경계				
1차		13	85	35	124
2차		13	85	35	124
3차		65		93	
맥락막	신경계	4	195	25	186
공막	중배엽				
잔기둥	신경계	63	360	84	출생직전
Schlemm 관	중배엽	63	270	84	210
섬모체	신경외배엽	50	350	77	245
홍채	신경외배엽	19	140	43	126
안구근육	중배엽	4	90	26	124

1. 수정체 Lens

수정체 형성의 첫번째 징후는 4mm 시기에 출현한다. 이때 수정체판 lens plate은 이것이 접촉하는 곳에서 1차 눈소포 primary optic vesicle의 신경외배엽 위에 있는 표면외배엽의 두께로서 나타난다(그림 I. 2-3). 즉 눈소포의 가장 가까이에 있는 표면외배엽은 수정체판의 형성을 위해 점차 두터워진다. 이 같이 수정체판의 형성은 안포에 의해서 유도되며, 유도작용은 눈소포에 의해 생산되는 화학물질이다.

각 수정체소판의 중심지역은 대체로 빨리 함입된다. 그 후에 수정체와 lens pit를 형성하기 위하여 표면에서 깊은 곳으로 내려간다. 이들 수정체와는 차차 길어져서 4주 말이 되면 원통형의 수정체소포가 된다. 이것은 입방 상피세포로서 구성되어 있는데, 전벽은 분명한 변화를 하지 않고 전측 수정체 상피조직으로 된다. 결국 중심와 렌즈로 알려진 약간의 함몰부위 또는 수정체와는 수정체의 낮은 부위에서 나타나고, 수정체소포를 형성한다.

9mm의 시기에서 수정체소포는 닫히고 표면외배엽으로부터 떨어져 나간다. 눈소포의 벽은 짧은 입방세포들의 단층으로 구성된다. 이러한 세포들은 약 13mm 시기에서 바닥막을 만들고 수정체소포를 완전히 봉입한다. 그리고 수정체에 유리체양피막 hyaline capsule을 형성한다.

수정체소포가 봉입한 후에 후방의 1/2을 덮은 세포들은 수정체섬유를 형성하기 위해서 신장하기 시작한다(그림 I. 2-4). 이들 수정체소포의 후벽을 형성하는 것은 긴 원주세포들의 핵이 융해되어 형성된다. 그 후 세포들은 수정체섬유라 불리는 매우 투명한 상피세포를 형

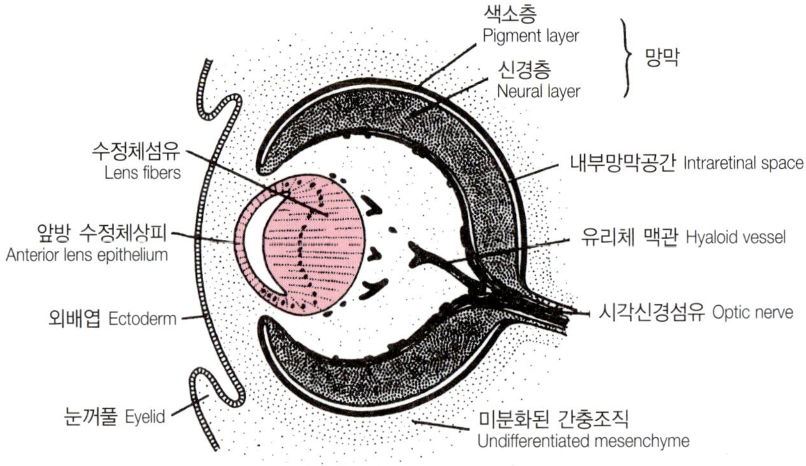

[그림 I. 2-4] 7주 배에서의 눈 앞뒤의 시상면
원기는 간충조직에 묻힘. 신경망막의 섬유들은 시각신경 쪽으로 발달.

[표 I. 2-4] 시각과 망막 발생과정

4~5주	6주~3개월	3~7개월	성 인
가장자리층의 표면	⟶	⟶	내부 한계막
핵에서 가장자리층 내면	가장자리층의 표면부위	신경섬유층	신경섬유층
상동	Chievitz 층	–	–
원시 시각신경 상피층	내부신경아층	신경절세포	신경절세포 (내부 분자층)
		Amacrine 세포	내부 핵층
		Mullerian 섬유핵	내부 핵층
		두극세포	내부 핵층
상동	외부신경아층	수평세포	외부 분자층
		막대세포와 원뿔세포의 핵	외부 한계막
섬모	⟶	원시 막대세포와 원뿔세포	간체와 추체

성하기 위하여 상당히 길어진다(그림 I. 2-4). 이러한 섬유들이 성장함으로써, 이들은 점차 수정체소포 lens vesicle들의 공간 cavity을 침입하여 공간은 차츰 소실되기 시작한다. 특히 16mm 시기에서는 그들의 끝은 앞방 수정체에 상피세포의 하나로 서로 만나기 위해서 계속 성장하여 결국 수정체 안을 완전히 없앤다.

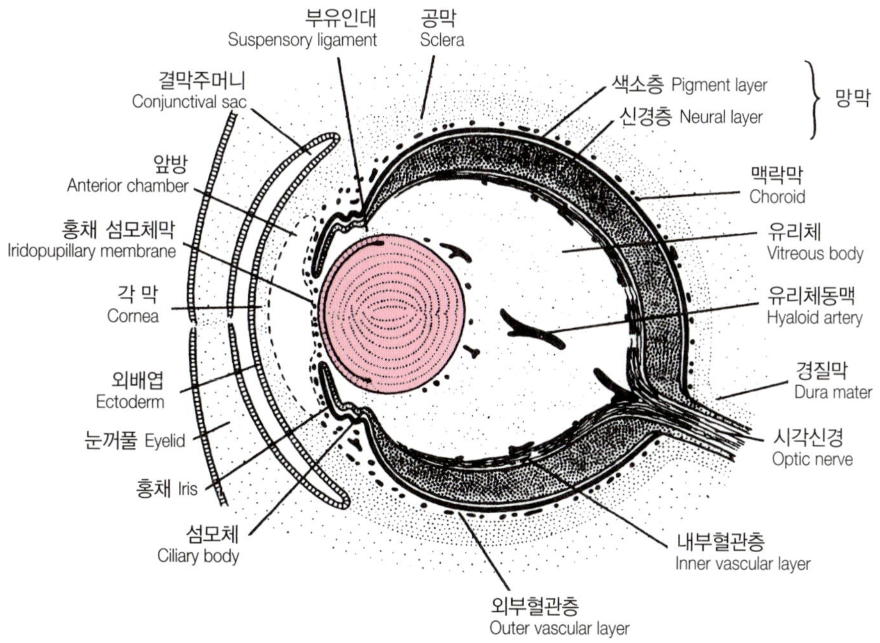

[그림 I. 2-5] 15주 태아에서 눈 앞뒤면
앞방, 홍채동공막, 내외 혈관막, 맥락막, 공막 형태가 특징.

7주 시기까지 수정체포는 눈소포의 가장자리에 놓인 후 수정체소포의 후벽세포가 가득차는 원시 수정체섬유가 된다.

적도지역으로 알려진 수정체의 가장자리는 수정체의 전후 사이의 가운데에 위치하고 있다. 이곳에 있는 세포들은 입방형이다. 이러한 세포들이 신장됨으로써 핵은 소실되고, 2차 수정체섬유들이 형성된다(그림 I. 2-4, 5). 즉 1차 수정체섬유들이 형성함으로써 수정체소포의 1/2인 후방 수정체 상피조직들은 소실된다.

한편 1차 수정체섬유의 바깥쪽에서 새롭게 형성된 섬유들은 후에 2차 수정체섬유를 이룬다. 2차 수정체섬유들은 성인이 되어도 계속 형성되며, 수정체의 직경은 점점 증가한다. 한편 배 embryo 기간 동안에 형성된 1차 수정체섬유들은 생명이 계속된다. 특히 2차 수정체섬유들은 신장되어 봉합선을 형성하기 위해서 앞방쪽과 뒤방쪽이 서로 교차한다. 봉합선은 광선의 같은 굴절을 허용하기 위해서 평평한 수정체 면을 제공한다.

수정체주머니의 형성은 수정체소포에 있는 앞벽세포의 분비작용으로 이루어진다. 이것의 완성은 6주 시기가 된다. 수정체섬유들은 수정체의 구조를 형성하기 위하여 서로 만나고 중심으로 간 수정체섬유들은 세포의 핵을 소실한다. 이때에 형성된 수정체섬유는 앞면에서 Y자형의 수정체 봉합선이 생기고, 뒷면에서는 역 Y자가 형성된다.

이와 같이 봉합된 수정체는 2차 수정체 섬유가 계속 형성됨으로써 복잡해지고 그 경계부위가 거의 분명하지가 않다(그림 I. 2-5). 이렇게 완성되는 기간은 발생 7개월에서 이루어진다.

수정체섬유의 성장은 1차에서 끝나는 것이 아니고 새로운 2차 수정체섬유가 중심핵에 계속 부가되면서 성장과 증식은 일생을 통해서 계속된다. 따라서 수정체는 천천히 확대되어 수정체섬유들의 압축을 일으킨다. 만약 세극등 slit-lamp으로 관찰을 하면 수정체섬유들의 다양한 광학적인 밀도로 인해서 불연속적인 지역으로서 관찰된다. 특히 이런 수정체의 중심은 어두운 공간으로 되어 있다. 이를 배핵 또는 태아핵이라 한다. 성인핵 또는 유아핵은 수정체의 표면 위에 놓이게 된다.

연령이 증가하면 수정체는 2차 수정체섬유들의 증식에 따라서 부피가 약간 커지게 된다. 한편, 발생시기의 수정체는 유리체동맥에서 영양공급이 되나 시간이 지나면서 앞방에 있는 방수의 확산에 의해서 영양을 받고, 후반부의 나머지는 유리체에 영양을 공급받는다.

2. 망막 Retina

망막은 눈술잔(안배)의 두 벽에서 발달된다. 외벽은 색소상피를 발생시키며, 내벽은 감각상피를 형성한다.

망막의 발생은 3주째 시각신경오목 있는 곳에서 처음으로 출현되나, 4주에서 7개월 사이에 분화가 일어난다(표 I. 2-5). 이 기간 동안 1차 눈소포는 눈술잔의 형성을 위해 함입되며, 세포들은 다층 눈술잔의 내벽이 되기 위한 변화가 일어나, 내벽이 두텁게 되는 원인이 되기도 한다. 이 같은 망막은 눈술잔의 전뇌 성장에서 나타나는 것이다. 따라서 눈술잔의 바깥층은 얇은 층으로 단층이며, 이는 태아틈새가 닫히기 시작하는 5주 시기에서 작은 색소과립물질을 가지는 색소화과정이 나타나기 시작한다. 이것은 망막 색소상피가 되며 후에 맥락막쪽에 확고히 부착된다. 망막의 내벽은 감각망막의 원시층들로 분화되기 시작한다.

[표 I. 2-5] 망막의 발생과정

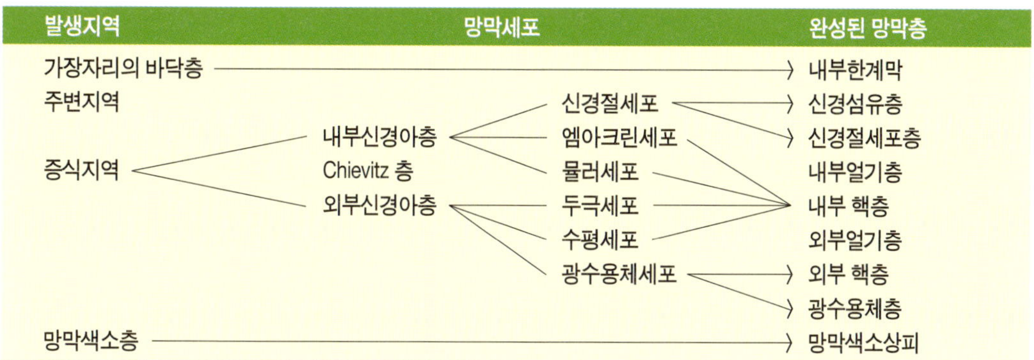

내부의 세포들은 초기에 분화하고, 가장 내부의 세포들은 축삭이 망막과 시각신경의 신경섬유층을 형성하기 위한 곳에서 신경절세포들의 층을 생산하기 위해 안으로 이주한다. 이들 신경절세포들은 내부 신경아세포층 사이의 공간에서 내부의 분자층으로 되고 남은 신경아세포들은 Amacrine 세포로 분화된다.

외부의 신경아층 세포들은 두극세포(양극세포), 수평세포 그리고 원뿔세포와 막대세포들의 핵을 형성하기 위해 외부에서 내부로 분화된다. 수평과 두극세포들은 점차 막대세포와 원뿔세포들의 핵을 분화시키고 내부에 존재하는 세포들은 외부 분자층으로 된다.

외부 신경아층의 두극세포와 수평세포들은 Amacrine 세포와 합병하고 내부 신경아세포층에서 Muller's 섬유들의 핵과 합쳐진다. 이러한 것들은 일시적인 Chievitz 층이 제거되면 분명한 내부핵층을 형성한다.

막대세포와 원뿔세포는 외부 핵층을 구성하고 외부 분자층에 의해 내부 핵층에서 분리되어진다. 이 층은 색소상피와 함께 부착되는 약한 지역에 의해서 합친다.

망막은 내부 한계막에 의해서 내적으로 경계되어진다. 이 내부 한계막은 Mullerian 세포에 의해서 구성된 바닥막에 속한다. 외부 한계막은 외부 핵층과 막대세포와 원뿔세포층 사이에 놓여 있다.

임신 7개월에 망막의 모든 층은 중심와 지역을 제외하고는 모두 완성되고 기능도 준비된다.

망막의 내부는 신경으로만 구성된 신경층으로 두터운 9층의 복잡한 분화를 겪는다. 후방 4/5 지역에서 망막시부 pars optica retinae는 광수용기 원소인 막대세포와 원뿔세포의 분화가 시작되는 곳이다. 이들 광수용기는 mental 층에 해당되는 곳이다. 이곳에서 신경원과 버팀세포를 형성한다. 안쪽의 신경절세포층이 가장 먼저 분화되고, 시각세포가 마지막에 분화되어 복잡한 신경망막을 구성한다.

배와 초기 태아기간 동안에 두 망막층들은 내부 망막공간에 의해서 분리된다. 이것은 눈술잔의 안을 나타낸다. 이 공간은 망막 융합의 2층으로 점차적으로 사라진다. 이것은 확고한 융합이 아니라 성인 눈알를 해부했을 때 신경망막은 가끔 색소상피에서 분리된다.

7개월이 되면 가장 바깥의 세포층은 시세포층에 있는 막대세포와 원뿔세포의 핵을 구성하며, 또 두극세포, Amacrine 세포, 신경절세포 ganglion cells, 신경섬유 등이 나타난다.

눈술잔은 전뇌의 파생물로 눈술잔의 층은 뇌의 벽과 연속되어 있어 눈은 전뇌의 연속에 속한다.

신경망막의 표면층에 있는 신경절세포의 축삭은 뇌쪽의 눈소포경벽의 이는곳에서 성장한다. 이로 인하여 눈소포경의 공간(강) cavity은 점차 사라지면서 신경절세포들의 많은 축삭은 시각신경을 형성한다.

성인에서 외부 핵층 outer nuclear layer, 내부 핵층 inner nuclear layer, 신경세포층은 구별이 가능하다. 더욱 섬유층에서 내부의 층은 신경세포의 축삭을 포함하고 있다. 이 지역의 신경섬유는 눈소포경쪽으로 전도되고, 이것이 점차 시각신경으로 발달된다.

황반 macula 지역은 임신 8개월까지는 망막의 다른 어떤 지역보다도 두텁지만 성장하면서 함몰이 계속된다. 이와 같은 현상은 임신기간 동안에 천천히 일어난다. 따라서 임신동안 황반은 발생이 느리게 진행되며, 출생시에도 미완성 상태이다. 출생 후에 황반과 중심와의 발달은 4~6개월이 되어야 형태와 기능이 완성된다.

3. 시각신경 Optic nerve

망막의 신경절세포층에 있는 세포들의 축삭돌기 axon process는 내부 신경섬유층을 형성한다. 축삭은 망막의 신경섬유층의 과정에 있는 구조물이며, 전뇌로 들어가기 위해서 안포경 optic stalk 안으로 들어간다.

이 섬유들은 눈소포경에 의해서 전뇌와 연결된다(그림 I. 2-6). 눈소포경은 신경외배엽에서 파생된 것으로서 시각신경을 지지하는 신경교 galia가 관계한다.

배쪽 표면 위에서는 고랑(구) groove가 형성되는데 이것이 눈술잔틈새이다. 뇌에서 돌아

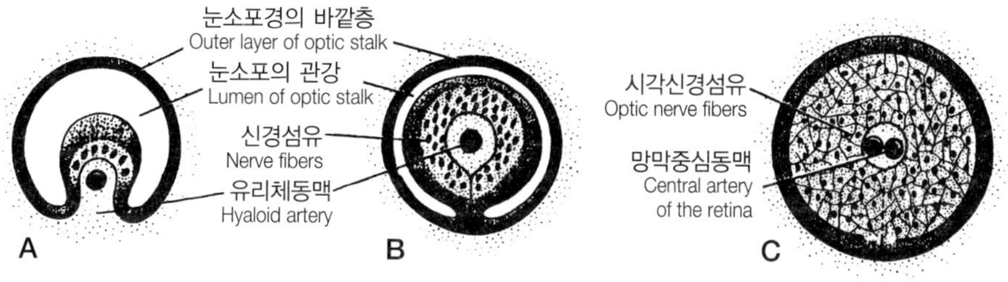

[그림 I. 2-6] 시각신경에서 눈소포경의 변형
(A) 6주, 눈소포의 관강 발달.
(B) 7주, 유리체동맥의 발달.
(C) 9주, 망막중심동맥의 출현.

온 망막의 신경섬유들은 눈소포경의 내벽세포에서 발견된다. 7주에 눈술잔은 서로 가까이 좁아져 열이 된다. 이때 신경섬유의 지속적 증가의 결과 눈소포의 내벽은 커지고 내외벽은 유합된다. 유합된 거리는 함입의 형태로서 그 주변은 융합되며 혈관성 중배엽세포들과 함께 연합하여 시각신경의 실질에 포함된다. 내부의 시각신경섬유에는 혈액이 공급된다. 특히 내부층의 신경아교세포를 형성한 눈소포는 7주에 걸쳐 시각신경으로 변형된다.

시각신경의 중앙에는 유리체동맥의 부위를 포함하는데 이곳에 망막중심동맥이 형성된다. 한편 시각신경은 7주 시기에서 실제로 형성된다. 시각신경섬유의 바깥에는 맥락막과 공막의 연속에 의해서 둘러싸인다. 이들을 각각 연질막, 거미막 및 경질막층이라 부른다.

중배엽 원소들은 신경의 혈관성 막을 형성하기 위하여 둘레조직으로 들어간다. 시각신경의 둘레에 있는 말이집(수초)은 일종의 중배엽초로서 뇌의 주변인 뇌막에서 먼저 형성되기 시작하여 시각신경 아래로 확장된다.

이 같은 시각신경 주변의 말이집화는 태아 약 7개월에 형성되기 시작한다. 이들은 초기에는 대개 중심에서 시작해서 공막의 사상판쪽으로 이동해서 주변으로 확대된다. 그러나 시각신경섬유들의 말이집 형성은 태생 때는 미완성 상태이다. 그러나 출생 후에 말이집은 사상판 lamina cribrosa에 도달하게 된다.

눈은 약 10주 동안 광선에 노출이 되고 나면 신경섬유들의 말이집 형성이 완성 단계에 들어간다. 이때에 비로소 말이집은 완성되는데 그 시기는 생후 3개월이다. 정상적인 신생아는 사물을 볼 수는 있으나 주시 fixation는 출생 후 6주가 되어야 완전히 이루어진다. 또한 이때의 시력은 20/100의 범위를 가진다. 일부의 인간에서는 말이집화된 시각신경섬유들이 신경섬유층 안으로 들어가면, 망막 위에 특징적인 흰 무늬가 시각신경 주변에서 나타난다.

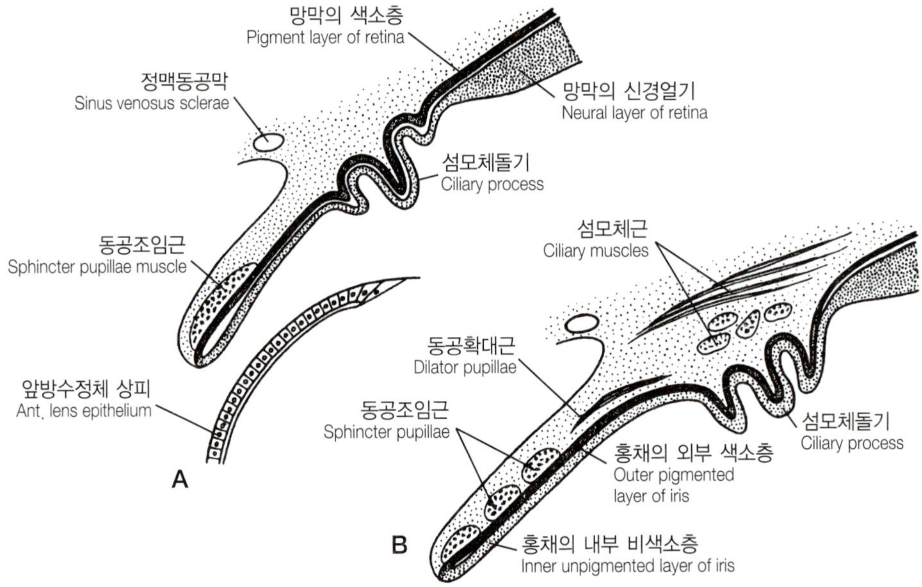

[그림 I. 2-7] **홍채와 섬모체의 발생**
안배의 주위는 간충조직에 의해 덮임. 동공조임근과 확대근은 외배엽에서 발달.

4. 포도막

포도막 uvea tract의 일부는 중배엽에서 형성되고 일부는 신경외배엽에서 기원을 두고 발생한다.

1) 섬모체 Ciliary body

망막의 내층에서 전방 1/5을 망막맹부 pars caca retinal라 하는데 이곳은 큰 변화없이 1층의 세포로 남으며, 섬모체 맹부망막 pars ciliarisretina이 되어 섬모체 형성에 참여한다. 형성된 섬모체 상피의 색소화된 부위는 눈술잔의 바깥층에서 유래되며 망막색소상피와 연속된다(그림 I. 2-7).

섬모체는 단지 바깥층에만 색소가 침착된다. 섬모체돌기 ciliary process는 섬모체의 상피층에 주름이 생겨서 형성된 것이다. 섬모체 상피의 비색소 부위는 신경원소의 분화가 없는 신경망막의 앞쪽 연장을 나타낸다. 그러나 신경원소가 분화된 것은 아니다.

수정체의 초점을 조절 accommodation하는 평활근인 섬모체근과 섬모체에 있는 결합조직은 눈술잔의 가장자리에 있는 간충조직에서 발달된다. 특히 섬모체근은 맥락막의 중첩

지역에서 눈술잔의 외부 표면과 접촉하는 곳의 중배엽에서 만들어진다. 3개월 시기에 근육섬유들은 분리하기 시작한다. 이들이 발달됨으로써 종주, 경선 및 환상으로 분화된다. 근육들은 장차 공막자의 기원이 된다. 그 삽입부의 후방지역에서는 공막과 포도막의 결합조직과 연속된다.

2) 홍채 Iris

망막맹부에서 분화된 망막홍채부 pars iridica가 홍채조직의 발생기원이 된다. 이들은 3개월에 눈술잔의 가장자리는 상피조직으로서 수정체의 앞쪽으로 성장한다. 그리고 눈술잔의 전방부에 있는 신경세포와 혈관이 모이면서 중배엽의 후방에 놓여 홍채의 바탕질(기질) stroma이 된다. 즉 홍채는 눈술잔 optic cup의 앞쪽 또는 가장자리 둘레의 중배엽성 조직과 맥관층 수정체가 홍채 바탕질을 발생시키며(그림 I. 2-7), 수정체의 안쪽으로 성장하고, 일부는 부분적으로 덮는다. 이 지역에서 눈술잔 optic cup는 2층으로 엷게 남는다.

동공막은 홍채 바탕질의 조직에 의해서 만들어진다. 이들은 눈술잔의 개구부위를 가로지른다. 안배의 상피 가장자리가 앞쪽으로 성장함으로써 동공막은 맥관층 수정체 아래에서 분리된다.

홍채의 상피층인 눈술잔의 끝이 더 많은 성장을 가지며, 동공막의 주변들은 두터워지고, 그것의 중심지역인 동공지역 안으로 확장되면서 고리 loops에 의해서 혈관화된다(그림 I. 2-7).

중배엽성 홍채는 약 7개월이 되면 완전히 혈관화된다. 이 시기에 혈관의 4개 바퀴는 주변 동공막인 홍채의 바탕질에서 인지될 수 있다. 그때에 중심지역인 동공지역은 위축되기 시작하면서 완전히 흡수되며 동공이 형성된다. 흡수는 동공의 소공 아래의 주변으로 확장되어 홍채의 Fuch's cleft라 불리는 찢어진 곳은 홍채 바탕질에서 형성된다.

홍채의 상피는 눈술잔에서 2층으로 나타난다. 이 같은 2개의 상피층에는 색소가 침착되어 있다. 한편 홍채는 섬모체의 이중층으로 되어 있는 상피와 연속이며, 신경색소상피와 신경망막과도 연속된다. 홍채는 대체로 유아에서는 푸르게 보이며 색소착색의 명확한 색깔은 생후 몇 개월 지나는 동안에 습득된 결과이다.

눈의 색깔을 결정 짓는데 홍채에 있는 해면혈관의 성긴결합조직에 색소보유세포의 농도와 분포에 관계되어 있다.

만약 흑색색소가 홍채의 후방 표면 위의 색소가 침착된 상피세포에 한정되면 눈은 푸른색을 띤다. 한편 흑색색소가 홍채의 바탕질 stroma에 모두 고르게 분포되면 눈은 갈색을 나타낸다. 따라서 눈의 색깔은 홍채의 세포에 있는 색소침착의 양에 따라서 결정된다.

홍채의 근육은 민무늬근육에 속하며, 이것은 다시 동공확대근과 동공조임근으로 나누어진다(그림 I. 2-7). 동공확대근과 조임근은 눈술잔과 표면상피의 사이 지역에 성긴간충조직 loose mesenchyme으로 채워진다. 즉 표면외배엽의 사이에 있는 성긴간충조직이 분포한다. 이들은 외배엽에서 기원된 간충조직세포에서 파생된 것이다.

5개월에 동공조임근은 동공 가장자리 근처의 홍채 앞쪽에 있는 색소가 침착되지 않는 상피층에서 발생된다. 따라서 이들은 외배엽에서 기원된 간충조직세포에서 파생된 것이다. 동공확대근은 6개월 후에 유리체 근처의 앞쪽 상피층에서 나타난다. 홍채의 동공확대근과 동공조임근은 눈술잔의 신경외배엽에서 파생된 조직이다. 이러한 근육들은 민무늬근육으로서 상피세포의 변형이 민무늬근육섬유로 변화된 것으로 되어 있다.

홍채의 혈관상 결합조직은 눈술잔의 가장자리에서 앞쪽으로 위치한 간충조직에서 유래된 것이다.

3) 맥락막 Ceorid

이것은 paraxial 중배엽에서 파생된 것으로 1차 안포 둘레의 혈관그물로서 임신초기에 나타난다. 발생 5주 말기에 눈의 원기 primordium는 성긴간충조직에 의해서 완전히 둘러싸여진다. 즉 모세혈관의 망 network은 눈술잔을 둘러 싼다. 이 조직은 뇌의 연질막 pia mater에 비유되는 곳으로 속층 inner layer에서 분화를 한다. 그 이후에 속층은 높은 혈관성 색소층으로 된다. 이것이 맥락막으로 발달되고 맥락막은 섬세한 결합조직에 의해 지지되는 모세혈관을 구성한다. 색소가 눈술잔의 바깥층에서 나타났을 때에 Bruch's 막은 형성되기 시작하고, 망막색소 상피조직 내에서 미래의 맥락막의 모세혈관으로 분리된다. 6주 시기에서 바깥쪽 신경상피층은 망막의 가장 바깥층인 Bruch's 막으로 발달하게 된다.

3개월에 맥락막에는 중정도와 큰 정맥관이 발달되고 눈에서 출구를 위한 꽈리정맥 vortex vein으로 도관이 형성된다. 또한 상대적으로 비교적 큰 정맥관의 2번째 층은 맥락막 혈관의 표층에서 나타난다.

일반적으로 4개월 시기에서 혈관의 3번째 층은 짧은섬모체동맥에서 파생된 것으로서 원래 두 개의 혈관그물 사이에서 형성된다. 그들의 혈관 채널들은 맥락막의 모세혈관에 영양을 공급하기 위해서 파괴된다.

7개월의 시기에 색소를 포함하는 세포들은 맥락막의 바깥층에서 분명해진다. 즉 점차적으로 색소를 포함하는 세포들은 내층으로 이주한다.

한편, 눈에서 시각신경이 부착되는 곳에 맥락막은 뇌의 연질막과 거미막이 연속되는 것으로, 시각신경 둘레에 내부초 internal sheath를 형성한다. 그러나 바깥층은 뇌의 경질막에 비교되는 조직으로 공막으로 변화하여 시각신경의 둘레에 있는 연질막과 연속이 된다.

5. 유리체 Viterous body

간충조직세포는 외부쪽에서 눈의 원기를 둘러싸고 있을 뿐 아니라 눈술잔틈새 optic fissure을 경유하여 눈술잔쪽으로 침입한다. 이들의 세포는 장차 유리체의 형성에 관여한다. 이러한 유리체는 다음 3단계로 발생된다.

1) 1차 유리체

이것은 발생의 3~6주에서 시작되며, 약 4.5mm 단계에서 눈소포의 속층에서 성장한 섬유들은 수정체소포에서 나온 조직들과 합쳐진다. 이들은 약간의 중배엽섬유들과 외배엽섬유들이 함께 유리체동맥 hyaloid artery과 연관되며, 이들이 1차 유리체를 형성한다. 특히 유리체동맥은 태아틈새 fetal fissure를 통해서 유리체강 안으로 들어간다. 이 시기는 수정체 겉질의 출현으로 끝나며 유리체의 형성에 수정체의 참여가 방해된다.

1차 유리체는 위축되지 않고 궁극적으로는 유리체관 cloquets canal으로서 수정체의 후극 posterior pole 바로 뒤쪽에서 시각신경유두를 연결하는 선 line 위에 놓이게 된다. 따라서 1차 유리체의 특징은 증식되는 유리체계에 의한 혈관이 발달되는 시기이다.

2) 2차 유리체

1차 유리체가 형성된 이후 10~13주 시기에 망막의 Müller 섬유는 유리체섬유들과 연속된다. 그래서 2차 유리체는 주로 신경외배엽인 망막외배엽에서 유래된다. 즉 2차 유리체는 배 embryo가 13mm에 도달한 이후에 만들어진다.

유리체계 hyaloid system는 유리체혈관들의 세트뿐만 아니라 수정체 피막의 표면에 혈관으로 발달된다. 유리체계는 40mm의 시기에서는 후방에서 전방으로 위축된다. 이때에 수정체피막은 유리체의 형성에서 이미 수정체의 참여를 유도시킨다.

이 시기에 유리체는 1차 유리체에서 유리체 맥관의 성장이 멈추고 위축이 되기 시작하는 시기에 눈술잔의 속층에 의해서 형성되기 시작한다. 1차 유리체는 2차 유리체에 의해서 둘러싸인다.

3) 3차 유리체

발생의 약 10주에서 3차 유리체가 형성되기 시작한다. 65mm 시기에 시작이 되어 110mm 시기에서 완성된다. 이것은 3개월 동안에 일종의 섬유성 다발이 형성되며, 3개월 이후가 되면 눈술잔의 전방은 점차 수정체의 앞면으로 가서 유리체를 형성하며, 섬모체에서 나온 신경섬유와 합쳐서 섬모체소대를 완성한다. 이 시기를 3차 유리체라고 한다. 이것은 1차 유리체와 섬모체의 비색소상피의 바닥막에서 파생된 것이다.

한편 눈술잔은 장차 섬모체 상피조직에서 수정체의 적도면쪽으로 확장된 곳에서 유리체의 섬유응축을 구성한다. 응축된 것은 수정체의 부유인대를 형성한다. 소대는 눈술잔의 가장자리와 수정체 사이의 틈 사이를 채우는 수정체 피막에 부착이 된다. 이것은 4개월 시기에 거의 완성된다. 이 시기에 유리체계는 완전히 퇴화한다.

6. 혈관계 Blood vessel system

눈의 혈액공급은 원시 목동맥의 가지인 눈동맥에서 적은 가지들에 의해서 혈관화되는 paraxial 중배엽에서 처음으로 발생된다. 눈동맥은 눈술잔의 배쪽 표면에 따라서 성장하며, 눈술잔에서 눈술잔틈새를 따라서 주행하는 혈관인 유리체혈관을 만들어낸다. 다른 가지들은 그들의 환상혈관들의 형성을 위해 상호 문합을 하는 가장자리에서 눈술잔의 표면 위로 이주를 한다.

눈술잔틈새의 봉합에 의해 봉합되는 유리체동맥들은 역시 환상의 혈관을 위해서 해부학적인 관을 만든다. 동시에 미래의 맥락막의 모세혈관들은 이 눈술잔의 바깥부위에 혈관화된 그물로부터 나타나기 시작한다.

이 그물은 환상의 혈관과 전방에서 상호 연결되며, 위・아래눈확층을 위해서 후방에서는 빈 공간을 만든다. 다음 이들의 관은 해면정맥굴로 배관이 된다.

긴 섬모체동맥들은 6주 시기에서 유리체동맥에서 나타나기 시작된다. 그 후 앞으로 더 긴 뒤섬모체동맥들은 눈동맥에서 형성되며, 짧은 기간에 그들의 끝 가지들은 눈술잔의 가장자리에서 2번째의 해부학적인 고리를 형성하며, 대홍채동맥륜이 된다. 그러나 환상의 혈관은 이것이 맥락막그물로 합쳐지면서 위축된다.

Hyaloid 동맥의 주요 몸체는 태아틈새를 통과한 이후에 수정체의 후방을 위해 앞쪽으로 나아간다. 그곳에는 섬모체의 그물망으로서 후방 수정체 표면 위에 퍼지게 된다. 이 섬모체망은 전방 수정체의 표면 위에 위치한 모세혈관망과 문합되어 이들은 환상혈관에서 파생된 것이다. 이와 같이 수정체는 맥관층수정체 tunica vasculosa lentis라 불리는 문합혈관의 그물망에 의해서 둘러싸인다(그림 I. 2-5).

유리체관 역시 혈관성 유리체 고유층인 수많은 가지에서 발생되는데, 이 유리체 소혈관 발생 후반기에 유리체의 안을 채우는 것이다(그림 I. 2-5). 이것은 맥관층 수정체의 후방에서 문합한다.

유리체는 중심망막동맥을 만들고 그 가지를 만든다. 이러한 것들은 망막의 내부 2/3 에 영양을 주기 위해서 일생동안 존재한다. 이것이 크게 발달하면 유리체 혈관계는 위축되기 시작한다.

이때 혈관성 유리체고유층과 후방 맥관층 수정체는 처음으로 소실되며 유리체의 주요 몸체에서 이어져 유리체의 전방부위는 처음으로 차단된다. 이것은 수정체의 후극에 부착된 부분인 후방 수정체 피막 위에 mutten dorf 점으로서 또는 Cloquet's 관 내에 실제로 성인에서 볼 수 있는 흔적으로 남는다.

후방에서 유리체와 그 둘레의 신경아교조직막은 존재하고 시각신경유두에서 유리체 안으로 융기해 나온다. 때로는 전방 유리체 체계는 위축이 실패되고, 이것은 과형성 1차 유리체로 이름짓는 것으로 발달된다.

한편, 3~7주 시기의 홍채는 주요 큰홍채동맥고리와 함께 눈술잔의 가장자리 둘레에서 문합이 된다.

유리체계 hyaloid system는 8개월에서 완전히 위축된다. 유리체동맥은 중심망막동맥과 그 분지를 형성한다. 이것은 4개월 시기에 이루어진다.

혈관의 싹은 망막쪽으로 성장하여 망막순환으로 발달된다. 이는 8개월이 되어야 거상연에 도달한다. 중심망막정맥의 분지는 이와 동시에 발달된다.

7. 각막 Cornea

각막은 표면외배엽과 중배엽에서 형성된다. 이 조직의 상피조직은 표면외배엽에서 유래된다. 이것의 표면외배엽은 편평중층상피에 속하며 비각화상피에 의해 덮인 것으로 각막의 전방 표면을 형성한다. 각막의 나머지는 중배엽성 구조물에서 시작된다. 즉 수정체포가 형성된 이후에 안배의 가장자리 둘레에서 벽측 중배엽은 수정체포와 외배엽 사이에서 이주한다. 이 중배엽은 동공막과 중배엽성 조직의 중배엽층을 형성한다. 이들은 외배엽에 평행해서 발생한다.

특히 중배엽조직은 Descemet 막을 형성한다. 여기서 중배엽의 연속적인 것은 실질을 형성하기 위해서 표면외배엽과 Descemet 막 사이에서도 앞쪽으로 이주한다.

진실한 Descemet 막은 중배엽성에서 만들어진 것이며, Bowman 막은 실질의 전방부에서 응축한 것이다. 각막의 가장 빠른 분화는 5주 시기에 나타나며 이것은 내피세포들이 출현될 때이다. Descemet 막은 12주 시기에 편평한 내피세포들에 의해서 형성된다.

각막의 가장 큰 면적을 차지하는 기질은 천천히 두터워지며 탄성섬유 elastic fiber의 수적 증가에 의해 크게 된다. 또한 상피조직 아래의 전방수축의 형성은 Bowmans 층으로 4개월에 나타난다. 각막 가장자리는 4개월째에 현저히 나타난다.

8. 앞방 Anterior chamber과 뒤방 Posterior chamber

눈의 앞방은 7주 시기에 처음으로 나타나며 수정체와 각막 사이에 있는 간충조직의 찢어진 공간에서 발생된다. 이 공간은 아주 짧으며, 그 각은 초기에는 동공막과 연속되며 중배엽성 조직으로 채워져 있다. 공간층의 조직 표면은 각막의 실질과 앞방의 내피층을 형성한다.

뒤방 posterior chamber은 발생되는 홍채의 뒤쪽에 있는 간충조직에서 형성된 공간이다. 여기서 발생되는 수정체의 전방에 위치한 동공막 pupillary membrane이 제거되며 앞방과 뒤방은 서로 연결된다. 이것은 출생시에는 매우 얇게 남아 있다.

9~10주에 Schlemm 관은 각의 들어간 부위에서 혈관으로 나타나며, 점차적으로 각의 퇴행으로 더욱 전방 위치에 놓이게 된다. 이들은 눈술잔의 가장자리에 위치한 정맥얼기 venous plexus에서 파생된 것이다. 3개월 시기에는 안압의 변형 때문에 관은 분명한 Schlemm 관의 형성을 위해서 서로 문합한다.

신경습섬유주망 trabecular meshwork은 눈술잔의 가장자리에 원래 놓여진 적은 양의 중배엽적인 성긴혈관성 중배엽에서 발달된다.

방수유출체계는 태생 전에 기능을 위해 준비가 되어 있다. 후방은 발생되는 홍채의 뒷면과 수정체의 전방부의 간충조직에 있는 공간에서 발달된다.

9. 공막 Sclera

공막은 눈술잔을 둘러싸는 각막 가장자리에서 간충조직인 응축에서 형성된다. 즉 맥락막의 외부에 있는 미분화 조직인 간충조직의 응축에서 발달되어진다. 이때 이들 조직은 처음에는 곧은근들의 삽입부가 될 근처인 전방에서 형성되며 점차 전후방으로 확산이 된다. 특히 후반부는 전반부보다 늦게 발달한다. 이것은 7주에서 처음으로 확인할 수 있다. 이러한 구조물의 발달은 4개월에 가장 활발한 진행이 이루어지며 5개월쯤에 거의 완성된다.

공막은 각막의 실질과 연속이 되어 뇌막 mengins의 가장 바깥층인 경질막과 연속되는 것으로 태생 7주에는 신경의 둘레에 외부초를 형성한다.

10. 가쪽눈근육과 눈꺼풀근육 Extraocular muscle & eyelid muscle

가쪽눈근육(외안근)은 간충조직의 핵을 포함하는 2개의 표면외배엽성의 중첩에서 발달된다. 이곳의 눈꺼풀은 피부와 결막을 구성하는 것을 제외하고는 중배엽에서 발생한다. 따라서 눈꺼풀은 표면외배엽과 중배엽에서 발생이 된다. 이것은 8주에 융합이 된다.

눈꺼풀조직은 눈의 앞방에서 성장되는 것으로 6주에 처음으로 볼 수 있다. 그러나 눈꺼풀은 약 12~26주까지는 상하가 부착되고 26주 이후에는 부분적으로 개구된다. 그리고 최종적으로 5개월에서 상하로 부분적으로 분리되며 7~8개월에는 완전히 분리된다.

눈둘레근은 2번째 분지궁에 있는 간충조직에서 중배엽으로 발생된 것이다. 이것은 얼굴신경인 7번 뇌신경(CN. 7)이 지배한다. 한편 위눈꺼풀올림근은 중배엽에서 발생되나 지배신경은 눈둘레신경이 관계한다.

11. 눈물샘과 부속기 Lacrimal gland & Appendage

눈확의 위가쪽각에서 형성되는 눈물샘은 표면외배엽의 딱딱한 조직이 많은 곳에서 발생된다. 이곳에서 분지되는 조직은 샘 gland의 관과 포낭 alveoli을 형성하기 위하여 소관 canaliculi으로 된다.

눈물샘은 출생시에는 작으며 생후 약 6주까지는 충분한 기능을 나타내지 못한다. 그러므로 신생아는 울 때에도 눈물을 흘리지 않는다. 눈꺼풀이 부착되어 있을 동안에 닫혀진 결막낭 conjunctival sac은 각막의 앞방에 존재하며 이들은 5개월에 분리된다. 눈물샘, 부속샘, 결막, 누출계는 외배엽에서 발생된다. 눈물소관, 눈물주머니, 코눈물관은 위턱뼈와 코뼈돌기 nasal processes 사이의 고체성 상피 코드에서 형성되며, 출생 전에 관으로 되어진다. 이 코드는 출생 직전에 바로 소관이 된다.

12. 눈썹과 속눈썹 Eyebrow and Cilia

눈썹과 속눈썹은 표면외배엽에서 발생된다. 이들은 표면외배엽 단백질의 변형이다. 이들은 모낭세포에 의해서 생산되며, 재생이 잘 된다.

13. 눈확 Orbit

눈확은 발생 2개월 초 눈소포가 바깥코돌기에 의해 둘러싸여질 때에 형성되기 시작한다.

이는 위턱돌기가 위쪽으로 확장됨으로써 아래쪽에서 성장하기 시작한다. 이들 2개의 중배엽조직들이 실질적인 눈확 형성의 주체가 된다. 따라서 눈확은 중배엽에서 기원된 조직이다. 이후에 이들은 코눈물관 위치에서 합쳐진다. 특히 눈확의 천정은 이마뼈구멍이 발생되는 지역인 전뇌의 피막에서 형성된다.

눈확의 바닥과 바깥벽은 위턱돌기의 내장성 중배엽에서 응축된 것이다. 내벽은 바깥코돌기에서 기원이 된다. 머리뼈의 바닥에서의 경골은 눈확의 후방을 완성한다. 2개월 시기에 눈알축은 처음 형성되면서 두 눈확의 축 axis은 약 160° 의 각도로 이루고 있으나, 후에 72° 로 감소된다. 그러나 성인이 되면 양쪽의 중배엽조직의 성장으로 점차 양쪽 눈의 중앙으로 이동하여 축은 약 60° 가 된다.

제4절 눈의 성장과 발달

눈은 출생 이후에도 계속 변화한다. 특히 이들의 구조는 성장에 따라 성인에 가까이 접근하면서도 그 조직도 변화를 가진다(표 I. 2-6).

1. 눈알 Eyeball

신생아는 성인에 비해 눈알(안구)이 충분히 발달되어 있지 않다. 출생 후 유아의 눈은 성인에 있어서 보다 신체의 다른 부위에 비하여 상대적으로 크나, 7~8세에 도달하게 되면 눈은 비교적 작아지며 전 · 후방 길이에서 평균 17.3mm가 된다. 이때에 눈은 심한 원시를 나타낸다. 사춘기에는 눈알의 축은 약 17mm이나 성인이 되면 약 24mm로 된다.

2. 각막 Cornea

신생아와 유아는 상대적으로 큰 각막을 가지고 있으며, 2세쯤에는 성인의 크기에 도달한다. 이것은 성인 각막보다 편평하며, 굴곡은 중심보다 주위의 부위가 더 크다. 따라서 거의 모든 난시의 반사오차는 각막의 다양한 경선에서 곡률의 차이에 의해 형성된다.

유아에서 수직경선은 보통 큰 곡률을 나타낸다. 그러나 성인 각막은 편평해지고, 수평 보

[표 I. 2-6] 시각과 눈의 성숙

기 능	연 령
빛반사 개시	태아 30주
광선에 대한 눈꺼풀 반응	태아 30주
안뜰기관에 의한 눈알 회전발달	태아 34주
주시 출현	출생시
수렴 수평주시 발달	출생시
시운동성 안진 발달	출생시
눈알는 성인 직경의 70%	출생시
각막은 성인 직경의 80%	출생시
빛반사 발달	생후 1개월
눈정열 안정	생후 1개월
동명성 주시 발달	생후 2개월
수렴 수직주시 발달	생후 2개월
시각에 대한 순목반사	생후 2~5개월
시추적 발달	생후 3개월
조절 발달	생후 4개월
중심오목 분화	생후 4개월
시추적 완성	생후 4~6개월
주시 완성	생후 5~6개월
성인 수준의 시유발전위 발달	생후 6개월
융합수렴 발달	생후 6개월
입체시 발달	생후 6개월
홍채 바탕질 색소화	생후 6개월
시각신경 말이집화	생후 7개월~2년
각막은 성인 직경의 85%	생후 1년
성인 수준의 격자시력	생후 2년
성인 수준의 Snellen 글자 시력	생후 2년
눈알는 성인 직경의 85%	생후 3년
입체시 완성	생후 6세
성인 수준의 입체시	생후 7세
한눈 시력 이탈의 최적시기	생후 10년

다 수직이 더욱 심하며, 이것이 난시 축의 변화를 일으키지만 난시의 정도는 일생을 통해 매우 적게 나타난다.

3. 수정체 Lens

출생 직후 수정체의 모양은 성인에 비해서 대개 구형을 나타내고 있다. 이것은 눈의 짧은 전후직경을 위한 보상을 위해서 큰 굴절력을 생산한다. 수정체는 일생을 통해서 성장하며, 새로운 수정체섬유는 주위에 부가되어서 더욱 편평하게 된다. 따라서 약 40세 이후가 되면 수정체섬유의 증가에 따라 조절력의 저하로 눈은 노안으로 진행된다. 조절력은 4~6개월에 가장 명백하게 이루어지며, 이것은 어린이가 눈을 모임하는 것을 관찰함으로써 가능하다. 이때에 동공은 수축된다. 특히 어린이는 관찰하는 사물을 그의 눈에 가까이 가지고 가려는 습성을 갖는다.

근접반사에서 이런 현상은 만 5세까지 지속된다. 그러나 10세가 되면 조절력은 14 diopter로 평균치를 나타낸다(표 I. 2-7). 즉 10세 된 정상 어린이는 7cm 거리에 있는 근거리 사물을 선명히 볼 수 있다.

[표 I. 2-7] 연령에 따른 조절력변화

연령(세)	조절력(diopter)
10	14
20	10
30	7
40	4.5
50	2.5
60	1.0

수정체 물질의 구성은 일생을 통해서 변화되며 이것은 부드러운 플라스틱에 비교된다. 그러나 노인의 수정체는 유리와 같은 경화된 구성물질이 된다. 이것은 연령이 증가함으로써 더욱 악화되어 조절 변화에 대한 더 큰 저항력을 가질 수 있다.

4. 시력상태 Visual acuity

신생아의 시력은 약 20/400(0.05)이다. 이와 같이 시력이 좋지 못한 것은 시축의 짧음과 망막의 완전한 기능이 발달되지 못했기 때문이다. 정상 성인의 시력수준인 20/20(1.0)이 되려면 출생 후 2년이 되면 가능하다.

5. 굴절상태 Retration status

어린이의 약 80%는 출생에서 원시 hyperopia이며, 5%는 근시 myopia이고, 15%는 정시 emmetropia를 나타낸다. 이 같은 원시는 1~3 diopter의 범위를 가지며, 5~6세까지는 1~2 diopter로 증가되거나 일부는 안정된 상태로 남을 수 있다. 그러나 상대적으로 원시는 7세 이하가 되면 감소하기 시작한다.

이 시기 이후 이들의 원시는 점차적으로 사춘기 이전에 줄어들면서 근시가 된다. 이 같은

근시는 보통 7~8세 이후에 증가된다. 이전에 영향을 받지 않은 어린이는 이 시기에 발달될 수 있다. 이 같이 초등학교 때에 발생하는 것은 독서 습관과도 관계하는데 이것을 단순근시인 학교근시라 부른다.

근시성 굴절 이상의 증가는 보통 16세 이후에 많이 줄어든다. 보통 굴절 이상은 20세와 30세 사이에 안정된다. 조절력의 저하에 따른 원시인 노안 presbyopia의 발생시기는 수정체의 경화가 시작되는 약 42~46세에 나타난다. 그러나 시력의 급격한 감소는 대개 55세 때에 일어난다.

6. 홍채 Iris

출생시 홍채는 바탕질에 색소가 없어 신생아 눈의 색깔은 대체로 푸른색을 띠나 개체마다 다양하다. 그러나 홍채의 전방 표면에는 약간의 색소가 있거나 또는 거의 색소가 없다. 따라서 투명한 조직을 통해 나타나는 후방색소층은 대개 유아에서는 푸른색의 눈을 나타낸다. 그러나 색소가 전방 표면에 나타나기 시작함으로써, 홍채는 분명한 색깔을 나타내기 시작한다. 만약 홍채의 바탕질에 색소침착하면 눈은 갈색을 띠게 된다. 그러나 적은 홍채의 색소는 푸른색, 담갈색 또는 녹색을 나타나게 된다. 만약 홍채의 색소가 결손된 유아의 홍채는 붉은 색을 띤다.이런 육아는 백자안으로서 시력장애를 가진다.

7. 공막 Sclera

신생아의 공막은 푸른색을 가지는 청색공막이다.

이와 같은 것이 공막조직이 아직 완성되지 않고 얇아서 맥락막의 조직이 외복에 비치기 때문이다.

8. 눈알의 위치

생후 첫 3개월 동안에 눈알운동은 빈약하게 상호작용을 하게 되며, 눈이 정면으로 향해 볼 때 약간의 문제점이 있다. 그래서 주시는 통상 생후 5~6개월에 습득되어 정상화 된다. 양안굴절과 양안시 기능의 대부분은 6세에서 발달되나, 6세 이전도 눈의 이탈이 존재할 수 있다.

9. 코눈물관 Nasolacrimal duct

눈물주머니과 코 사이에 코눈물관(비루관)을 형성하기 위한 원통형관막으로 일종의 세포 코드가 출생 시기에 뚜렷하게 나타난다. 이같은 기능의 실패는 특정 시기에 뚜렷하게 되는 것이 아니고, 일생의 첫 몇 주에서 눈물분비의 결핍을 가져온다. 그러나 생후 3개월까지 눈물생산을 하지 못하면 주의해야 한다. 이는 코눈물관이 비정상이라고 생각할 수 있다.

10. 시각신경집 Optic nerve sheath

시각신경섬유 둘레에 있는 말이집돌기의 완성은 보통 출생 후 몇 주 이내에 이루어진다. 이것은 일종의 뇌막 meningens에 속한다. 이들의 구성은 연질막 pia mater, 경질막 dura mater, 거미막(지주막) arachnoid membrane으로 구성되어 있다.

완성된 시각신경집은 뇌막과 연결되며, 시각신경의 자극전도시 절연체로서 또는 시각신경의 보호기능을 한다.

제5절 눈의 선천기형 Eye malformation

눈은 발생과정이 복잡하기 때문에 많은 선천성 비정상이 일어난다. 그러나 이들 중 대부분은 그렇게 흔하지 않다. 일반적으로 눈의 기형은 선천성 유전성과 후천성으로 나눈다. 선천성 유전성은 다시 유전성과 배 발생 이상으로 나눌 수 있다.

선천성에서 배 발생 기형의 형태와 정도는 배 발생 3~4주에 주로 일어난다. 눈에서 대개의 공통적 선천기형은 눈틈새 optic fissure의 닫힘에 대한 결핍과 관련이 된다. 이 눈꺼풀틈새는 정상적으로 6주 동안에 닫혀진다.

눈알의 선천기형에는 크게 2개의 범주로 나눌 수 있다. 하나는 발생과정의 비정상 또는 이형성 dysplasia이 있다. 이것은 발생상 배 embryo 자체의 비정상에 기원을 두고 있다. 예를 들면 결손, 피부암, 한눈증, 작은수정체증, 무눈알체, 잠재눈알증, 작은눈알증 등이 있다.

다른 하나는 내부 자궁의 손상에 의한 조직의 작용이 있다. 이것은 모체의 비정상이 태아에 미치는 결과이다. 예를 들면, 세균과 바이러스의 태반감염 및 약물중독 등이 있다. 이들의 예는 맥락망막염, 백내장 등의 일부 형태가 있다.

유전성 유전자 이상에 따른 것으로 대개는 어떤 신체의 선천기형을 동반하는 경향이 있다.

1. 눈꺼풀결손 Eyelid coloboma

눈꺼풀결손 coloboma은 발생빈도가 높은 것은 아니다. 그러나 특징적인 것은 위눈꺼풀에 있는 것은 흔적에 의해 나타난다. 그러나 결손은 거의 전체 눈꺼풀도 포함될 수 있다. 드물게 결손이 아래눈꺼풀에도 있으며 기관지 이상증후군과도 관계가 있다. 눈꺼풀틈새 결손은 눈꺼풀의 성장에서 부분적 발생장애의 결과로 여겨진다.

2. 홍채결손 Iris coloboma

정상적인 조건에서 눈술잔틈새는 발생 7주 동안에 닫혀진다. 이 같은 닫힘의 실패가 일어나면 틈새 cleft는 형성된다. 이 경우는 동공에 구멍이 있는 것으로, 홍채 내부 결손이 있는 것이다. 패임 notch은 홍채에 한정되어 있으며, 확장되면 섬모체와 망막도 포함될 수 있다. 홍채의 전형적인 결손은 6주 동안 눈틈새의 닫힘이 실패했기 때문이다. 이와 같은 기형은 자주 다른 쪽 눈에도 영향을 미친다. 일반적으로 홍채결손은 섬모체, 망막, 맥락막, 시각신경쪽으로 확산된다.

결손은 유전적인 요인일 수도 있고 환경적 요인에 의해 나타날 수도 있다. 홍채의 단순 결손은 종종 유전되며 상염색체 열성 형질로 간주된다.

3. 망막결손 Retina coloboma

이런 조건은 보통 시각신경판의 안쪽에 있는 것으로 망막에서 일부 간격에 의한 것이 특징된다. 망막의 전형적인 결손은 안열의 결핍된 닫힘의 결과이다. 이런 현상을 대개 양측성을 갖는다. 망막의 결손은 시력상실을 가진다.

4. 선천성 녹내장 Congenital glaucoma

신생아에서 안내압의 비정상 상승은 보통 방수 aqueous humor의 방출기전의 비정상적 발달에 따른 결과이다. 안내장력은 방수의 생산과 방출 사이의 불균형 때문에 일어난다. 이런 불균형은 방수의 유출경로인 공막정맥굴의 비정상적인 발달 때문이다. 또한 앞방의 각 angle에 있는 schlemn 관의 비정상적 발생일 수도 있다.

선천성 녹내장은 보통 열성 돌연유전자가 원인이 된다. 그러나 이런 조건들은 때로 임신

초기 풍진바이러스 rubella virus의 감염 또는 임산부의 출산시에 자궁목을 통한 임균의 신생아 감염에서도 올 수 있다. 선천성 녹내장의 증상은 안압이 서서히 상승되어 시야장애를 일으킨다.

5. 선천성 백내장 Congenital cotaract

선천성 백내장인 수정체는 불투명하고, 자주 회색을 띤 흰색으로 나타난다. 이같은 증상이 심하면 실명할 수도 있다. 많은 수정체 불투명은 유전되며, 열성 또는 성과 연관된 전도보다 자주 우성 유전을 할 수 있다. 일부 선천성 백내장은 기형을 일으키는 인자가 있다. 특히 수정체의 초기 발달에 영향을 미치는 풍진바이러스가 원인이 된다. 발생되는 수정체는 1차 수정체 섬유들이 형성되는 때의 발생 14주와 16주 사이에 풍진바이러스에 쉽게 상처를 입기 때문이다. 이들의 풍진바이러스에 의해 원인이 된 풍진백내장과 다른 눈의 비정상은 결혼 연령에 접어든 모든 여성을 풍진에 대한 면역기능을 강화시켜 주면 완전히 예방할 수 있다.

수정체 이상의 또 다른 원인은 선천성 galactosemia증은 효소 결핍에 의해 생길 수 있다. 백내장은 출생 직후에는 나타나지 않으며, 출생 후 2주간은 사물을 볼 수가 있다.

우유에는 galactose의 많은 양이 유아의 혈액조직에 누적되는데, 이런 물질을 분해시키는 효소의 결핍으로, 수정체에 손상을 주어 선천성 백내장을 일으킨다. 따라서 이 같은 유아는 우유가 들어있는 음식을 배제하고 다른 음식으로 대치해야 한다. 선천성 백내장 환자는 시야흐림과 시력장애를 가진다.

6. 선천성 눈꺼풀처짐 Congenital ptosis

출생에서 한쪽 또는 양쪽 위눈꺼풀의 처짐은 흔하게 나타난다. 그 원인은 대개 눈돌림신경 oculomotor nerve의 이상 또는 위눈꺼풀올림근의 발달 실패와 비정상적인 발달의 결과이다.

선천성 눈꺼풀처짐는 위눈꺼풀올림근을 지배하는 눈돌림신경의 위쪽 가지의 출생전 손상 또는 비정상 발달의 결과이다. 만약 눈꺼풀처짐이 눈알을 상방향으로 움직이지 못하게 하는데 관여한다면, 이것은 정상적으로 발달되어야 하는 눈의 위곧은근 작용에 대한 실패이다.

한편 선천성 눈꺼풀처짐증은 유전되며, 보통 상염색체 우성 형질로 된다.

선천성 눈꺼풀처짐증을 가리는 눈은 패용성 약시를 가지며 상방주시 때 시야장애를 가진다.

7. 동공막 잔존

초기 태아기 동안에 수정체의 전방 표면 위를 정상적으로 덮고 있는 동공막은 동공 위에 결합조직이 계속 유지되기 때문이다. 이런 결합조직은 대부분 출생 전에 소실되나 일부 남아있는 경우가 있다. 잔존하는 경우라도 시야를 방해하지 않으므로, 눈에 큰 영향력이 있는 것은 아니다. 매우 드물게 출생 후도 전체적으로 동공막이 계속 남아 있으면 동공은 선천성 폐쇄를 일으킨다.

8. 유리체동맥 잔류

유리체동맥은 발생이 계속되면서 정상적으로는 망막의 중심동맥으로 되어 변성된다. 그러나 만약 끝부위의 적은 일부가 계속 남아 있으면, 시각신경판에서 유리체로 돌출되는 맥관 또는 관이 자유로이 움직이면서 나타난다. 얼마의 경우에는 이 남은 것들이 일종의 낭포의 형태로 된다. 드물게는 동맥의 끝부위는 유리체를 통하는 것으로 시각신경판에서 수정체까지 계속 남거나 확장되어 있다. 이 경우 대부분의 눈은 매우 작으나, 어떤 경우는 오히려 정상이 되는 경우도 있다.

9. 선천성 망막박리 Congenital retinal detachment

망막의 가장바깥층인 색소층과 속층인 신경층의 분리가 되는 이 현상은 눈술잔의 안 · 바깥층이 망막을 형성하기 위한 융합의 실패로 인한 것이며, 이것은 내망막공간이 없어지는 것이다.

망막의 분리는 체벽쪽의 일부 또는 전체적인 분리가 될 수도 있다. 이 비정상 상태는 눈술잔의 두 층의 성장이 고르지 못한 비율에 따른 것이다. 그 결과로 이러한 층들은 완전히 일치되지 않기 때문이다. 간혹 눈술잔의 층은 융합되어 나타날 수도 있고 분리된 층으로도 나타난다. 2차 분리는 보통 눈과 머리의 다른 기형과 연관되어 나타난다. 따라서 이것은 선천성 기형을 유발할 수 있다.

이와같이 선천성 망막박리는 시야장애를 일으킨다.

10. 선천성 무수정체 Congenital aphakia

수정체의 선천성 결손은 극히 드물고 4주 동안에 형성되기 위한 수정체 원기의 형성 실패로 나타난다. 이들의 결손은 눈소포에 의한 수정체 유도의 실패에 따른 원인으로 여겨진다.

무수정체인 경우 환자는 청시증을 느끼고, 고도원시로서 근거리와 원거리 시력 모두 장애를 가진다.

11. 선천성 무홍채 Congenital iris

이것은 홍채가 거의 완전한 결손을 가지는 선천기형이다. 이 조건은 눈술잔 형성의 8주 동안에 눈술잔의 가장자리에서 발달이 정지된 결과이다. 이 기형은 녹내장과 다른 눈의 비정상과 상당한 연관이 있다. 이것은 신장의 Wilms 종양과도 연관된다. 무조리개는 가족성이며, 우성 또는 때때로 간헐성으로 유전된다.

12. 잠재눈알증

이것은 드문 조건으로서 상염색체 열성 유전으로 발생 중 눈꺼풀의 실패, 즉 닫힌 상태이다. 눈은 중첩된 피부의 융합에 의한 원인으로서 진실한 각막이 없는 것을 제외하고는 정상이다. 그러나 이때 각막은 봉합의 안쪽에 있다. 일부의 경우에 눈은 심하게 각막의 뒤에 조리개가 붙은 것, 수정체의 소실, 앞방에 유리체 출현, 맥락막의 낮음 그리고 만성염증의 침투 등이 심하게 무질서한 기관들로 나타난다. 심한 경우는 눈알의 증식과 눈알내 내용물 손실의 원인이 되는 눈안염증의 과정을 갖는다. 이들은 통상 편안성과 양안성이 있다.

따라서 그 결과 눈알의 피부가 눈을 덮고 눈알은 통상 적고 결함이 있으며 각막과 결막은 보통 발달되지 않는다.

13. 작은눈알증 Microphthalmos

이 조건에서 눈은 크기가 정상 눈알의 약 2/3의 부피를 차지한다. 그 결과 눈의 형태는 매우 작고 전체 눈알의 비정상과 관련이 있으며, 정상적 모습의 소형 눈으로 심한 원시를 가질 수 있다. 이때에 얼굴의 영향을 받은 쪽은 덜 발달이 되고 안와는 작다.

작은눈알증 microphthalmos은 눈의 선천성 비정상과 관계 있다. 눈확틈새가 그 예이다.

이것은 어떤 유전적 증상과도 관계가 있다. 예를 들면, 다운증후군에서의 21번 염색체의 3배체가 존재하는 경우이다.

심한 작은눈알증은 눈소포가 4주에서 형성된 이후에 바로 또는 짧은 시간에 눈의 발달이 중지된 결과이다. 이런 경우의 눈은 덜 발달되고 수정체는 형성되지 않는다. 만약 발달의 장애가 눈술잔틈새가 6주에 닫히기 전에 일어난다면, 눈은 커지거나 작은눈알증은 전체 눈알결핍과 관계가 있다.

눈의 발달이 8주에 정지되거나 초기 태아기간에 있으면 단순 작은눈알증이 나타난다.

때때로 작은눈알증의 일부 경우는 유전된다. 유전형은 열성이며 낮은 빈도지만 성과 연관된 유전도 있다.

단순한 작은눈알증은 후기 배 발생과 초기 태아기간 동안 태반막을 가로질러 감염인자가 들어간다. 예를 들면, 풍진바이러스, 톡소플라즈마 감염, 단순포진바이러스, 세포봉입체 바이러스 등의 감염에 의해서도 일어날 수 있다.

14. 무눈알체 Anophthalmos

무눈알체 anophthalmos는 아주 드문 현상으로서 단독 발생은 드물다. 따라서 많은 신체적인 비정상과 관계가 있다. 눈꺼풀은 형성되나 눈알의 발달이 없는 상태이다. 이것은 눈알의 전체적인 결손을 의미한다. 이런 현상에서 눈은 조직학적인 방법을 제외하고는 맨눈으로 볼 수 없다. 그러나 일부의 경우에 눈 조직은 인식할 수 있다.

눈이 없는 것은 보통 다른 심한 뇌머리뼈 이상에 의해서 수행된다. 이것은 상염색체 열성유전 또는 약물중독, 예를 들면 thalidomide 중독으로 될 수 있다. 때로는 trisomy 13 syndrome도 관계가 있다.

1차 무눈알체에서 눈의 발달은 4주 초기에 정지되며 그 결과 눈 형성에 대한 눈소포의 실패에 의해 이루어진다. 그러나 2차 무눈알증에서는 전뇌의 발달은 억제되고, 눈의 결손은 심한 기형을 가진다.

15. 단안증 Cyclopia

매우 드문 경우지만 눈은 부분 또는 전체적으로 융합된다.

이는 눈과 머리뼈의 중간구조물 형성에 대한 형성 실패이다. 중앙에 1개 위치한 눈은 눈확내에 둘러싸여져 있으며 보통 이곳에는 눈의 위쪽에 관으로 된 코가 있다. 이와 같은 비정상은 생명을 완전히 연속할 수 없는 것으로서 다른 심한 뇌머리뼈 이상과 다른 전신이상과 연관이 있다. 이런 신생아는 보통 초기에 사망한다.

단안증(외눈증) cyclopia은 신경판의 뇌부위에서 발생되는 중간선 뇌 구조 억제의 결과이다. 단안증은 치사성을 갖는 단성 상염색체 열성 유전을 한다.

16. 시각신경 소포의 함입 실패

이 증상의 결과는 선천성 낭포 congenital cystic의 눈을 나타낸다. 눈꺼풀, 홍채, 망막, 맥락막의 결손 원인은 보통 태아틈새 fetal fissure 닫힘의 실패로서 일어난다.

17. 외안 피부 형성

중배엽과 표면외배엽 조직의 선천성 잔여체는 안구의 바깥쪽에서 자주 일어나는 것으로 피부의 과형성을 한다. 이것은 일종의 피부 양성종양에 속한다. 가장 흔한 예는 위눈꺼풀 양성종양이 발생하여 사마귀와 같은 모습을 가진다. 위눈꺼풀의 종양이 커지는 경우 눈꺼풀처짐이 나타나면서 상방시야는 좁아지고 시력은 약시 증상을 나타낸다.

연습문제 I

I. 다음 중 적당한 답을 선택하시오.

1. 배발생 과정에서 중배엽에서 발생되는 조직과 관계가 있는 것은 어느 것인가?

가: 수정체	나: 공막	다: 눈썹	라: 눈혈관

1) 가, 나, 다 2) 가, 다 3) 나, 라 4) 라 5) 가, 나, 다, 라

2. 동공을 지배하는 근육이 발생되는 배엽은 어느 것인가?
1) 중배엽 2) 내배엽 3) 표면외배엽 4) 신경외배엽 5) 신경습

3. 신생아의 굴절상태에서 가장 높은 빈도를 가진 것은 어느 것인가?
1) 원시 2) 근시 3) 약시 4) 난시 5) 부동시

4. 태생 1개월 이내에 발생되는 눈의 조직은 다음 중 어느 것인가?

가: 눈확	나: 시각신경	다: 수정체	라: 눈 소포

1) 가, 나, 다 2) 가, 다 3) 나, 라 4) 라 5) 가, 나, 다, 라

5. 신생아의 눈동자는 다소 푸른색을 띤다. 이 같은 증상의 원인은 무엇이라 여겨지는가?
1) 멜라닌 색소의 종류 2) 멜라닌 색소의 양
3) 멜라닌 색소의 결손 4) 동공의 크기 감소
5) 동공지배 근육의 발달 부족

6. 눈의 성장과정에서 가장 먼저 개시되는 것을 어느 것인가?
1) 빛반사 발달 2) 조절의 완성 3) 색각의 완성
4) 중심오목의 분화 5) 주시의 출현

7. 다음 눈의 발생에서 가장 마지막에 완성되는 것은 어느 것인가?
1) Amacrine 세포 2) Muller 세포 3) 양극세포
4) 수평세포 5) 신경절 세포

8. 다음 중 출생 직전에 완성되는 눈의 조직은 어느 것인가?
1) 황반의 분화 개시 2) 평면부 형성 3) Descemet 막 형성
4) 유리체계 소실 5) 맥락막의 완성

9. 다음 중 시각반사가 있는 곳은 어느 뇌인가?
1) 대뇌 2) 소뇌 3) 후뇌 4) 중간뇌 5) 사이뇌

10. 무수정체 눈을 가진 사람의 자각증상에 해당되는 것은 어느 것인가?

가: 청시증	나: 황시증	다: 고도원시	라: 고도근시

1) 가, 나, 다 2) 가, 다 3) 나, 라 4) 라 5) 가, 나, 다, 라

Ⅱ. 다음을 자세히 기술하시오.

1. 신경의 발생과정을 그림으로 나타내고 설명하시오.

2. 수정체의 발생 순서를 설명하시오.

3. 눈에서 발생되는 표면외배엽, 중배엽, 신경외배엽에서 만들어지는 조직은 무엇인가?

4. 신경의 발생과정을 순서대로 설명하시오.

5. 말이집의 형성과정을 적으시오.

6. 망막을 구성하는 세포의 발생 순서를 적으시오.

7. 뇌소포에서 성숙 뇌까지 발생과정을 적으시오.

8. 중추신경계의 발생과 기능을 적으시오.

9. 유리체의 발생과정을 적으시오.

10. 선천성 녹내장과 백내장이 발생되는 원인은 무엇인가?

정답: 1(4), 2(4), 3(1), 4(4), 5(2), 6(1), 7(5), 8(1), 9(4), 10(2)

제 2 부

눈의 유전과 조직

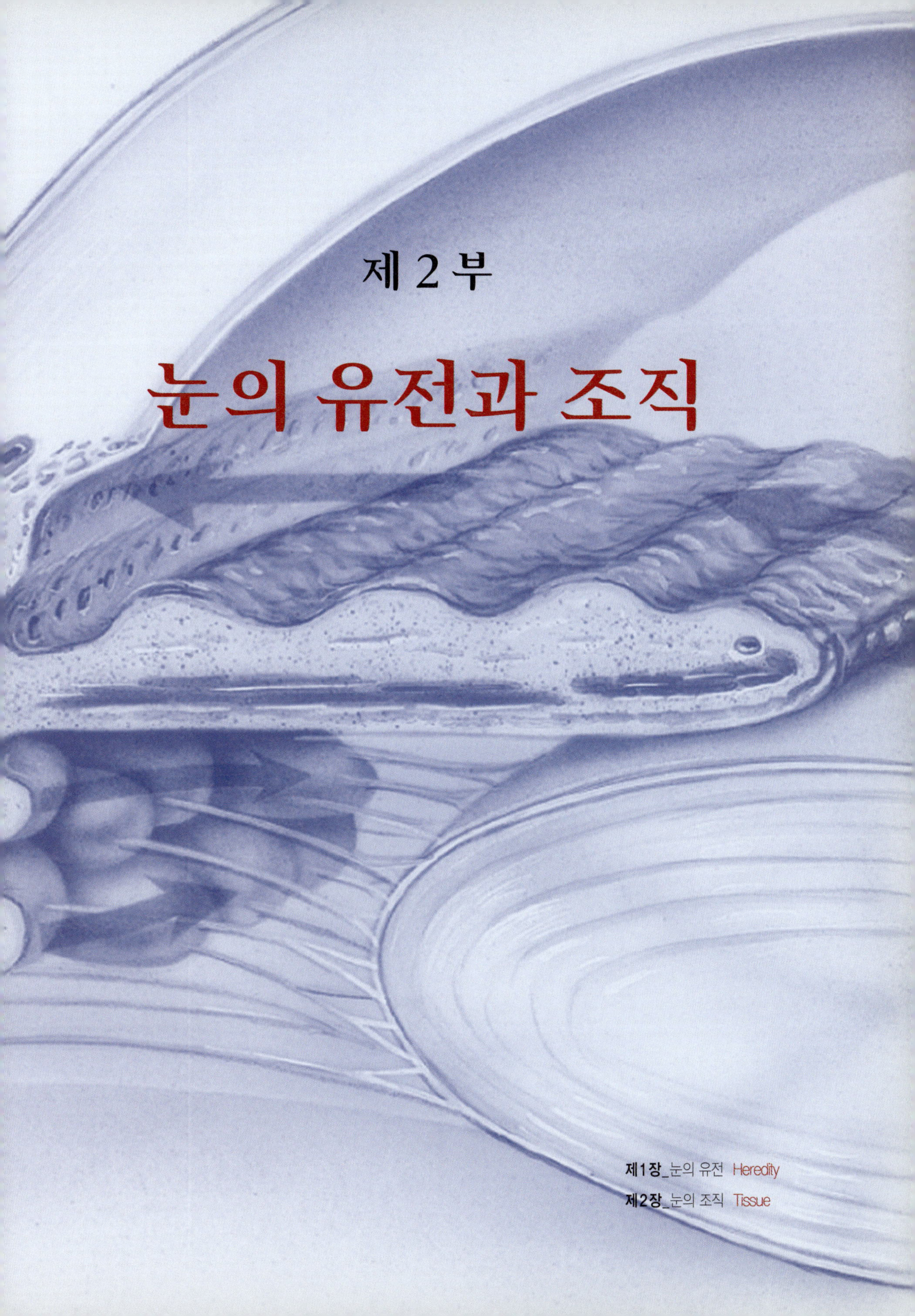

제 1 장

눈의 유전

Eye Heredity

유전적인 영향은 질병이 증가되는 수에 대해서 서술되어질 수 있고, 결손을 위한 1차적인 원인의 역할에 대해서 많은 증례들이 보고됨으로써 더욱 분명하게 정의를 내릴 수 있다.

이와 같이 유전성 질환은 유전적인 전도의 원리를 이해하는 데 그 중요성이 크게 증가하고 있다.

임상유전에 있어서 배경 연구는 임상 안과에서도 진행되고 있다. 눈은 통상 유전적으로 결성된 질환에 대해서 표현되는 경향이 있다. 그리고 안질환의 좋은 진단은 조심스러운 임상 조사의 기초 위에서 수행할 수가 있다. 임상의사는 유전적으로 결정된 질환의 발생에 대한 위험을 평가해야 한다. 그러나 역시 많은 다른 질환들은 가족적인 연관성이 있음을 추정하고 있으나, 아직도 정확히 예견할 수 있는 유전적 결정 인자를 발견하지 못하고 있다.

제 1 절 유전의 기전

과거 수십 년 동안 과학자들은 인간에 대한 유전을 연구해 왔다. 그래서 유전의 실체는 유전자 gens라는 기본단위로 구성되어 있다는 것을 확립하게 되었다. 각 유전자는

deoxyribonucleic acid(DNA) 분자의 기능적인 체절로서 되어 있으며, 이들은 단백질 구조망 위에 다른 유전인자들과 함께 염색체를 구성한다(그림 II. 1-1).

DNA 분자는 뉴클리오티드의 중합체이다. 각각의 뉴클리오티드는 5개의 탄소를 가지는 당, 인산기, 질소성 염기 4가지 중 하나로 이루어져 있다. DNA 분자는 회전식 계단과 비슷하며 각 층마다 염기쌍들이 결합을 이루고 있고 바깥 사슬에 당과 인산기의 결합으로 이루어져 있다.

인간의 세포에는 약 100,000개의 다른 유전자들이 있으며, 주어진 집단에는 유전자의 변형되는 세트가 무수히 많이 있을 수 있다. 염색체 위에서 유전자 위치를 좌 locus라 하며, 이들 좌의 수는 무수히 많으며 이들은 수많은 기능을 나타낸다.

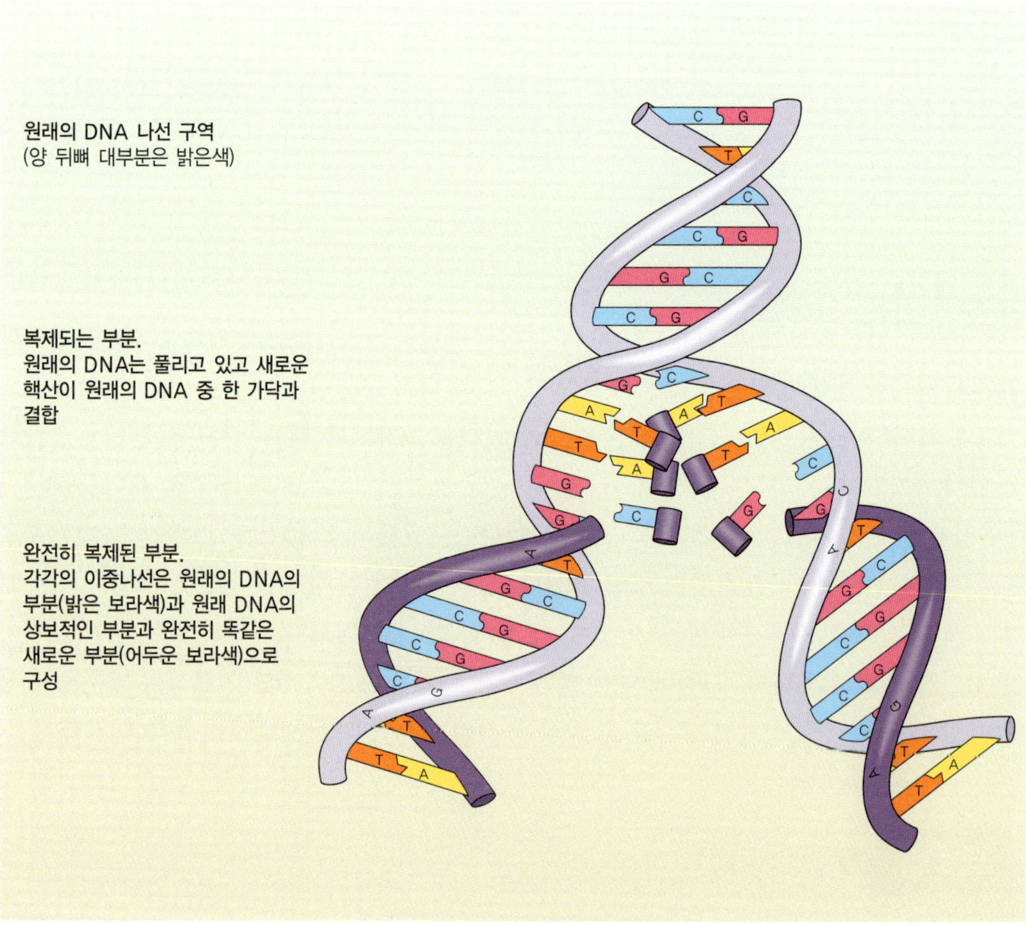

[그림 II. 1-1] DNA의 복제
각각의 새로운 이중나선은 새로운 것과 오래된 것으로 구성.
새로운 분자의 나열은 기존의 DNA와 같은데 이는 상보적인 염기 결합에 의함.

사람의 체세포 somatic cell는 46개의 염색체가 있다. 23개의 염색체는 각각 모양이 같은 염색체를 하나씩 더 가지고 있어 모두 23개의 쌍을 이룬다. 서로 다른 생물종의 경우도 염색체 수는 다르지만 사람의 염색체와 마찬가지로 모두 쌍을 이룬 염색체를 가지고 있다. 각각의 염색체는 두 개의 자매염색분체로 되어 있으며 이들이 동원체에서 합쳐져 있음을 알 수 있다. 이렇게 한 쌍을 이루고 있는 두 개의 염색체는 같은 유전특성을 결정하는 유전자를 갖고 있으므로 상동염색체 homologous chromosome라고 한다.

사람은 23쌍의 상동염색체를 가지며, 상동염색체 쌍을 이루는 염색체 중 하나는 어머니에게서, 또 다른 하나는 아버지에게서 물려받는다. 염색체에는 일반적으로 두 가지 형태의 염색체 즉 여성과 남성 모두에게서 발견되는 22쌍의 보통염색체 autosome와 사람의 성을 결정하는 1쌍의 성염색체 sex chromosome가 있다. 23번째 쌍은 성염색체 sex chromosome

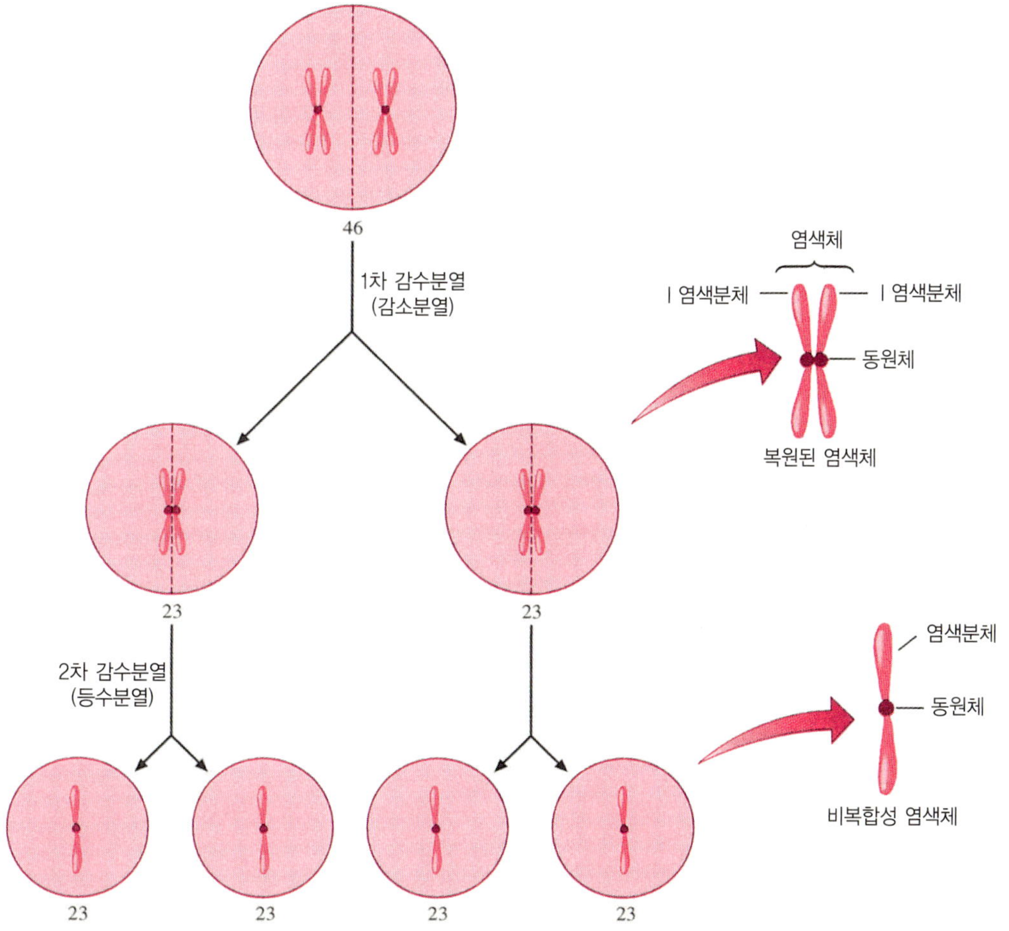

[그림 II. 1-2] 감수분열 과정

(X & Y)를 구성하고 있다. 여성에서 이 쌍은 상동(XX)이라 하고, 남성은 이형(XY)이라 한다.

이배체 개체가 반수체 배우자를 만드는 과정인 감수분열은 체세포분열과 매우 유사하지만 감수분열은 두 번의 감수분열, 즉 1차 감수분열과 2차 감수분열을 연속적으로 수행한다. 두 번의 연속적인 감수분열로 4개의 딸세포가 만들어진다. 그러나 두 번의 연속적인 감수분열 동안 염색체 복제는 한 번만 일어나므로 결국 4개의 딸세포는 감수분열 시작 당시 염색체수의 반인 반수체 염색체를 갖게 된다(그림 II. 1-2).

감수분열은 유사분열과는 달리 각 1개의 생식세포는 반수체의 염색체를 만들어 낸다. 그 결과 1개의 세포가 남성인 경우는 4개의 세포를, 여성인 경우는 1개의 난자만 성숙하게 한다. 여기서 만들어진 염색체의 각 쌍의 1개는 무질서하게 일어나는 것으로 각 낭세포들 안으로 들어간다.

역시 각 쌍의 수들 사이에는 염색체 구성물질들의 변환 translocation이 일어난다.

수정에서 정충의 각 염색체들은 유일한 유전자의 구성인 46개 염색체를 가지는 세포들을 생산하기 위해서 난자의 각 염색체에 대응하고 결합한다.

한편, 유사분열은 다세포생물의 체세포에서 성장, 발생, 재생의 역할을 수행한다. 세포주기는 분열(유사분열)과 비분열(간기)의 2단계로 나누어진다.

수정시 유사분열 mitosis(그림 II. 1-3) 후에 모든 세포분열들은 복제가 포함되며, 46개의 일정한 염색체의 수를 유지하기 위해서 세포의 생산을 위한 모든 염색체는 분리되고 확인할 수 있는 유전적인 구성물질을 갖는다.

물리적인 특성에서 인자형 genotype은 세포들 유전의 구성을 나타내며, 이들의 외적인 표현은 표현형 phenotype으로 나타낸다. 따라서 표현형은 세포의 물리적, 생리적, 생화학적인 특징을 나타낸다. 눈의 색깔과 같은 인자형의 어떤 특성들의 유전은 한 염색체좌에서 두 대립상 사이의 상호작용의 기초 위에 있다. 각 대립상 alleles은 특이한 형태의 발생을 결정한다. 동형배우자 homozygous의 개체에서는 대칭적으로 표현되고, 이형배우자 heterozygous의 개체에서는 한 대립인자는 표현형을 결정하기 때문에 우성 dominant이라 한다.

한편, 다른 것은 표현되지 않기 때문에 열성 recessive이라 한다. 이것은 멘델유전 Mendelian inheritance에 기초를 두고 있다. 그러나 많은 표현형 특성 유전은 이 방법으로는 쉽게 분류되어질 수 없다.

이것은 원래 Mendelian 개념의 변형으로 유전자의 다양한 표현과 통찰이 있는 것이다. 환경적인 요소들의 역할에 대한 인식뿐만 아니라 유전자의 조절과 표현의 이해에 대한 최근의 개선점은 왜 이 모델이 파괴 되어져야 하는가에 대한 논증을 하는 것이다. 그럼에도 불구

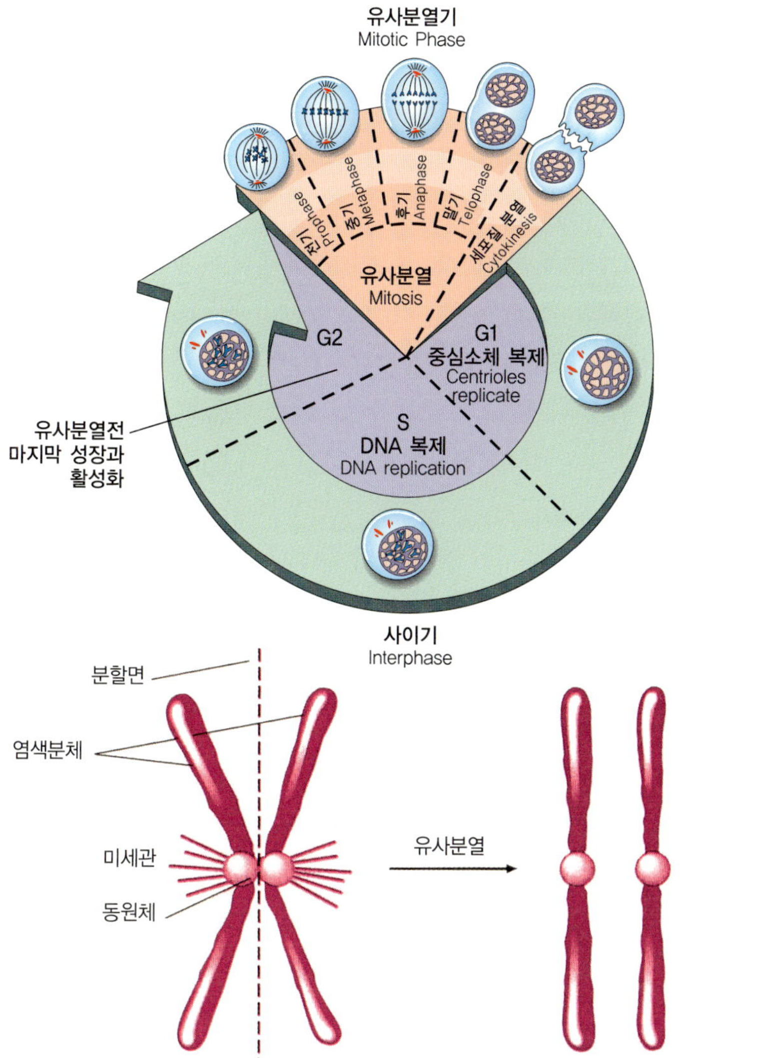

B 하나의 염색체가 복제되어 2개의 염색분체를 구성

C 2개의 미복제 염색체가 각각 하나의 염색분체를 형성(딸염색체)

[그림 II. 1-3] 유사분열 과정

하고 멘델유전 구조망은 아직은 유전의 모델을 서술하고, 유전적으로 어떤 전도의 위험이 비정상적인가를 결정하는데 측정기준의 수단으로 임상유전에서 무한한 값이다.

유전의 중요한 변형적 형태는 염색체의 비정상 때문이며, 그 같은 것은 많은 요소가 포함되는데, 여기서는 다유전 multiple genes 또는 주요 환경적인 영향들이 포함된다.

예를 들면, quinacrine mustard, trypsin, Giemsa 등의 시약에 염색했을 때 이들은 쉽게 동정할 수 있고, 이것을 기초로 해서 groups의 수를 분류하고, 염색체의 형태적 banding이라고 부르기도 하는 많은 작은 기능적인 단위로서 구성됨을 알 수 있다. 이는 염색체의 길이에 따라서 특수한 위치에 놓여 있다.

특이한 특성들을 조절하는 좌에서 유전자의 변형하는 형태는 대립인자 alleles로 알려져 있다. 그곳에는 공통적으로 2개의 변형적인 형태가 있으나 더 많이 있을 수도 있다. 특이한 좌에서의 대립인자가 같은 위치에 있을 때에는 개개를 동형접합체 homozygous라 하며, 그들이 다를 때는 이형접합체 heterozygous라 한다.

유전자는 세포질 내에서 단백질의 생산을 통제함에 의해서 효능을 발휘한다. 이들은 특수한 유전자를 형성하며, 이러한 것들은 직접 RNA를 가지고 형성되어 단백질 합성에 이용된다. 유전자 표현을 조절하는 기전은 아주 복잡하다.

세균 세포들 안으로 투입된 인간 DNA 조각 fragments 이용에 의한 DNA 재조합 기법은 DNA sequence 확인을 할 수도 있고, 특수한 유전자의 단백질 생산도 확인할 수 있다.

연관 Linkage 연구와 DNA probes는 특수한 유전자 좌의 위치를 확인할 수 있고, 어떤 돌연변이 유전자를 수행한다. 배우자인 정자와 난자에 감수분열이라고 부르기도 하는 세포분열의 특수한 형태에서 이것이 만들어진다.

1. 보통염색체 우성유전

유전자가 한 개인 이형배우자 heterozygous이거나 쌍으로 된 동형배우자 homozygous가 개체에서 표현이 될 때에 이것을 우성유전 또는 임신성 우성 특이성이라 한다.

만약, 유전인자가 보통염색체의 22번 쌍의 1개에 위치해 있으면, 이것을 보통염색체 우성유전이라 한다. 그러나 보통염색체의 한 쌍에 의해 지배된 단순유전의 특성에서는 개체에 따라 가능성이 있는 인자형으로 나타난다(표 II. 1-1).

그러나 인자형이 각 남성에 있게 되면 그 곳에는 6개의 재조환형이 나타날 수 있다(표 II. 1-2). 따라서 비정상 우성인자는 비록 그것이 쌍으로 된 대립 유전자가 정상이라도 특수한 비정상을 생산한다. 남성과 여성은 비슷하게 영향을 받으나, 이는 이형접합체로서 그들 자손의 각각에 대해서 영향을 받은 유전자에 따라서 유전되는 기회가 이론적으로 50% 된다. 이는 일차적으로 정상적인 개체와 교미하였을 때 일어난다.

[표 II. 1-1] 단순 우성 유전형질의 인자형과 표현형

유전인자 Gene	인자형 Genotype	표현형 Phenotype
A	AA	형질의 완전표현
a	Aa	형질의 완전 또는 적당히 표현
a	a	형질은 표현 안됨

[표 II. 1-2] 유전자의 단순쌍에 의한 단순 유전형질 조절이 가능한 재조환형

양친의 인자형	자손의 인자형 %	
AA × AA	AA	100
AA × Aa	AA	50
	Aa	50
AA × aa	Aa	100
Aa × Aa	AA	25
	Aa	50
	aa	25
Aa × aa	Aa	50
	aa	50
aa × aa	aa	100

주어진 가계도의 특이한 집단에서, 보통염색체 우성유전은 아래와 같은 조건일 때 성취된다.

① 남성과 여성은 똑같이 영향을 받는다.

② 직접적인 전도는 2세대 또는 그 이상의 세대에서 일어나게 된다.

③ 가계도에서 개인의 약 50%가 영향을 받는다. 즉 평균적으로 자손의 1/2은 영향을 받는다.

④ 유전적인 특성은 세대마다 나타난다.

⑤ 영향받은 자손은 영향을 준 양친이 있다.

눈의 명백한 증상을 나타내는 심각한 환자들의 대부분은 이러한 방법에서 전도된다. 예를 들면, 유아성 녹내장, Marfan's 증후군, 선천성 정지성 야맹, 불완전 뼈형성, 신경섬유종증, Lindau-Von Hippel 질환 및 결절성 경화증 등이 있다.

자연선택의 과정은 일반적인 집단에서는 낮은 빈도로 이들은 심각한 질병의 경향이 있다(표 II. 1-3). 그러므로 이러한 사람들의 다수는 임신할 수 없다. 우성 질환은 그 표현에서 한 세대에서 다음 세대로 다소 전달된다. 즉 '다양한 표현' 을 가진 질환은 약하게 또는 심한 형태로 일어날 수 있다. 예를 들면, 신경섬유종증이 있다. 이것은 인자적으로 영향받은 개체들은 단순히 cafe' au lait spots이거나 또는 심각한 증상을 나타낼 수 있다. 어떤 것은 예견할 수도 없는 것이 있고 혹은 질병이 계속되는 세대에서는 더욱 심각해질 수도 있다. 이것은 중추신경계 종양 또는 신경교 종양일 때이다. 만약 유전적인 형태가 존재하더라도, 그 곳에서는 질병의 증거는 없다. 이것은 유전전도가 감소되었다고 말한다. 즉 열성유전으로부터 감소된 유전전도로서 분화되는 우성유전에 대해서는 상당히 어려운 것이다.

[표 II. 1-3] 보통염색체 우성형질의 비정상 특징

		증 상
규칙적인 상염색체 우성유전	**눈의 비정상 또는 증후**	건조안, 거대유두, 거대각막, 눈흑색종, 작은눈알증 무홍채, 경도 또는 중등도 근시, 부동시, 야맹, 눈떨림 태생환: 각막변성의 윤상혼탁, 눈꺼풀피부이완증, 눈꺼풀틈새 축소, 눈물소관 결손 백내장: 선천성, 후천성, 맥락막 경화, 동공변위 각막위축: Bucklers 환상위축, 각막 Guttata, Fleischer's 위축 Groenouw's 과립형, Haab-Dimmer's 격자 위축 Mecsmon's 상피위축, Mottled 위축, 후반부 다형성 변성, Schnyder's 수정체 위축 편평각막, 수정체 이탈, 눈꺼풀말림, 눈꺼풀췌피, 안쪽눈구석, 내사시, 외사시, 선천성 외안근마비, Fuchs' 홍채 이색 녹내장: 협우각녹내장, 광우각녹내장 경도원시, 턱-윙크 증상(Marcus Gunn), 원추 각막, 원추 수정체 황반변성: Best's vitelliform 황반 변성, Doyne's honeycomb, 유리체양변성, Malattia Levaninese,Sorsby's 염증성 황반변성, Stargardt's 연소성 황반변성, Tay's 황반 시각신경 위축: 선천성, 유아성, 다동공증, Axenfeld's 증후군, 군날개, 망막박리, 망막색소증, 망막박리, Rieger's 비정상
	눈의 비정상과 관련된 전신질환	피부질환증: Peutz-Touraine 증후군, Siemen's keratosis follicularis 혈액 질환: telangiectasia 가족성 혈종 대사성 질환: 당뇨병, 일차 전분증 근육골격질환: 연골발육부전증(난쟁이), Apert's 증후군, 눈알격리증, 눈확기형 첨두증, Osteropetrosis 알츠하이머병: 정신적 퇴행 헌팅톤병: 정신적 퇴행 신경성 질환: Amyotrophic 외측경화, Marie's 소뇌 운동실조
	눈의 비정상 및 증후군	동공 부동, 눈꺼풀유착, 난시 결손: 맥락막, 홍채, 수정체, 시각신경, 망막 첩모중생, Fuch's 상피위축 홍채 flocculi: Doyne's 벌집 모양 황반변성 sorby's 염증성 황반변성 황반변성: 시각신경 위축, 동공막 잔존, 눈꺼풀처짐증, 망막아세포종, 눈알퇴축 증상(Duane's 증후군)
	눈의 비정상과 전신질환	혈액 질환: 선천성 용혈성 황달 대사성 질환: 고콜레스테롤혈증, Gaucher's 장애, 통풍 근육골격 질환: Cruzon's 두개얼굴발육부진, Ehlers-Danlo's 증후군, Klippel-feil 증후군, 아래턱얼굴증후군 신경성 질환: Marie's 소뇌운동소실, 신경섬유종, Sturge-Weber증 미분류성 증상: Waardenburg's 증후군

이와 같은 가계도에서 분명한 상염색체 우성이거나 열성은 아니다는 논증을 하는 것은 불규칙한 우성 또는 완전한 열성으로서 분류된다. 이는 다양한 표현을 가진 우성유전과 임상적으로 확인할 수 있는 보인자 carrier gene 상태에 있다.

Hemoglobulin S 질환은 적혈구의 모양이 낫형태로 산소 운반을 할 수 없는 악성빈혈을 가지는 것이다. 이 질환의 요인은 아미노산 서열의 잘못으로 된다. 종류는 이형접합체 heterozygous 개체에 대응되는 중간형, 표현형이 있다. 이것을 공통 우성유전이라 한다.

2. 보통염색체 열성유전

비정상 열성유전자는 명백한 비정상을 생산하기 위해서 쌍으로 놓여 있어야 된다. 이와 같이 각 양친은 한 개의 열성 비정상 유전자를 가져야 한다. 각 양친은 임상적으로는 영향받지 않아야 한다. 이것은 인자형은 영향을 받지만 표현형은 정상이어야 한다. 그래서 정상 우성 유전자는 비정상 유전열성을 만든다. 이것은 주어진 질병이 상염색체 열성유전의 결과라는 것을 설명하기 어렵다.

열성유전의 성립을 위해서 기준은 다음과 같다.

① 가족성이 같은 분야에서 같은 질환이 일어난다.

② 친족의 역사와 관계가 있다.

③ 남녀 똑같은 비율로서 영향을 받는다.

④ 영향받은 개체의 양친은 조건이 나타나지 않는다.

⑤ 자손의 50%는 잠재 인자를 가질 것이다.

⑥ 양친이 혈족이면 일어날 확률은 높다.

주어진 질환의 가계도 pedigree에서 친족의 비율이 높을수록 발생이 증가한다. 그러나 질병은 열성이며, 일반적인 집단에서는 드물다.

친족은 쌍으로 놓여 있는 유전자에서는 더 큰 기회를 만들어 줄 수가 있으며, 이것은 2개의 관련된 양친들과 개인인 만큼 각각에서 영향받은 유전자와 같이 영향을 받을 수가 있다. 공통 조상은 원래 영향받은 유전자 위에 있다.

⑦ 형제는 약 25%가 질병을 일으킨다. 이것은 단지 가계도의 집단을 위해 유지한다. 즉 이들은 2개의 비정상 유전자가 한 개체에 통과하는 것이 25%의 기회를 갖는다.

한편, 정상 유전자가 영향받는 유전자에 변형될 때에는 50%의 기회를 갖는다.

이 경우 개개인은 질병의 잠재 인자는 되지만 양친과 같으나 질병에 영향을 받는 것은 아니다. 이는 인자로서는 영향을 주지만 표현형은 정상이다.

형제 자매의 남은 25%에서는 2개의 정상 유전자는 함께 놓여 있으며, 비정상 유전자는 완전히 소실된다.

개개인은 인자형으로서는 정상이다. 비록 가계도의 많은 수는 열성 유전을 만들도록 요구된다. 비록 1개의 가계도는 1개의 형제보다 더한 것이 과거의 역사없이 유사하게 영향을 받는다는 것을 암시한다.

많은 질병의 과정들은 보통염색체 열성유전의 결과로서 일어날 수 있다(표 II. 1-4). 그리

[표 II. 1-4] 보통염색체 열성유전자에 의한 비정상

	증 상
눈의 비정상 및 증후	건조안, 부동시, 무홍채, 무눈알증, Cogan(선천성 눈운동실조증) 증후군, 각막이영양증, 수정체 이탈, 내사시, 외사시, Falciform 망막중첩, 맥락막과 망막의 Fuch's 줄무늬 위축, 선천성 협우각녹내장, 광우각녹내장, 고도원시, 원추수정체, 황반변성, 원추각막, 연소성 황반변성, 흑색종, 작은눈알증, 고도근시, 전색맹, 야맹, 눈떨림, Oguchi's병, 시각신경 위축(Axenfeld's 증후군), 망막색소염, 망막염, 망막박리
눈의 비정상과 전신질환	피부증상: 선천성 ichthyosis, 낭포성 아데노이드 상피종(Brooke's), 유전성 외배엽 형성장애, 손 · 발바닥 각화증, 조로증, Rothmund's poikioderma, Sjogren-Larsson xerodermal idiocy 백화 현상: 피부, 머리카락, 눈에 색소결핍 혈액질환: 적혈구증대증, Chediak-Higashi 질환, Fanconi's 페닐케톤뇨증: 피부 색소의 결핍, 정신장애 낫적혈구증 대사성 질환: 완전유전성 백피증, Alkaptonuria, Batten-Mayou cerebromacular변성, 당뇨병, 본태성 가족성 과지방혈증, 갈락토세미아증, Gaucher's 질환, 점액다당류 침착증 Tay-Sach's 질환: 뇌에 지방축적, 지적능력 결핍, 맹인, 유년기 사망 갈락토오스혈증: 피부 색소 결핍, 정신지체장애 낭성섬유증: 폐, 소화관, 간에 과다한 점액분비; 높은 감염률; 유아기에 사망 근육골격질환: Apert's 증후군, 눈확격리증, 골석화증(Albers-Schonberg) 첨두증, 진행성 얼굴편측위축, 탄성섬유가황색종, Weil-Marchesani 증후군 신경성 질환: Aubineau-Lenoble(근대성안진), Behcet's 시각신경 위축 가족성 dysautonomia(Riley-Day), Friendrieidh's 운동실조 Hallgren's 내이신경성 운동실조, Kloepfer's 증후군 Lafora's 병, 정신박약, Pelizaeus-Merzbacher 질병, Regusm's 증후군 sjogren's 증후군(건조안) 미분화증후군: 낭포성 섬유종

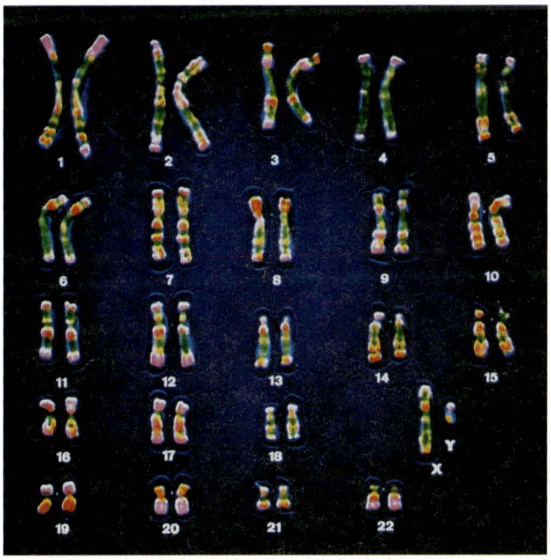

[그림 II. 1-4] **남성 염색체.** 22쌍의 염색체와 X, Y 염색체가 구별.

고 많은 다른 것들은 그 같은 유전적인 배경이 기대된다.

분명한 경우는 Laurence-Moon-Biedel 증후군, 눈백색증, Galactokinase 결핍증 그리고 Tay-Sach's 질병과 같은 선천이상이 있다.

3. X-염색체와 연관된 열성유전

성염색체는 염색체의 23쌍 중의 1쌍이다. 그러나 똑같은 X-염색체는 여성에게 나타난다. 이러한 것들은 쌍으로 된 X-chromosomes로 표시된다. 그러나 다른 염색체를 Y-염색체라 한다. 그러므로 XX는 여성이고, XY는 남성이다(그림 II. 1-4).

X-연관 유전을 위한 기준은 남성은 단지 영향을 받는 것이며, 이 질병은 남성의 1/2은 잠재 여성에 의해서 이루어지나 아버지가 아들에게 전도되는 것은 없다(표 II. 1-5).

한편 여성에서 성염색체의 비정상 열성유전자는 그것의 정상 대립인자에 의해서 감추어진다. 그러므로 X-연관 질병의 거의 모두는 남성에서는 명백하나 질병은 여성을 통해서 전도된다.

[표 II. 1-5] 정상 남성과 비정상 X-유전자를 갖는 이형배우자 여성 보인자의 결합

양손 인자형	가능한 자손
모성 XaXo 부성 Xoy	딸 XaXo, XoXo 아들 XaY, Xoy

X-연관 열성유전의 기준은 다음과 같다.

① 특성은 여성에 비해서 남성에 더 자주 출현한다.

② 영향받은 남성은 적어도 잠재적인 모성을 가지고 있다.

③ 잠재 여성은 50%의 영향을 받는 남성과 50%의 잠재 여성을 낳는다(표 II. 1-6).

④ 영향받은 남성은 정상 아들을 낳을 것이며, 딸은 100%의 보인자를 가진다. 따라서 그의 아들에게는 결코 형질의 특성을 전달하지 못한다.

⑤ 혈족은 단지 영향받은 여성이 태어났을 때에 협의를 갖는다.

남성과 그의 할머니는 영향을 받았으며 그 중간 여성은 보인자이다.

[표 II. 1-6] X-연관 유전의 인자형

X-연관 유전자	남성 인자형	여성 인자형
XA	XAY	XA XA XA Xa
Xa	Xay	XaXa

[표 II. 1-7] X-연관 유전

		증 상
X-연관 열성유전	눈 비정상	부분색맹, 내사시, 거대각막, 야맹, 눈알 떨림증, 시각신경 위축(Leber's), 망막색소상피증, 망막박리
	눈 증상과 관련된 전신질환	피부 질환: 색소성 건피증 혈액 질환: 혈우병 대사성 질환: Glycolipid, Mucopoly saccharidosis, MPS II(Hunter) 근육골격 질환: 선천성 stippled epiphyses 신경성 질환: Charcot-marie-Tooth 질환, 수두증 미분화 질환증: Laurence-Moon-Biedle 증후군 Lowe's 증후군 Nonne-Milory-Meige 유진성 림프종 Norrie's 질환
X-연관 중간유전	눈 비정상	눈백색증, 맥락막결손, 색각이상, 망막색소증
	눈 비정상과 관련된 전신질환	외배엽성 이형성
X-연관 우성유전	눈 비정상	눈알떨림증
	눈 비정상과 전신질환	색소 실조증, 색소성 건피증

X-연관 유전형태를 가지는 중요한 눈질환은 색맹(표 II. 1-7)이며, 여성들은 1개의 X-염색체 기능을 가지는 세포무리와 다른 X-염색체 기능(Lyon 가설)을 구성하는 체세포들의 모자이크를 가진다.

여성이 X-연관의 질환을 보인자로 할 때에 모자이크는 찾을 수 있다. 그것은 눈백색증의 여성 보인자 경우인데, 이는 색소화된 또는 망막색소 상피 백색증을 검안경을 사용해서 볼 수 있다.

제 2 절 염색체 비정상

유사분열이 중기에서 방해되었을 때에 염색체들은 특수한 실험을 통해서 슬라이드 위에서 관찰된다.

이와 같은 세포 유전학적인 연구들은 중심체 centromere의 크기와 위치 같은 것을 기초해서 7개의 무리로 염색체를 분류할 수 있다(그림 II. 1-4). 보다 더 세분화할 수 있지만 서로 구별할 수 없는 염색체들도 있다.

세포 유전학적인 연구도 얼마의 임상적인 상태에서 염색체의 비정상적인 수들과 관련이 있다는 것을 알 수 있으며, 대개는 자주 1개 이상은 trisomy 또는 1개가 적은 것은 monosomy로서 46개의 염색체와는 다르다.

이들에 관계되는 질환도 여러 가지가 있다(표 II. 1-8).

[표 II. 1-8] 염색체 비정상과 눈의 증상

증상	증후군 Syndrome						
	Down	Patau's	Edward	B5-deletion	XO	XXY	XXXXY
1. 눈꺼풀틈새 위치	+						
2. 눈 격리증	+		+		+	+	+
3. 안쪽눈구석췌피	+	+	+		+	+	+
4. 무눈알 또는 작은눈알		+	+				+
5. 사시	+	+	+		+		+
6. 결손	+		+				
7. 근시	+					+	
8. 백내장	+	+	+	+	+	+	
9. 눈꺼풀염	+						
10. Brishfield 반점	+		+				
11. 눈꺼풀 처짐				+	+		

+: 증상이 있음

더 많은 공통적인 증후군에 대한 대다수는 전체 유전자의 부가나 손실로 명백히 중요한 유전적인 비정상을 갖는다. 이러한 증후군들은 많은 연장된 비정상 모양이 특징이다. 그와 같은 많은 비정상의 수정들은 초기에 비정상과 불일이 된다.

1. 비정상 염색체의 수

(1) Trisomy 13(Patau's syndrome)

이것은 염색체 D group에 포함되는 것으로 trisomy 18보다 증상이 심하다. 이들은 생명을 계속 유지할 수가 없다.

눈의 주요한 증상은 무눈알증, 작은눈알, 망막 이형성, 시각신경위축, 포도막 결손, 백내장, 각막 혼탁, 1차 유리체의 유지, 단안증, 눈격리증, 결손, 섬모체에 연골의 형성, 백내장으로 인한 백색동공, 1차 유리체 과형성, 신장 이형성, 앞방 구조의 배발생 이상, 망막의 선천성 분리 등이 있다.

전신질환으로서는 뇌이상, 대뇌 결손, 입천장갈림증(구개열), 심장 이상, 신장 결손, 가락과다증(다지증)과 생식기 이상, 선천성 심장결손 등이 있으며, 피부의 다혈관종은 더욱 심한 변화들이다.

세포 유전학적으로 그 곳에서는 13~15의 염색체 군들을 구분할 수 없는 기외 염색체가 있다. 그러나 이들은 통상 출생 6개월 내에 사망한다.

(2) Trisomy 18(Edward's syndrome)

Trisomy 18은 1960년 Edward에 의해서 처음으로 기술되었다. 이것은 E group에 있는 기외 염색체 18번 때문이다. 이들의 증상은 다운증후군보다 더욱 심하다.

이것은 환자의 약 75%는 여성이며, 영향받은 어린이의 대부분은 생후 1년 이내에 사망한다. 이것은 드문 증후군으로 중요한 전신 이상은 정신기능 저하, 성장 저하, 비정상 귓바퀴(이개)를 가진 낮은 형의 귀, 적은 입과 큰턱, 후두의 첨부가 아주 많이 튀어나온 길고 좁은 머리뼈(두개골), 손가락의 비정상 굴곡, 물리적인 기능저하, 선천성 심장결손, 골격근의 비대 등을 갖는다.

눈질환으로서는 작은눈알, 검열축소, 눈격리증, 사시, 백내장, 녹내장, 망막의 비정상, 각막 혼탁, 수정체 혼탁, 편안의 눈꺼풀처짐증, 시각신경 위축, 안쪽눈구석췌피, 선천성 녹내장, 포도막 결손 등이 있다. 한편 시각신경과 맥락과의 결손은 드물게 나타난다. 그러나 눈의 미세구조는 정상적이다.

(3) Trisomy 21(Down's syndrome)

다운증후군 Down's syndrom(상염색체성-21)은 염색체 비분리 현상으로 발생하는 염색체 돌연변이로서 일반적으로 잘 알려진 보통염색체 이상 중 하나이다. 원래 Waardenburg는 다운증후군은 1932년에 염색체에 대한 문제라 제안하였다.

1958년 세포 유전학적인 연구에서는 염색체 21에서 구별할 수 없는 여분의 염색체를 발표하였다. 이 여분의 염색체는 세포의 핵 내에 자유로이 발견된다. 이들은 통상 D group의 전좌(13~15/21) 또는 G group의 전좌(21/21)에서 일어나는 것이다(그림 II. 1-5).

전신적인 중요 특징은 작은 키, 편평하고 둥근 몽고인형 얼굴, 말안장 코, 두터운 낮은 입술, 큰 혀, 부드러운 지루성 피부, 부드러운 털, 비만, 작은 생식기, 비정상 심장, 짧은 손가락, 선천성 심장 비정상, 정신저하(IQ 25~50), 근력저하, 그리고 잦은 정신착란, 이마가 넓고 쌍꺼풀이 진하다. 눈은 아래로 처져 있으며, 코가 낮고 혀를 내밀고 있다. 목이 짧다. 또한 사지의 비정상은 짧고 굽은 팔다리, 원숭이 손바닥 모습인 Simian을 가지고 있다. 이 밖에도 다운증후군은 선천적으로 심장에 결함이 있어서 환자의 30% 정도는 10살이 되기 전에 사망하며 정신적인 장애가 나타난다.

눈의 증상으로는 홍채의 과형성, 위로 빗겨올라간 좁은 눈꺼풀틈새, 잦은 사시, 안쪽눈구석췌피, 잦은 백내장, 고도근시, 조리개의 brushfiedl(은회색) 반점, 근시, 눈꺼풀염, 외사시, 급성 원추각막, 홍채의 구조변화, 원추각막, 눈알떨림, 눈격리증 등이 있다. 특히 백내장은 통상 8~10세 이후에 나타난다. 다운증후군은 지적능력이 다양하여 어떤 사람은 심한 정

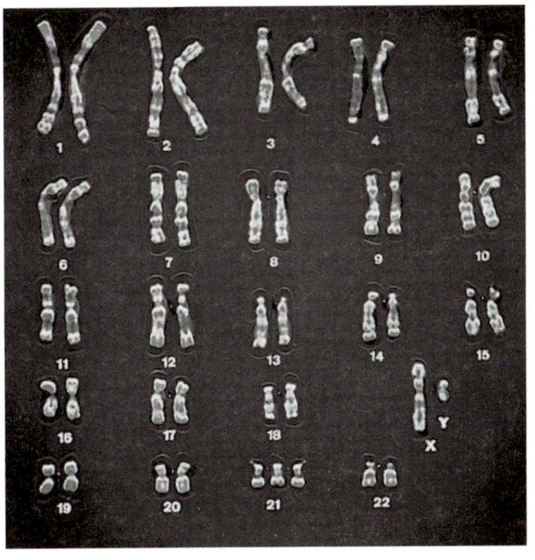

[그림 II. 1-5] **다운증후군 핵형.** 21번 염색체가 3개인 것이 특징.

신적 손장을 보이는 반면, 어떤 사람들은 대학에서 수학할 능력이 있다.

다운증후군은 가장 일반적인 선천성 질병으로 신생아 중 약 1/500~1/700의 비율로 나타나며, 통계적으로 산모의 연령이 증가함에 따라 발생률은 현저히 증가하는데 45세 이상의 연령인 산모의 자녀에게 있어서 발생률은 20세 이하인 산모의 자녀에게 나타날 발생률의 거의 100배에 가깝다. 다운증후군의 발생률이 부친의 연령에는 별 영향을 받지 않고 모친 연령의 증가에 따라 극심하게 증가하기 때문에 대부분의 경우 이런 상황은 어머니쪽의 염색체 불분리에 기인된 것이라 생각된다.

2. 성염색체 비분리 현상

(1) Turner's 증후군(XO)

X 염색체가 하나없는 XO 타입의 여성으로 여성의 이차성징의 발달이 미약하다(2,000명당 1명). 이것은 45개의 염색체를 가지는 단일 염색체 monosony이다. 45, X는 여성에서 나타나는 X-염색체의 1염색체성으로 X-염색체를 하나만 가지고 있기에 흔히 45, XO형으로 표시되기도 한다. 염색체 명칭에서 45라는 번호는 전체 염색체 수를 언급한 것이며, 또 XO는 여성이 한 개의 X-염색체를 가지고 있다는 것을 나타낸 것이다.

염색질은 음성반응을 가지며, 남성의 성염색질 형태를 갖는다. 그러나 2차 성적인 특성이 없으며, 여성의 외형을 가진다.

임상적으로 전신질환은 성장지연, 곤봉족(첨내반족), 난쟁이, 선천성 심장질환, 난소와 여성 생식기의 발육부진이 있다. 그리고 무월경, 익상편, 팔꿈치의 기형 및 하수가 일어난다. 특히, 눈에 관계있는 것은 색맹의 높은 빈도가 있다. 그 밖에 시각신경유두의 비정상, 망막혈관의 비정상, 안쪽눈구석췌피, 굴절이상, 사시, 눈꺼풀처짐증, 수정체 혼탁, 각막혼탁, 선천성 녹내장, 눈격리증 등이 있다.

또한 Turner's 증후군은 남성에서 더 많은 비율로 나타나며, 여성은 0.4%의 비율이다. 이런 사실은 정상적으로 열성 유전자는 남성에서는 대항자가 없어 바로 표현된다.

(2) Klienfelter's 증후군(XXY)

X 염색체가 하나 더 있는 XXY 타입의 남성으로 불임이며 유방이 커지는 등의 여성의 신체적 특징을 보인다(2,000명당 1명). 이것은 X 염색체가 포함되는 3배체이다. 이러한 표현형의 남성은 47, XXY 염색체를 가진다. 44개의 상염색체와 3개의 성염색체(XXY)를 가진다.

이러한 개체는 정상적인 성적 성숙을 이루지 못하고 불임이며, 작은 고환, 작은 여성형 유방, 정신이상 등을 가진다. 관심있는 눈의 상태는 매우 드물게 발생되는 색맹이 있으며, 열성 X 염색체는 정상 우성에 의해서 가려질 수 있다.

그 밖의 특징은 백내장, 눈격리증, 포도막 결손, 굴절이상 등을 갖는다. 이런 증상은 대개 500명의 남자 아기 중 한 명꼴로 나타난다.

(3) X-상염색체증(trisomy-X, XXX)

여성이 X 염색체를 하나 더 가지고 있는 경우로 큰 키, 비정상적인 월경이 특징이다. 정상 범위에 속하긴 하지만 지능이 낮다. 두 개의 X 염색체를 가지는 난자를 생성할 수 있으며, 이는 X 상염색체증 딸이나 XXY인 아들을 낳을 확률이 크다(2,000명당 1명).

(4) Jacobs syndrome(XYY)

Y 염색체가 하나 더 있는 남성으로 공격성이 강하다. 염색질은 음성 반응을 가지고, 키는 크고, 정신이상을 갖는다. 눈은 사시와 안쪽눈구석췌피를 나타낸다.

(5) XXYY 증후군

이것은 Klienfelter 증후군과 XYY 증후군의 특징을 모두 가진다.

염색체 비분리 현상은 1차 감수분열 후기에 염색체가 분리되지 않아 발생한다. 이런 현상이 일어날 가능성은 염색체들이 1차 감수분열 전기에서 머무르는 시간이 길수록 증가한다. 여성의 경우 감수분열은 사춘기 이전에 시작되며 그 결과 나이가 증가할수록 다운증후군 아이를 출산할 가능성이 증가한다. 난모세포가 발달하는데 걸리는 시간이 길수록 염색체 분리

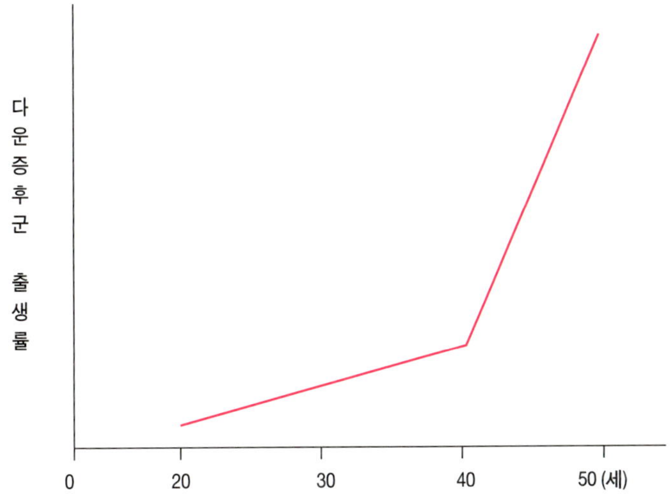

[그림 II. 1-6] 나이에 따른 다운증후군 출생률

의 정확성이 떨어지는 것이다. 아버지 염색체의 비분리 현상이 원인이 되어 나타나는 다운 증후군은 전체 다운증후군 중 약 15% 정도이다(그림 II. 1-6).

제3절 기타 유전질환

가계도 pedigree의 조사는 유전성 질환을 밝히는 데 상당히 중요하다. 예를 들면, 단순 질환은 전도의 한 형식 이상으로 더 크게 될 수 있다. 망막색소증은 3개 또는 그 이상의 기본형을 가지고 있다.

한편, 임신 동안에 모체 건강에 관한 조심스런 요구들이 있는데 비정상적 즉 선천성 백내장으로 발달할 수가 있으나 유전자와는 관련이 없다.

동족결혼 때는 보통염색체 열성 특성들을 증가시키며, 같은 열성 유전자를 가지는 2개체와 관계되어 있다.

1. 염색체 결손(Chromosome detects)

이것은 염색체의 1개 또는 일부의 탈락을 말한다. 환자들은 통상 눈격리증, 눈꺼풀틈새의 빗겨 올라간 상태, 몽고인 눈의 모습, 위눈꺼풀처짐증, 외사시, 홍채결손, 눈썹의 결핍, 작은 눈알증 그리고 백내장 등을 나타낸다.

지금까지 대표적인 종류는 다음과 같다.

(1) Hirschhorn-cooper 증후군

이것은 염색체 B4 짧은팔의 결손이다.

주요 증상은 소뇌, 대뇌의 비정상, 홍채결손, 눈격리증, 위눈꺼풀처짐증, 이형성 귀, 작은 생식기, 정신기능의 저하 등이 있다.

(2) cri-du-chat 증후군(Lejeun's 증후군)

이것은 염색체 5번 짧은팔의 영향을 받는 것이다. 주요 증상은 정신기능 저하, 작은머리, 얼굴머리뼈의 이상, 달과 같은 둥근얼굴, 소뇌아래턱후퇴증, 고양이 울음소리 등을 나타낸다.

눈에서는 특히 망막 색소이상, 망막 안저의 고추가루와 소금을 뿌린 것 같은 모습을 나타내며, 눈격리증을 나타낸다.

(3) 염색체 13번 긴팔 결손

이것은 주요 증상이 얼굴머리뼈의 비정상, 눈알의 비정상, 눈꺼풀처짐, 눈격리증, 망막아세포종 등을 나타낸다.

(4) Dongruchy's 증후군

이것은 염색체 18번의 긴팔 파괴, 얼굴이상, 정신기능 저하, 눈알떨림을 동반한 시각신경위축, 홍채결손, 눈격리증을 갖는 것이다.

(5) 염색체 18번 짧은팔 결손

이것은 얼굴이상, 정신기능저하, 눈격리증, 눈꺼풀처짐, 백내장, 각막 혼탁 등이 있다.

위와 같은 공통점들은 성장이상, 정신기능저하, 특히 외사시, 눈꺼풀처짐 그리고 다른 눈질환을 동반한다.

2. 출생전 진단

몇 가지의 예에 있어서 출생전 진단의 선택은 특수한 유전질환 위험이 있는 가족들에게 실시한다. 이것은 염색체 비정상 또는 효소 결핍과 같은 특수구조 단백질 결핍의 조사가 포함될 것이다.

기법으로는 DNA-linkage 연구, 예를 들면 성 연관 망막색소증 또는 DNA probes 사용으로 유전자 수준에서 비정상을 확인한다.

임신 14~16주에 양수검사법에 의해서 얻어진 양수액 amniotic fluid 세포들을 검사해 출생전 진단을 한다. 이 방법을 가지고 진단할 수 있는 유전질환의 목록은 증가하고 있다.

그러나 세포유전학적인 분석은 조기에 실시할 수 있으며 융모막 샘플은 몇 가지 장점들을 가지고 있다. 이것은 8~12주 임신주에서 수행될 수가 있다. 또한 그 결과는 24시간 이내에 알 수 있으며 전체적인 안전성을 가진다.

3. 유전자 잠재상태

유전자 잠재상태의 인식은 가능한 질병 전도의 정확한 예견을 만들 수 있고, 영향받은 개체들의 상대적인 조사를 위한 경우에 영양 제공에 의한 질병의 유전적 성질을 성립하는 데 도움을 줄 수 있다.

조사는 많은 질병에서도 가능하다. 여기에는 3가지 형태가 있다.

① 질병에서 보통염색체 우성 질병은 약한 증상 또는 약간의 임상형태로 나타난다.
아직까지 그 같은 개체의 자손이 이론적으로는 질병과정에서 전해지는데는 많은 기회가 있으며 이 잠재상태의 인식은 유전상담에서 중요하다.

② 이형접합체의 명백함을 가지는 보통염색체 열성 질병이 있다.
정상 대립인자에 의한 영향받은 유전자는 비정상 유전자의 존재에서 노출을 가진 최소한 임상형태의 비정상이 원인이 될 수 있다. 한 가지는 만약 잠재상태가 양쪽의 보통염색체 열성 질환이 일어나면 25%의 가능성을 예견할 수 있다.

③ X-연관 열성 질환에서 여성 보인자의 영향받은 아버지의 딸에서 질병의 임상증상의 증거는 X-연관 열성 질병들의 수에서 비보인자로 분화된다.

4. 돌연변이 Mutation

돌연변이는 유전자 내에서 자발적인 화학물질의 변화의 결과로서 배세포 germ cell에서 변화를 겪을 때에 일어난다. 그리고 변화는 새로운 형질들에 의해서 명백해진다. 변화의 원인들은 아직은 분명하게 밝혀지고 있지 않다.

그러나 그 같은 외적인 환경요소, 즉 열, 자외선 UV, 방사선 그리고 방사성 물질의 노출은 이것을 유도할 수가 있다. 대개의 경우 외적인 환경요소의 노출로 나타나는 새로운 특성들은 좋지 못하다.

예를 들면, 이러한 요소는 질병을 생산한다. 그러나 일부의 돌연변이들은 좋은 방향으로 개선되며 종의 진화를 위해 설명될 수 있다. 이는 Darwin이 주장한 것이다. 어떤 돌연변이는 특수한 유전자에서는 반복해서 일어나며, 특수한 질병의 원인이 된다. X-연관 형태를 갖는 혈우병과 염색체상의 13q의 단순좌에 포함된 망막아세포종은 돌연변이의 결과로서 일어나는 질병이다.

심한 비정상을 갖는 것은 일부의 개체에서만 생산이 되며 각 질병의 발생은 거의 전체적으로 돌연변이에서 일어난다. 심하지 않은 질병의 원인이 되는 돌연변이는 우성, 열성 또는 X-연관 특성들의 돌연변이 형태에 의존함으로써 유전된다.

5. 망막아세포종 Retinoblastoma

망막아세포종 retinoblastoma의 유전적 기초에 대한 이해에서 최근에 연구가 활발히 이루어진 대표적인 유전성 안질환이다. 이 질환은 드물게 나타나지만, 유아에서는 매우 위험하다. 이것은 망막광수용체들의 악성 종양에 속한다.

현재 약 96%는 보통염색체 우성유전자의 돌연변이의 결과라 보고되고 있다. 따라서 이 경우는 산발성을 가지며 계속적으로 다음 세대에 전도되지는 않는다. 그러나 약 4%는 가족성을 갖는다. 이것을 위한 oncogenesis의 가설인 'two-hit' 와 다른 유전적 암은 종양발달은 세포수준에서 열성을 가지는 것이 제한되었다. 그리고 두 분리 유전은 요구된 동형접합자의 상태를 생산하는 데 필요하다.

망막아세포층에서 적당한 돌연변이는 염색체좌 13q14에서 결손이 있는 것이다. 산발적인 경우에 양 돌연변이들은 망막의 체세포들에서 일어나며 그 같은 이유에서 질병은 유전적으로 전도되지 않는다. 가족의 경우는 첫번째 돌연변이는 배세포들에 있으며, 두번째 경우는 망막세포에 있다.

종양 발달을 위한 소질은 보통염색체 우성 특성으로서 유전되며, 이는 망막아세포종 환자의 어린이 50%에서 출현한다. 배세포 돌연변이 종양으로 발달되는 유전은 10명 개체 중에 9명이 된다.

가족성인 경우는 양안성이고 다초점을 가지며 발생시기는 유아기 때이다.

한편, 산발적인 경우는 편안, 단초점 그리고 늦게 출현한다. 배세포 유전으로 유전되는 개체들은 역시 1차 종양이 독자적인 2차로 발달되는 위험이 크게 증가된다. 특히 일생의 후기에 나타나는 골육종 osteosarcoma이 그렇다.

한편, 위와 같은 질환의 임상증상은 주로 후방 망막지역에서 발생한다.

종양은 주로 많은 결절을 가지며 이들은 시간이 지나면 더욱 많아지고, 특히 위성결절을 형성하여 주변 조직으로 전이가 된다.

이들 2차 종양들은 눈에 채워진 후에 시각신경을 통해서 뇌로 전이한다. 그리고 공막에 있는 혈관과 신경을 통해서 눈조직의 큰 육아체 세포로 되어 있고, 핵은 진하며, 염색이 진하고, 세포질은 드물다. 이 조직은 자주 변성되고, 괴사하며, 칼슘화된다. 진행이 가속화 되면 동공은 흰색으로 변화 심하면 사시를 유발시킨다.

한편, 초기 상태는 노란 흰색의 결절이 망막에서 유리체(초자체)로 밀려 나오는 것을 검안경을 통해 볼 수 있다. 초기 치료는 전이성을 어느 정도 막을 수 있다. 치료방법은 외과적 수술, 방사선조사, 화학요법, 면역요법 등이 있다. 그러나 치료 후 이들의 예후는 좋지 않다.

제 2 장

눈의 조직

Tissue

인체에서 생명의 최소 단위는 세포 cell이며, 인간은 수많은 세포로 구성된다. 세포들은 조직 tissue을 형성하며, 조직은 기관 organ을 구성한다. 기관은 인체의 구성을 위해 여러 기관이 상호작용하여 계통 system을 만든다. 계통은 모여서 개체를 형성한다. 한편 조직은 비슷한 역할을 가진 세포가 한 곳에 모여 이루어진 것이다. 기본 조직에는 상피조직, 결합조직, 근육조직, 신경조직의 4가지가 있다.

제 1 절 세포 Cell

세포는 인체를 구성하는 기본 단위이며, 형태 및 기능의 단위로 생명현상의 기초가 된다. 세포의 크기는 수 μm에서 수 cm 까지 아주 다양하다. 즉 세포는 기능과 장소에 따라서 모양과 크기가 매우 다르다. 또한 수명이나 기능에도 차이가 있다. 적혈구는 원판 모양의 세포로서 수명은 약 120일에 불과하므로 끊임없이 새로운 적혈구로서 바꾼다. 한편 신경세포는 대개 별 모양을 하며 수많은 돌기를 갖고 수명도 그 개체의 수명과 같아서 일생동안 같은 신경세포가 그대로 존재한다. 세포는 각자 고유의 기능이 있는데, 신경세포는 자극전달, 근육세포는 운동, 침샘은 분비작용, 술잔세포는 점액생산, 시각세포는 시각기능 등을 수행한다.

1) 세포의 구조

세포는 원형질과 이를 둘러싸는 세포막으로 구성된다. 원형질의 세포질로 되고, 중심부에 1개의 핵이 있다. 세포질에는 세포 소기관과 세포질이 있다(표 II. 2-1, 그림 II. 2-1).

(1) 세포막 Cell Membrane

세포막은 지질 이중층으로서 세포질의 바깥쪽을 둘러싼 두께 7~100 μm의 얇은 막이다. 그러나 전자현미경으로 보면 3겹으로 된 막으로, 안은 단백질, 중간층은 지질로 구성되어 있다. 세포막은 세포 바탕질과 조직액 사이에 있어서 칸막이 역할을 함으로써 세포 물질대사에 관계한다. 즉 세포막의 주 기능은 세포 내·외의 물질 출입을 통제하는 것이다.

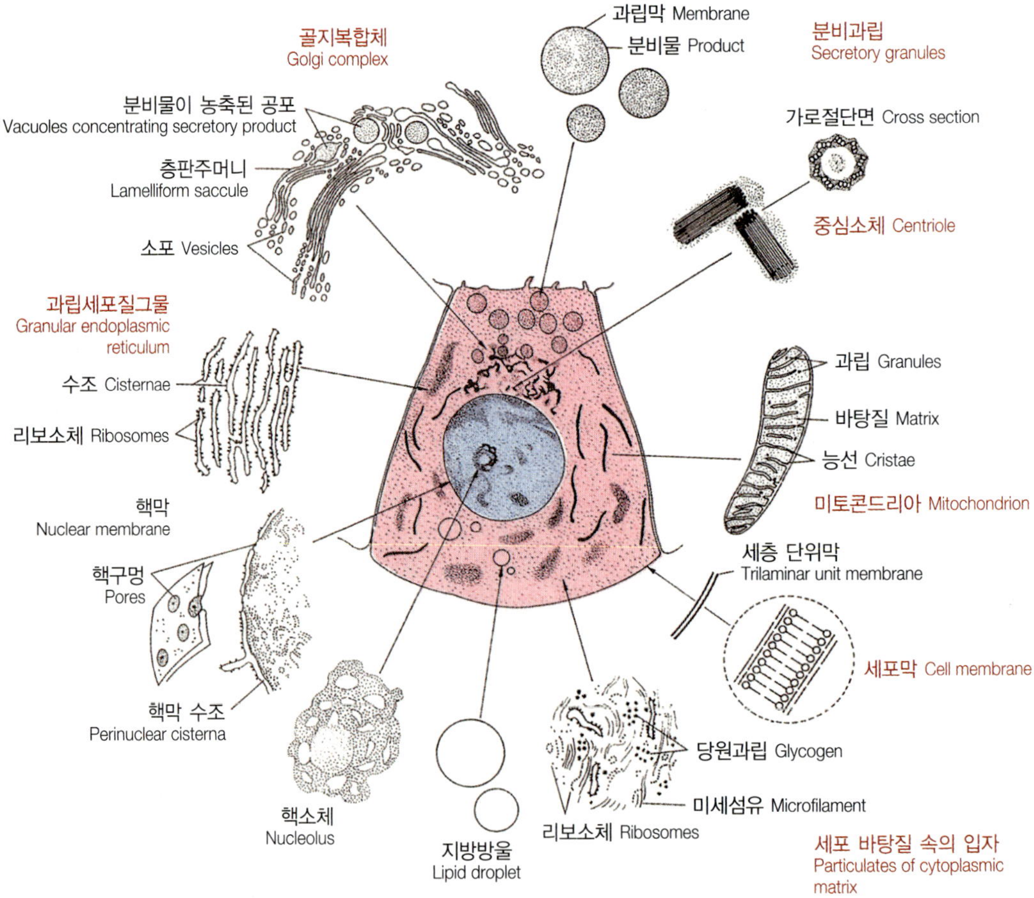

[그림 II. 2-1] **세포 소기관과 포함물의 모형도**
중앙부위는 광학현미경 소견, 주변부위는 전자현미경(TEM) 소견.

[표 II. 2-1] 세포의 구성과 기능

구성	기 능
세포막	외부로 세포 분리, 세포내의 물질 출입통제 , 외부 자극 감지 등
세포질	세포내의 바탕물질
미세관	세포의 지지, 세포내 구조물 운반
미세섬유	세포의 지지, 세포내 구조물 운반
미세융모	세포의 표면적 증가, 외부 물질의 흡수
섬모	세포의 물질 운반
중심소체	세포분열에서 염색체 이동
리보소체	단백질 합성
과립세포질그물	단백질 합성
무과립세포질그물	지질과 탄수화물 합성
골지복합체	분비 물질의 저장과 포장, 용해소체 형성
과산화소체	지방과 유기물질 분해, 독성물질 중화
미토콘드리아	세포에 필요한 에너지 생산
핵	유전정보 저장, 단백질 합성 조절
핵소체	RNA 합성과 리보소체 합성

(2) 세포 소기관 Cell organelles

세포 소기관은 여러 가지 구조물을 포함하고 있다.

- **미토콘드리아** Mitochondria

모양은 실 또는 과립 모습을 가지며, 크기와 모양 및 수가 세포에 따라서 다양하다. 대게 세포질 내에 고르게 흩어져 있고, 수는 10~100개이다. 미토콘드리아는 많은 효소를 갖고 있어 영양분을 분해하고 ATP를 만들어 에너지를 생산하고, 세포호흡을 가진다. 또한 독자적인 DNA를 가지고 있어 단백질 합성을 할 수가 있다. 또한 세포질 내에서 자유롭게 이동할 수가 있고, 자기 복제로서 분열이 가능하고, 에너지 생산을 하여 통상 세포의 에너지 발전소라고 한다. 미토콘드리아 능선에 부착된 효소는 ATP를 형성하는 화학반응을 조절한다.

근육세포 같은 대사 활성이 높은 세포에 많이 분포한다.

- **골지복합체** Golgi complex

핵 주위에 주로 위치하며, 물칙하고 납작한 주머니가 겹쳐 쌓은 층판 양 끝에 작은 주머니 같은 소포 및 공포가 구성되어 있다. 주기능은 세포질그물에서 생산되어 운반해 온 물질을 농축하고 배출하며, 당단백질, 점액 및 당류의 합성도 한다.

이 복합체는 주로 분비세포에 발달되어 있다.

• **세포질그물** Endoplasmic reticulum

세포질 내에 그물 모양을 가지며, 세포질에 아주 널리 흩어져 있다.

기능적으로 세포 내부의 물질 수송을 하는 경로와 합성된 물질의 저장을 하는 역할을 한다. 세포질 표면에 리보소체가 부탁된 것은 과립세포질그물이라고 하며, 없는 것을 무과립세포질그물이라 한다. 과립세포질그물은 단백질 합성을 하고, 무과립세포질그물은 가수분해효소, 지질산화효소를 가지고 있어, 지질의 흡수와 대사, 당원질대사, 약물해독 기능 등을 수행한다.

• **리보소체** Ribosome

리보소체는 과립으로 된 형태이며, 단백질 합성의 중추적 역할을 한다. 세포질 내에 흩어진 것을 자유리보소체라하고 이것은 세포 안에 사용되는 단백질을 생산하고, 과립세포질그물에 부착된 것을 부착 리보소체는 세포 밖으로 분비되는 단백질을 생산한다.

• **용해소체** Lysosomes

작은 소체로서 산성 가수분해효소를 이용하여 세포 속에 있는 여러 가지 물질을 분해하고, 분해된 물질을 당, 아미노산으로 세포 내에 영양분으로 사용하거나 세포내 합성과정에 이용하거나 세포 밖으로 배출한다.

용해소체 내에는 단백질 가수분해 효소, 핵산 분해효소, 지질 분해효소, 인산 분해효소 등이 존재하여 단백질과 탄수화물을 분해시킨다.

일차 용해소체는 용해작용이 없는 상태이고, 이차 용해소체는 용해작용을 하는 상태이다.

• **중심소체** Centrioles

이것은 세포의 중심에 있는 것으로 세포의 유사분열에 관계한다.

내부는 9개의 미세세관이 원통형으로 배열되며, 유사분열 방추 형성의 중심 역할을 한다. 근육과 신경세포에는 중심소체가 없다. 주 기능은 세포 분열할 때에 방추체의 이동에 관계한다.

• **미세섬유** Micrifilament

세포질 내에 있는 매우 가는 실과 같은 단백질성 구조물이다. 이것은 구조와 기능에 따라서 액틴 미세섬유, 미오신 미세섬유, 중간 미세섬유로 나눈다.

이들은 주로 근육세포에 많이 분포하여 근육운동 기능에 참가한다.

• 미세관 Microtubule

세포질에 속에 빈 공간을 가진 관으로서 주 기능은 세포의 형태유지, 세포의 운동, 세포 소기관의 이동, 유사분열에서 방추사의 형성 등에 관계한다. 섬모와 편모의 축을 형성하기도 한다.

• 과산화소체 Peroxisomes

이것은 용해소체와 비슷한 모습을 가진다. 주 기능을 과산화수소수를 생산하고 분해하는 것이다. 이것은 지방세포를 분해하고, 독성물질을 해독하고, 미생물을 죽인다.

(3) 세포 포함물 Cell inclusions

이것은 세포 소기관과 같이 세포질에 있는 구조물이다. 그러나 대사기능을 하지 않으며, 침착물로서 외부에서 들어온 것이나 또는 세포 자체에서 생한된 것이다.

종류로는 지방방울, 당원과립, 분비과립, 색소과립, 잔여소체 등이 있다.

(4) 세포핵 Cell nucleus

핵은 유전물질을 가지고 있어 유전 정보의 발현과 세포분열 기능을 주로 한다. 통상 한 개의 세포에 한 개씩 있으나, 세포에 따라서는 여러 개의 있는 경우도 있다. 모양은 구형 또는 난원형으로서 두 겹의 핵막으로 싸여 있고, 핵막에는 여러 곳 핵구멍(핵공)이 뚫려 있다. 핵질이란 핵소체와 염색질을 제외한 부분으로, 단백질이 콜로이드 상태로 존재한다. 핵소체는 한 개 또는 여러 개의 구형 또는 난원형 소체로 단백질과 RNA로 구성되며, RNA를 합성하여 세포의 성장과 단백질 합성에 관여한다.

따라서 핵소체는 RNA, 단백질, 적은 양의 DNA가 있다. 핵막은 이중막으로서 핵과 세포질 사이를 경계하는 것이다. 이곳은 여러 개의 소공을 가지고 있어 핵 내의 물질 출입을 조절한다. 핵질은 핵 속에 있는 수용성 반액체이며 핵소에 있는 여러 소기관에 영양분을 공급한다.

염색질은 실과 같은 구조물로서 DNA와 단백질의 복합체이다. 이것은 세포가 분열되면 염색체를 형성하여 막대 모양이다. 유사분열 때는 일정 수의 염색체로 있다가 분열이 끝나면 염색질소체로 된다. 주 기능은 유전물질을 가지고 있어 유전에 관여한다.

제2절 조직 Tissue

인체를 구성하는 기본 조직은 상피조직, 결합조직, 근육조직, 신경조직으로 구성된다.

1. 상피조직 Epithelial tissue

상피조직은 신체의 표면과 체강에 면한 표면을 덮는 것으로, 한 층 또는 여러 층의 세포로 이루어진 판 모양을 가진다. 세포들 사이에는 좁은 틈이 있으며, 당질을 주성분으로 하는 세포사이물질이 이 공간을 채우고 있다. 상피조직은 다음과 같은 특수한 구조로 되어 있다.

첫째, 상피조직과 결합조직 사이에는 바닥막이 있어 이들 구조물을 구분한다.

둘째, 공간을 향한 것을 자유면이 있어 극성을 나타낸다.

셋째, 상피세포 사이는 세포사이 이음 junction이 있어 세포 사이의 장벽과 물질의 이동 통로를 제공한다.

넷째, 상피조직은 보호, 흡수, 분비, 감각 등을 수행한다.

상피조직은 태아 때 외배엽, 내배엽에서 발생한다. 한편, 상피조직의 일반적인 특징은 다음과 같다.

첫째, 상피세포에는 혈관이 없어 필요한 양분을 결합조직에서 공급 받는다.

둘째, 상피조직 사이는 물질교환이 연속적으로 이루어진다.

셋째, 상피조직은 재생과 신생을 할 수 있다.

넷째, 기능은 주로 방어, 분비, 흡수, 배설, 감각, 생식 등으로 아주 다양하다.

다섯째, 상피조직은 형태적 및 기능적으로 변화를 할 수 있는 화생을 한다.

상피는 발생, 형태, 기능에 의해 분류된다. 형태에 의한 종류는 표면상피, 샘상피, 특수상피 등으로 분류된다(표 II. 2-2).

1) 세포이음 Cell junction

상피세포들의 바깥막에는 서로 접하고 있는 세포 사이를 부착시키고, 물질의 흐르는 것을 막아주는 봉합과 세포 사이의 교통로 역할을 하는 특수화된 구조가 있는데, 이를 세포이음이라 한다.

[표 II. 2-2] 눈과 관련되는 상피조직 종류

종 류	구 분	증 례
표면상피	단층편평상피	혈관의 내벽, 각막의 내피상피 , 망막의 색소상피 등
	단층입방상피	갑상샘, 땀샘, 집합세관 등
	단층원주상피	분비관의 내벽, 기관, 코안 등
	중층원주상피	눈물소관의 도관
	중층편평상피	각막 상피, 눈꺼풀 피부 등
	중층입방상피	땀샘, 도관 등
샘상피	외분비샘	땀샘, 눈물샘, 침샘, 이자 등
	내분비샘	뇌하수체, 갑상샘, 부갑상샘 등
특수상피	감각상피	망막의 신경층, 평형반, 미뢰, 후각상피 등
	신경감각 상피	시각신경 , 눈돌림신경, 갓돌림신경 등

이같은 세포이음은 다음과 같이 분류된다.

(1) 치밀이음 Tight junction

이것은 폐쇄띠라고 하며, 바깥쪽에 있는 상피세포의 연접으로 세포의 둘레를 따라 전체가 띠모양 band type의 단백질 분자들이 원형질막을 결합하고 세포사이 공간을 채우며, 막은 서로 융합하고 있는 것이다. 이들의 기능은 이온이나 물질의 이동을 차단하는 역할을 한다.

(2) 중간이음 Intermediate junction

치밀이음과 부착반 사이의 연접으로 부착띠 zonular adherences라 한다. 이들은 서로 비슷한 세포를 결합시키고, 세포에 부가되는 물리적인 힘을 세포로 전달하는 기능이 있다. 즉 많은 미사들이나 액틴사가 이음 내막의 치밀반에 부착하고 있다. 종말 막대 모양으로 그물을 형성하여 세포질 내의 자유면 쪽에 세사를 분지하고 있다.

(3) 부착반 Spot desmosome

이웃 세포와 세포 사이 또는 상피세포와 바닥막 사이를 부착시키는 원반 모양의 구조물로, 이들은 세포 사이를 결합해주고, 원반과 세포 내부와는 장원섬유가 결합해주고 있다. 간격은 20~30nm로 떨어져 있고 12종류의 단백질 분자들이 연결반을 구성하고 있다.

(4) 교통반 gap junction

인근 세포와 2~3nm의 간격으로 결합하고 있으며, 연결부에는 통로 단백질 입자가 연결하고 있다. 이 단백질에는 분자량이 1,500 이하 물질이 지나갈 수 있다.

2) 상피조직의 종류

(1) 표면상피 Surface epithelium

표면상피는 세포층의 수에 따라 단층상피와 중층상피로 분류된다.

• **단층상피** Simple epithelium

단층상피는 상피세포가 바닥판과 만나는 것이 특징이다(그림 II. 2-2).

일반적으로 단층상피는 같은 모양, 같은 크기의 세포가 한 층으로 배열하고, 조직의 유리면을 형성하는 형태는 세 종류가 있다. 폭이 넓은 편평상피, 두께와 폭이 같은 육면체 모양의 입방상피, 높이가 큰 원주 모양의 원주상피로 나누어진다.

단층편평상피는 세포들이 납작하고 불규칙하나 모자이크 형태로 단단히 결합되어 있다. 이상피는 주로 물질 확산과 여과가 일어나는 곳에 위치해 있는데 혈관과 림프관의 내벽을 덮고 있는 단층편평상피를 내피라 하고, 체강 내벽을 구성하는 단층편평상피를 중피라 한다. 단층입방상피는 모양이 정사각형 또는 입방체 모양으로 세포가 한 층으로 배열된다. 핵은 구형을 나타낸다. 이들은 분비상피를 만들며 갑상샘, 침샘, 땀샘에서 주로 볼 수 있으며, 이들의 기능은 배출, 분비 및 흡수를 한다.

단층원주상피의 세포 모양은 큰 기둥 모습이고, 핵은 타원형으로 바닥쪽에 치우쳐 있다. 이

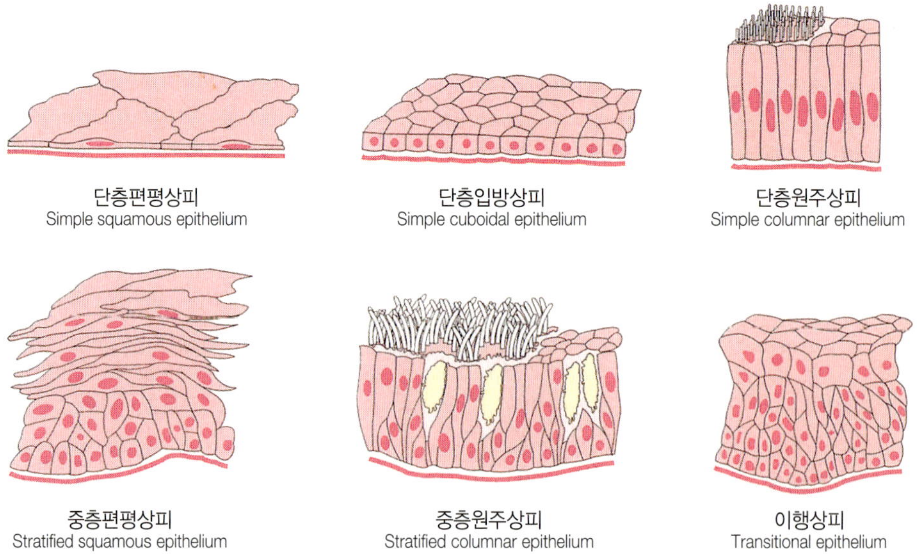

[그림 II. 2-2] 상피세포의 층에 따라 분류한 상피조직 종류

들의 기능은 복잡한 화학작용을 가지며, 분비와 흡수가 일어나는 곳에서 주로 위치해 있다.

소화관의 내벽과 분비샘의 관의 내벽을 구성하며, 섬모가 있는 단층원주섬모상피는 기관, 코안(비강), 자궁관 내벽을 싸는 막에 존재한다.

• 중층상피 stratified epitheluim

중층상피는 아래층의 세포가 바닥판에 접합되어 있고, 다른 세포는 바닥판에 접합되어 있지 않는다. 단층상피보다는 분비와 흡수기능은 떨어지나 보호기능은 오히려 강하다. 세포의 형태에 따라서 분류가 된다.

중층편평상피는 세포의 층수가 많고 표면 세포층은 아주 납작한 형태를 가진다. 아래층에서 생산된 세로들은 바깥쪽으로 밀려가면서 나중에는 탈락된다. 즉 바닥세포는 유사분열을 하여 세포를 생산하며, 생산된 세포는 바깥으로 밀려나간다. 가장 바깥쪽 세포는 각질화된 것과 각질화되지 않은 세포로 나누어진다. 각질화된 세포층은 케라틴을 만들어 세균과 이물질의 침투를 막아준다. 눈의 각막은 비 각질화된 중층편평상피에 속한다. 중층입방상피는 대부분 두 층의 입방세포로 형성되며, 땀샘, 눈물샘 등이 속한다. 또한 중층원주상피는 대부분 2~3층으로 구성되며, 표면은 원주형이고, 아래쪽은 입방형이다. 주로 외분비샘의 배출관을 형성한다. 이행상피는 부피에 따라서 유연성이 있다. 상피를 팽창시키면 세포는 편평해지고 층의 수가 감소되며, 수축 시에는 입방 또는 원주가 되며 층의 수가 증가된다. 콩팥깔때기, 요관, 방광, 요도 등의 기관 내벽에서 볼 수 있다. 눈에서는 이같은 상피조직은 없다.

(2) 샘상피 Grand epithelium

이 상피조직은 물질을 생산하여 상피 밖으로 배출하는 세포들의 집단이 있다. 이와 같은 세포의 집단을 샘이라 하며, 이곳에서 방출된 물질을 분비물이라 한다. 샘은 발생에서 상피에서 기원한다.

[표 II. 2-3] 샘의 분류

외분비샘	내분비샘	양분비샘
상피속샘 : 단세포샘, 다세포샘 상피밖샘 : 단순샘, 복합샘 점액샘, 장액샘, 혼합샘 샘분비샘, 부분분비샘, 온분비샘 단층샘, 중층샘 동질샘, 이질샘	호르몬 생산	내분비와 외분비 기능

샘은 도관을 가지는 신체의 일정한 장소에 분비물을 배출하는 바깥분비샘과 도관 없이 혈액 또는 림프액에 분비물을 수송하는 속 분비샘으로 분류된다(표 II. 2-3).

바깥분비샘의 원세포는 분열하여 종말이 되는데, 원래의 상피와 종말을 연결하는 세포는 도관이 된다.

속 분비샘에서는 도관부분이 퇴화하고 많은 모세혈관이 샘세포 사이에 들어온다. 간혹 상피 속에 샘세포가 포함되는 경우도 있다. 이 같은 샘을 상피속샘이라 한다. 상피 속에 샘 세포가 홀로 존재하는 것을 상피홀세포샘이며, 몇 개의 세포가 모여 있는 것을 상피속다세포샘이라 한다. 한편 상피바깥샘은 다세포샘으로 되어 있다. 속분비샘의 분비물을 호르몬이라고 하며, 갑상샘, 부갑상샘, 부신, 뇌하수체, 솔방울샘(송과체) 등은 속분비샘이라 한다.

(3) 구조에 의한 분류

바깥분비샘은 종말이 도관으로 이루어져 있는데 종말과 도관의 모양과 구조에 따라 다음과 같이 구분한다(그림 II. 2-3).

- 포상샘 : 종말이 공 모양의 작은 주머니로 되어 있다.
- 관상샘 : 종말이 길게 뻗어 관상으로 되어 있다.
- 관상포상샘 : 가늘고 기다란 종말의 앞 끝이 둥글게 불룩하며 끝이 막힌 것이다.
- 분지샘 : 한 개의 도관 앞 끝에 여러 개의 종말이 붙은 것이다.

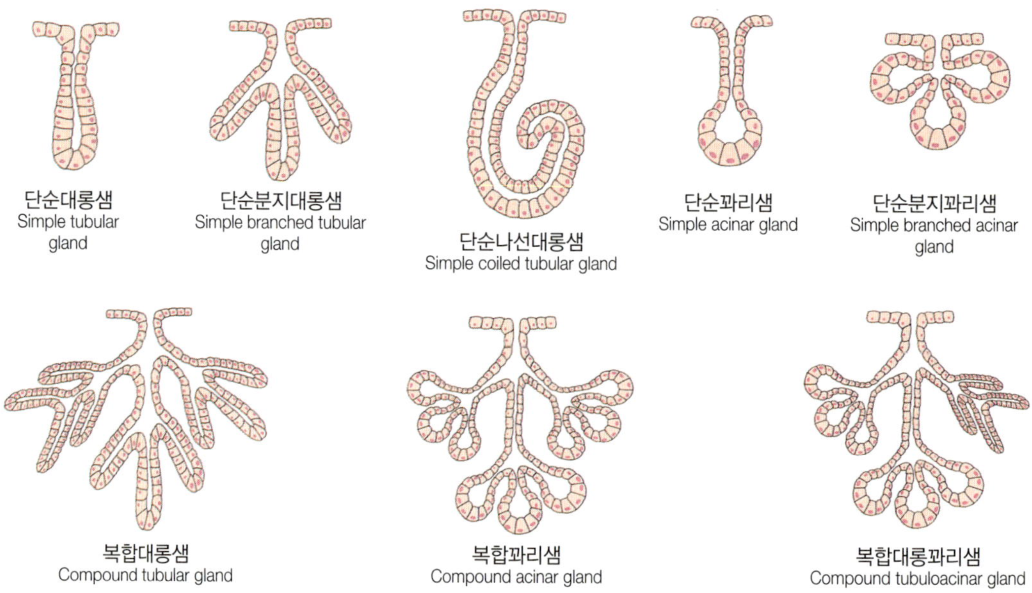

[그림 II. 2-3] 분비부위의 모습과 분비관의 수에 따른 외분비샘 종류

- 단일샘 : 도관이 분지하지 않는다.
- 복합샘 : 도관이 분지하고 각각 앞 끝에 단일 샘이 붙는다.

(4) 분비에 따른 분류

샘세포가 분비물을 배출함에 있어서 몇 가지 형이 있다.

- 온분비샘 : 분비물로 가득 찬 세포 전체가 분비물로 나가는 것으로 세포 속에 분비물이 축척되면 세포질 소기관들이 붕괴되어 세포는 스스로 죽는다. 죽은 세포가 분비물로서 방출되면 인근에 있는 새로운 세포가 이동해와서 그 공간을 채운다. 피부의 기름샘을 들 수 있다.
- 누출분비샘 : 분비물이 세포질 손상 없이 세포막을 통해 배출되어 나간다. 이 경우에 소공이 뚫리고 이 구멍으로 분비물만이 지나간다. 예를 들면 침샘, 췌장, 땀샘 등이 있다.
- 부분분비샘 : 분비물이 소량의 세포질과 함께 배출하며, 분비할 때 소량의 세포질이 소실되는데, 이것은 과조면소포체의 작용으로 새로운 단백질이 생산되어 보완된다. 예로 큰 땀샘, 젖샘 등이 있다.

(5) 분비물에 의한 분류

어떤 것을 분비하는 상태에 의해 분류할 수 있다.

- 장액샘 : 단백질을 포함한 장액을 분비한다. 샘세포는 자색으로 염색되며, 세포 중앙에는 공 모양의 핵이 있다. 예로 귀밑샘, 이자, 눈물샘이 있다.
- 점액샘 : 단백질과 다당류를 함유한 점액을 생산한다. 샘세포는 염색되지 않으며 밝고 흰색으로 보인다. 핵은 바닥부분에 초승달 모양으로 되어 있다. 예를 들면 구개샘, 유문샘, 자궁목샘 등이 있다.
- 혼합샘 : 한 개의 샘이 장액과 점액을 모두 분비하는 것이다. 이것은 전형적인 장액샘과 점액샘이 혼합해 있는 것으로서 장액과 점액의 중간형을 가지는 것은 아니다. 때로는 점액샘 끝에 몇 개의 장액샘 세포가 붙은 경우가 있는데, 이것은 장액성 반달이라 한다. 예로 턱밑샘, 혀밑샘, 눈물샘 등이 있다.

3) 특수상피 Special epithelium

인간 생체는 구조와 기능에서 특수하게 분화된 상피가 있다. 감각상피와 신경감각상피로, 이 상피에는 감각을 느낄 수 있도록 분화된 감각세포가 있어 외부로부터 자극을 받아 신경조직으로 전달한다. 예를 들면, 눈의 시각을 담당하는 망막, 속귀의 나선기관과 평형반, 혀의 미각을 담당하는 맛봉오리, 코점막의 후각상피 등이다.

2. 결합조직 Connective tissue

결합조직은 인체에서 가장 널리 분포하는 조직으로 조직과 조직, 조직과 기관을 연결시키며, 조직과 기관을 받쳐 주는 기능도 한다. 인간 몸의 형태와 장기의 윤곽을 유지할 수 있도록 하는 지탱 역할을 하며, 혈액과 체세포 사이에서 영양물과 노폐물의 이동을 돕는

[표 II. 2-4] 결합조직의 종류

종 류	구 분	증 례
고유결합조직	성긴결합조직	눈꺼풀 피부, 점막결합조직 등
	치밀결합조직	진피층, 골막, 간 조직, 지라의 섬유성 피막, 인대, 근막, 널힘줄 등
	그물결합조직	비장, 간, 림프절, 뼈속 등
	지방조직	복막, 눈꺼풀 피부밑층
	탄력조직	눈동맥
	아교조직	탯줄
	태아결합조직	탯줄
특수결합조직	연골조직	기관, 원반, 후두덮개, 귓바퀴, 도르레 등
	경골조직	이마뼈, 눈물뼈, 코뼈, 벌집뼈 등
	혈액 조직	혈액
	림프조직	림프액

[표 II. 2-5] 결합조직 내의 세포 종류와 기능

세포 종류	기 능
고정세포	
섬유모세포	섬유 생산
중간엽세포	미분화 세포
근육섬유모세포	근육섬유 생산
고정큰포식세포	식균작용
지방세포	지방 생산과 에너지 제공
그물세포	이물질의 필터 작용
색소세포	자외선 차단
유주세포	
자유큰포식세포	식균작용
형질세포	항체 생산과 면역기능
비만세포	히스타민 분비
림프구 세포	면역기능
단핵구 세포	식균작용
호중성 백혈구	식균작용
호산성 백혈구	식균작용
적혈구	산소운반
세포사이 바탕질	
아교섬유	장력 저항, 구조물 지지, 아교섬유 고정 등
탄성섬유	조직의 연결 등
그물섬유	이물질 필터 등

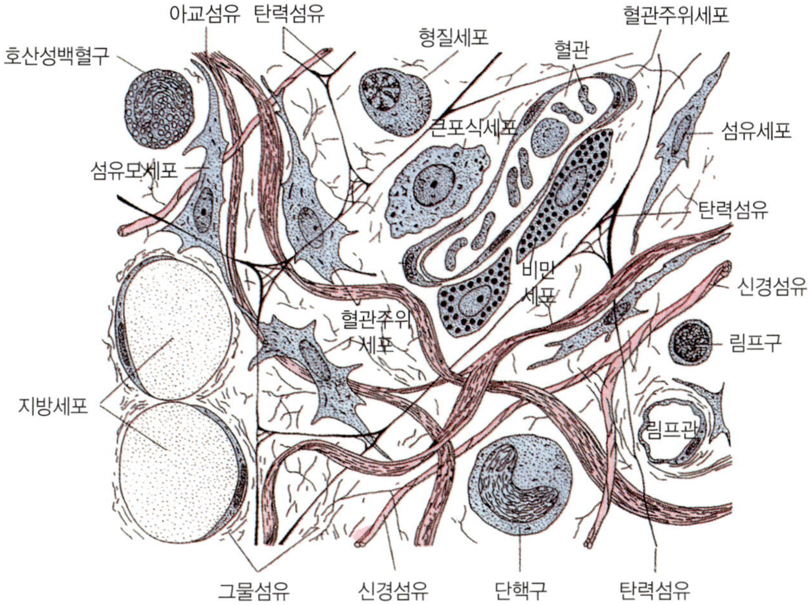

[그림 II. 2-4] 성긴결합조직에 있는 세포와 섬유

매체 역할과 영양물을 지방의 형태로 저장하는 기능도 한다. 세포는 적은 반면 세포사이물질이 많은 것이 특징이다. 결합조직은 기질의 성장과 기질 내 섬유의 형태에 따라 고유결합조직, 경골조직, 연골조직 및 액체조직으로 구분할 수가 있다(표 II. 2-4). 결합조직의 구성은 여러 종류의 세포성분과 세포 사이물질로 되어 있는데, 세포 사이의 바탕물질에는 세포 외에 섬유성분, 즉 아교섬유, 탄성섬유, 그물섬유들이 분포한다. 한편 결합조직에는 여러 가지 세포들이 존재하여 각각 특수한 기능을 수행한다(표 II. 2-5, 그림 II. 2-4).

1) 고유결합조직 Proper connective tissue

고유결합조직은 바탕질 내의 섬유성분과 세포 성분의 함량에 따라서 분류된다.

(1) 성긴결합조직 Loose connective tissue

기본적인 결합조직으로 신체의 여러 곳에서 볼 수 있다. 세포사이물질이 많으며 부드러운 조직이다. 세포사이물질은 아교섬유, 탄력섬유, 섬유 사이를 연결하는 젤리 모양의 무정형 바탕질로 구성되어 있다. 아교섬유는 콜라겐이라는 단백질로 구성되며, 이는 당기는 힘이 강하나 신축성이 없는 섬유이다.

탄력섬유는 탄성이 커서 길이의 1.5배까지 늘어난다. 당기는 힘은 약하며, 강도는 아교섬유의 1/20 정도 밖에 되지 않는다. 탄력섬유는 엘라스틴이라는 단백질로 되어 있으며, 단백질은 섬유모세포와 민무늬근육세포에서 합성된다. 그물섬유는 서로 분리되거나 격자 모습을 가지며, 장력이 크고 림프조직에 특히 발달되어 있다.

세포에서 중요한 것은 섬유세포인데 바탕질, 아교섬유, 탄력섬유 등 모든 세포사이물질을 만든다. 형질세포와 작은 림프구는 항체를 만들며, 큰포식세포와 같이 조직 속을 다니면서 세균, 먼지, 죽은 세포, 파편 등의 이물질을 처리한다. 이들 세포는 신체 방어를 담당하고 있다.

비만세포 역할은 세포의 과립에 함유된 헤파린은 혈액응고를 지연시키고 혈관 투과성을 높이는 작용이 있어 염증과 관계가 있는 되어 있다. 한편 알레르기 반응에도 참여한다.

(2) 치밀결합조직 Compacted connective tissue

이 조직은 바탕질이 거의 없고 많은 아교와 섬유세포로 구성되어 있다. 아교섬유가 주로 되어 있기 때문에 당기는 힘이 강하다. 아교섬유가 여러 방향으로 주행하는 것은 불규칙성 치밀결합조직이며, 아교섬유가 같은 방향으로 주행하는 것은 규칙성 치밀결합조직이라 한다. 불규칙성 치밀결합조직은 섬유가 치밀하게 있어 공간이 적은 치밀조직을 구성하며, 이들 조직에 의해 여러 방향에서 장력에 지탱할 필요가 있어 섬유들이 질서 정연하지 못하다. 피부 진피층, 골막, 간, 콩팥, 지라(비장) 등을 둘러싸는 강한 섬유성 피막은 불규칙성 치밀결합조직으로 구성되어져 있다. 규칙성 치밀결합조직은 평행으로 치밀한 교원섬유다발을 구성하고 있는 것을 볼 수 있다. 유일한 세포는 섬유모세포로 섬유 속 사이에 들어 있다. 근육 힘줄, 관절인대, 근막과 널힘줄(건막) 같은 섬유성 막은 규칙성 치밀결합조직을 구성한다.

(3) 그물결합조직 Reticular connective tissue

이 조직은 바탕질이 없으며 긴 돌기가 있는 그물세포와 굵기가 가는 그물섬유가 서로 얽혀서 입체 그물을 만든다. 실제 그물조직은 앞뒤, 좌우로 이어져 그물세포와 함께 입체적인 그물을 형성한다. 이 조직은 간, 자라(비장), 림프절, 기관들의 내부 뼈대를 구성한다. 그물코는 혈구, 림프구, 큰포식세포 등의 자유세포조직에 얽매이지 않고 자유로이 운동하는 세포, 즉 유주세포를 가지고 있다. 그물조직의 그물코 속에 있는 자유세포는 빨리 움직일 수는 없으나 천천히 이동할 수 있다. 그물조직은 이들 자유세포를 완만하게 부착하는 조직이다. 한편 림프절에 있는 그물세포는 외부 이물질을 포식하는 강한 기능을 가져 포식그물세포라고 부른다.

(4) 지방조직 Adipose tissue

이 조직은 지방이 성긴결합조직으로 지방세포가 주요 성분이다. 세포는 지방방울을 갖고 있으며, 큰 타원형 또는 구형으로 지방을 저장하고 기능은 충격을 흡수하고 신체를 보호하며 체온을 유지하는 역할을 하고 있다. 열상이 있는 경우에 바깥부분의 열을 차단하여 근육과 내장을 고열로부터 방어하는 역할도 하게 된다. 피부밑조직, 큰그물막, 복막 수 등에서 볼 수 있다. 지방세포는 큰지방방울에 세포 한쪽에 치우친 백색 지방과 세포핵이 세포의 중앙에 위치하는 갈색 지방이 있다. 인체는 주로 백색 지방으로 여러 장기 보호, 지탱, 열손상을 방지하는 기능을 한다.

인간의 눈에서는 눈확지방이 안구의 보호와 큐션의 역할을 한다.

(5) 탄력조직 Elastic tissue

탄력조직은 탄력섬유가 주로 되어 있는 신축성이 풍부한 조직이다. 인체에서 많이 볼 수는 없으나 동맥의 탄력판은 탄력조직으로 되어 있다. 색깔은 노란색이며, 이 섬유는 원래 길이의 1.5배 늘어날 수 있고 다시 원위치로 갈 수 있다. 이들의 분포는 인대, 동맥 혈관 등에서 볼 수 있다.

(6) 아교조직 Collage tissue

이 조직은 조직은 태아의 피부 밑과 탯줄에서 볼 수 있을 뿐, 출생 후 인체에서는 볼 수 없다. 긴 돌기가 있는 섬유세포, 다량의 바탕질, 소량의 가느다란 아교섬유로 이루어진 부드러운 조직으로서 성긴결합조직의 원형과도 거의 같은 것이다.

(7) 태아 결합조직 Fetal connective tissue

배 발생기에 존재하는 미분화성 결합조직을 가지킨다. 배에서 발생 중인 기관이나 태아의 탯줄 내에 있는 장소에서 주로 관찰될 수 있다.

(8) 간엽 Mesenchyme

이것은 발생초기에 볼 수 있는 결합조직의 모체가 되는 조직을 간엽이라고 한다. 일종의 미 분화조직으로서 구조는 아교결합조직과 거의 유사하다.

(9) 연골조직 Cartilage tissue

연골은 지지 결합조직으로, 생체의 여러 부위에서 지탱하는 역할을 하며 뼈의 성장에도 관여한다. 연골은 연골세포와 세포 사이의 공간을 점령하는 연골 바탕질로 구성되어져 있다. 연골의 섬유와 바탕질은 연골모세포에 의해 만들어진다. 연골세포는 무형질을 생산한다. 세포가 들어 있는 공간을 소강이라 한다. 연골형성이 완성되면 연골모세포는 연골을 유지할 수 있는 만큼 충분한 기질을 만들어 낸다. 바탕질은 단백질과 같은 탄수화물로 구성되어 있다. 바탕질 속에는 연골세포에서 만들어진 아교섬유 및 탄력성 섬유 또는 탄력섬유가 있다. 연골 바탕질 속에는 혈관이나 신경이 없어 산소나 영양분 공급은 연골막의 내층에 있는 혈관으로부터 바탕질 확산에 의한다. 연골막은 연골의 주위를 싸는 치밀결합조직으로 혈관과 신경이 분포되어 있다.

연골은 바탕질에 함유되는 섬유의 종류와 양에 따라 유리연골, 탄력연골 및 섬유연골로 분류된다.

① 유리연골 hyaline cartilage

불투명 유리와 같은 반투명의 느낌을 주는 연골로 연골 중 가장 단단하다. 바탕질 사이에는 꽤 많은 아교섬유가 있는데 균일한 것처럼 보인다. 갈비뼈와 복장뼈를 연결하는 갈비연골, 코중격, 기관, 기관지, 뼈의 관절연골이있다.

② 탄력연골 elastic cartilage

이 연골은 바탕질 내에 탄성섬유가 분포되어 있는 탄력성이 있으며 지지 역할을 한다. 후두덮개와 가운데귀관을 형성한다.

③ 섬유연골 fibrous cartilage

이 연골은 바탕질이 적고 아교섬유가 대부분 차지하기 때문에 당기는 힘에 강하다. 섬유연골에는 연골막이 없으며, 힘줄이나 인대와 함께 무게를 지탱하는 역할을 한다. 척추사이에 끼어 있는 척추사이원반(추간판)이 있다.

(10) 뼈 Bone

뼈는 경골로서 단단한 조직으로 무기질로 되어 있어 연골 바탕질보다 훨씬 강하고, 많은 아교섬유를 가진 치밀결합조직 일종이다. 바탕질은 많은 인산칼슘이 있으며, 이곳에 탄 칼슘이 침착되어 아주 단단하다.

아교섬유는 같은 쏙으로 주행하며 일정 두께를 이루고 있다. 이것을 층판이라 한다. 층판마다 아교섬유의 주행 방향이 다르기 때문에 합판처럼 튼튼하다. 입체적으로 원과 같은 것은 하버스층판이라 한다. 하버스판 중심의 하버스관은 혈관이 통과한다. 뼈층판 사이에는 긴 돌기가 있는 뼈세포가 있어, 뼈세포는 서로 돌기의 끝으로 연락하고 주변의 세포로부터 산소와 영양을 받는다. 뼈세포는 소강이라는 공동 속 빈틈이 없이 끼어져 있다. 세포에서 나오는 돌기 소관이라는 터널 속을 지난다. 혈관에서 보내는 산소와 영양물을 릴레이 식으로 뼈세포의 돌기에서 돌기로 보내기 때문에, 단단한 바탕질 속에 묻혀 있는 뼈세포는 필요한 물질을 받는다. 뼈의 기능은 주요 장기의 지탱, 장기 보호, 운동, 조혈작용, 무기질의 저장 등을 수행한다.

(11) 혈액 Blood

혈액은 구성이 세포성분인 혈구와 액상성분인 혈장으로 나누어진다(표 II. 2-6).

이 같은 혈액은 바탕질 속에 세포가 많이 분포해 있으며, 이 세포 사이를 액상 세포사이물질인 혈장이 있기 때문에 혈액은 결합조직의 형태이다. 세포를 둘러싸고 있는 혈액의 바탕질을 혈장이 있기 때문에 혈액은 결합조직의 형태이다. 혈구세포를 둘러싸고 있는 혈액의 바탕질을 혈장이라 한다. 결합조직에 붙어 있는 아교섬유는 없으나, 혈액이 응고할 경우에는 피브린 섬유가 발생하기 때문에 섬유는 존재한다고 할 수 있다.

적혈구는 지름이 8㎛, 두께 2㎛ 정도의 원반상 세포로서 핵은 없고 세포질 소기관도 없다. 세포의 대부분은 단백질이 차지하고 있다. 허파에서 흡수된 산소와 산화 헤모글로빈은 전신에 운반한다.

호중구는 적혈구보다 크며, 지름이 13㎛ 정도의 원 모양 세포이며 불규칙한 형태의 핵이 있다. 이 세포는 활발한 식균작용을 하며, 세균에 강한 공격을 한다. 세균의 감염이 있는 경우 혈관에서 세균을 공격한다. 상처부위에 있는 고름은 세균과 싸운 호중구의 시체이다.

호산구는 산성색소에 염색되는 과립을 가지며, 핵은 2엽으로 분지되어 있다.

호염구는 S자형 핵을 가지며, 세포질에 염기성 색소에 염색되는 커다란 과립이 있다. 호산구와 호염구의 기능에 관해서는 다양하다.

[표 II. 2-6] 혈액 세포의 종류와 기능

혈구 종류	크기(㎛)	개수(㎣)	기능
적혈구	7.5	남 : 약 500만 여 : 약 450만	산소와 이산화탄소 운반
중호성 백혈구	12~14	3,000~7,000개 전체 백혈구의 60~70%(평균 56%)	식세포 작용
산호성 백혈구	12	50~400개 전체 백혈구의 1~4%(평균 2.7%)	항원-항체복합체 파괴 식세포 작용
염기성 백혈구	9	0~50개 전체 백혈구의 2~6%	화학물질 방출 염증반응, 알레르기 반응
단핵구	15~20	1,000~3,000개	식세포 작용
림프구	9~14	전체 백혈구의 20~40%	면역작용
혈소판	2.5	약 25만~약 30만	혈전 혈액응고

단핵구 지름이 16~20㎛ 로 혈구 중에서 가장 크다. 이 세포는 큰포식세포의 모체가 되는 것으로서 혈관 속에서도 식균작용을 하며, 혈관 바깥에서는 포식세포로 활약한다.

혈액응고에 혈소판은 골수에 있는 거대핵세포라는 커다란 세포의 세포질이 갈라진 것으로서 완전한 세포가 아니다. 핵이 없으며, 크기에 있어서도 적혈구보다 작아 1㎣당 25~40만 정도 있다.

(12) 림프 Lymph

림프는 면역기능을 수행하는 것으로 림프세포, 림프액, 림프관, 림프절 등으로 구성한다.

림프액은 일종의 조직액으로 이들은 그물 모양으로 전신에 분포된 모세림프관에 흡수되고, 이것이 모여서 림프관으로 들어가서, 신체의 일정 부위에 있는 림프절을 거쳐 좌우의 림프본관에 모이고 최종적으로 좌우의 정맥각 내에 유입한다. 이 림프관을 흐르는 액상조직이 림프이며, 액체성분, 즉 림프액은 혈장과 유사하지만 세포성분은 거의 림프구이다.

림프 중에서 장관벽에 분포하는 모세림프관에서 모인 것은 소화 시에 미세한 지방을 다량 함유하고 있어 우유와 같이 보이므로 특히 유미라고 한다

림프구는 일종의 백혈구 세포로서 그 생성 유래에 따라 두 가지로 구분된다. 즉 골수에서 유래하는 림프구는 B 림프구라고 한다. 그러나 가슴샘에서 완성되는 림프구는 T 림프라고 한다.

인간의 눈에서는 결막에 림프조직이 아데노이드층에 아주 발달한다.

이곳의 림프는 귀 앞의 귓바퀴 림프절과 위턱의 위턱 림프절에서 온 것이다.

최근에는 이 두가지 림프구는 면역학적 역할이 다양하게 밝혀지고 있다.

3. 근육조직 Muscle tissue

근육조직에는 뼈대근육, 민무늬근육, 심장근육으로 나누어진다(표 II. 2-7, 그림 II. 2-5).

[표 II. 2-7] 근육조직의 종류와 특징

특 징	뼈대근육	심장근육	민무늬근육
핵의 수	다핵	단핵	단핵
핵의 위치	주변	중앙	중앙
지배신경	수의신경	자율신경	자율신경
모양	원주형	사각형	원추형
기능	근육수축	심장박동	자율적 장기 지배
증례	눈둘레근, 눈꺼풀올림근 등	심장근육	동공조임근, 섬모체근 등

이 조직의 특징은 강한 힘으로 수축하는 것이다. 육안으로 볼 수 있는 신체의 움직임은 거의 모두가 근육의 수축에 의해 일어난다. 근육조직을 형성하는 근육세포를 근육섬유라고 한다.

근육세포에는 뼈대근육, 심장근육, 민무늬근육이 있다. 뼈대근육과 심장근육은 뚜렷한 가로무늬가 있다. 민무늬근육에는 가로무늬가 없다.

1) 뼈대근육 Skeletal muscle

뼈대근육은 생체 골격의 뼈에 부착하는 골격근육이다.

뼈대근육세포는 원주상피세포로서 큰 것은 10㎝가 된다. 현미경으로 보면 명암으로 된 줄무늬를 볼 수 있는데, 이 무늬는 약간 구부러져 있다.

근육세포는 세포막의 밑에 수백~수천 개의 핵을 가진다. 각 근육세포는 근막이라는 소량

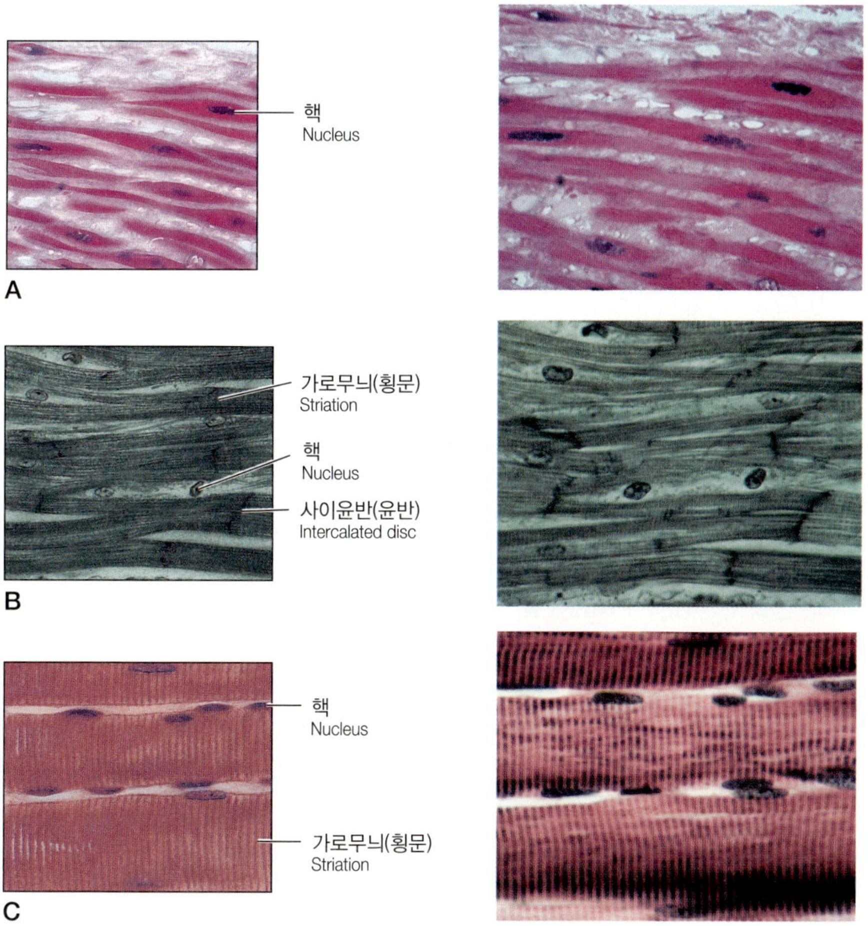

[그림 II. 2-5] **근육조직.** (A) 민무늬근육(평활근). (B) 심장근육(심근). (C) 뼈대근육(골격근).

의 결합조직에 의해 결합되어 있다. 한 개의 근육세포 내에는 근원섬유라는 가느다란 섬유가 있다. 각의 근원섬유는 규칙적인 가로무늬를 가지며, 위치가 조금 어긋나 있기 때문에 세포 전체는 구부러진 무늬가 보인다. 가로무늬의 어둡고 검은 부분을 A띠, 밝고 흰 부분을 I띠라고 한다. A띠의 중앙에는 밝은 부분이 있으며 I띠의 중앙에는 어둡고 가는 선이 있다. 이 선을 Z선이라 하며, Z선과 Z선 사이를 근육의 기능적인 단위인 근절이 있다. 근원섬유사이와 세포막 아래에는 사립체가 있다. 각 근원섬유는 아주 가느다란 근육세사의 집합이다. 이곳에는 가느다란 것과 굵은 것이 있으며, 같은 위치에 배열하고 있다. 굵은 것은 미오신, 가느다란 것은 액틴이라 한다. A띠에는 액틴세사와 미오신세사가 중첩되나 중앙에는 액틴과 미오신이 중첩하나 중앙에는 액틴이 없다. 이 부분이 약간 밝게 보이는 H띠라 한다. 근육이 수축하는 것은 액틴이 미오신 사이에 들어가기 때문이다. 이런 현상을 슬라이딩 방법이라고 한다.

2) 심장근육 Cardiac muscle

이 근육은 심장에서만 볼 수 있는 특수 근육이다. 가로무늬가 있다는 것은 뼈대근육과 비슷하나 오히려 민무늬근육에 가깝다. 심장근육은 뼈대근육과 같은 가로무늬가 있으나, 크기는 장소에 따라 다르다. 이것은 그물처럼 이어져 있으며, 여러 곳에 사이원반이라는 가로무늬 I띠보다 굵은 선이 있다.

심장근육은 짧은 심장근육세포가 사슬처럼 연결되어 있다. 세로단면에서 사이원반은 사실은 2개의 심장근육세포의 연결부이다. 즉 하나의 사이원반에서 곁에 있는 사이원반까지 한 개의 심장근육세포이다. 핵의 주위에는 미토콘드리아나 세포질 소기관이 모여 있어 이 부분에는 근원섬유가 없어 가로무늬도 볼 수 없다.

핵은 중앙에 있고, 근육섬유 사이에 모세혈관이 많이 심장근육의 특징이다.

3) 민무늬근육 Smooth muscle

이 근육은 기다린 방추형 세포로 내장근이라 한다. 가로절단면에는 근육 전체가 하나의 미세한 과립의 집합처럼 보인다. 세포의 크기가 작기 때문에 뼈대근육이나 심장근육에 비해 각각의 세포를 판별하기가 어렵고 세포사이물질이 균일하면서 세로 사이에는 공간이 많다. 민무늬근육세포는 액틴과 미오신을 가지고 있으나 세사의 배열이 불규칙적하기 때문에 근원섬유나 가로무늬가 없고, 중앙에 한 개의 핵이 있다. 민무늬근육의 신체 분포는 혈관의 벽, 피부의 털세움근, 각종 도관의 벽, 눈의 홍채와 섬모체, 소화계통 등에 있다.

4. 신경조직 Nerve tissue

신경조직은 신경세포와 신경아교로 나누어진다(표 II. 2-8, 그림 II. 2-6).

신경조직은 자극과 흥분을 받아서 정보 전달을 하는 신경원 정보를 전달하는 작용은 하지 않으나 신경세포를 받치고 그 기능을 돕는 버팀세포인 신경교로 구성되어 있다. 신경세포는 세포체에 두 개 이상의 세포질 돌기를 가진다. 버팀세포에는 여러 종류가 있다.

1) 신경세포 Nerve cell

신경세포는 뉴런이라고 하며, 핵을 중심으로 한 세포체와 세포에서 나오는 돌기로 구분하고 돌기를 다시 가지돌기와 신경돌기로 나눈다. 세포체에는 핵소체가 있는 밝고 커다란 핵이 있다. 세포질에는 염기성 색소에 잘 염색되는 과립이 있는데, 그것은 세포질그물의 작은 집단이다. 니슬소체, 골지복합체, 미토콘드리아, 미소관, 세사 등이 있다. 가지돌기는 정보를 받아들이는 곳으로서 굵고 짧으며 많은 가지로 갈라진다. 축삭은 상대방에게 정보를 전달하는 부분으로서 가늘고 길지만, 대게 가지를 내지 않는다. 세포체에서 축삭이 나오는 곳을 축삭구라 하고, 세포체에서 나온 축삭은 대부분 버팀세포의 세포막에서 말이집에 감싸인다. 말이집이 형성되는 과정은 축삭이 신경집세포의 속 벽에 떨어져 축삭간막이 신경집세포가 축삭 주위를 회전한다. 따라서 축삭은 나선 모양으로 축삭을 감고, 따라서 간막 사이의 세포질이 밀려 나온다. 다음에는 세포막이 밀착하여 말이집이 완성된다. 신경집세포가 말이집을 밀착하여 말이집이 완성된다. 신경집세포가 말이집을 만드는 것을 말이집신경, 말이집을 만들지 않는 것을 무수초 신경섬유라 한다. 말이집은 신경집세포의 세포막이 몇 겹으로 겹 축삭을 감싼 것인데, 그 끝의 두개 세포막이 부분을 축삭간막이라 한다. 축삭은 신경집세포의 세포질 부분을 슈반초라 한다. 말이집의 유무와는 상관없이 말초신경은 신경집을 가지고 있다.

[표 II. 2-8] 신경과 신경교의 종류

구분	종류	증례
신경	중추신경	뇌, 척수
	말초신경	눈돌림신경, 갓돌림신경, 도르래신경, 눈신경 등
	자율신경	교감신경, 부교감 신경
신경아교	별아교세포	
	희돌기아교세포	
	미세아교세포	
	뇌실막세포	
	위성세포	
	슈반세포	

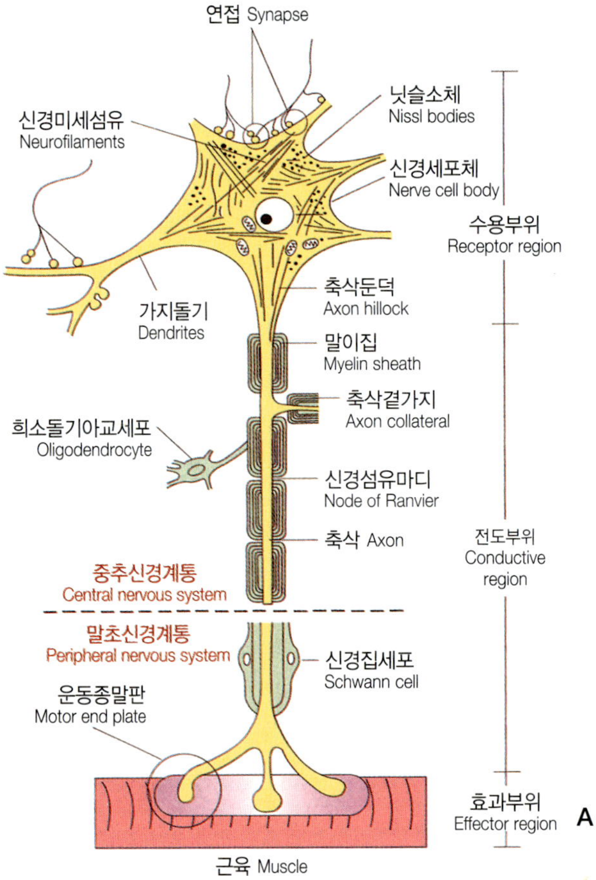

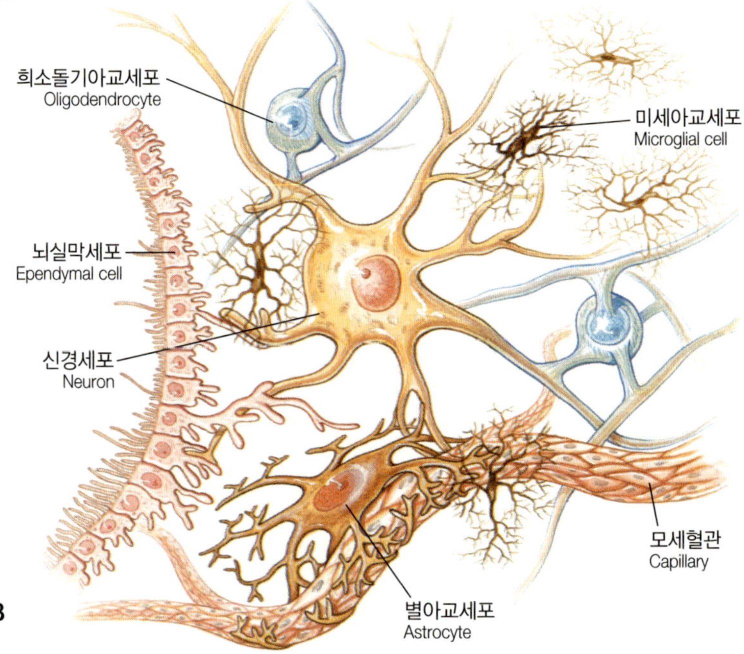

[그림 II. 2-6] 신경(A)과 신경아교(B)

가지돌기는 세포체에서 나온 축삭은 한 개 뿐이다. 세포체에서 돌기가 나오는 곳을 '극'이라 하고 신경세포는 극의 수에 의해 나누어진다. 신경세포 정보를 받고 주는 구조를 가진 장소를 시냅스라고 한다.

정보는 축삭의 말단에서 다음 가지돌기 또는 세포체로 전달된다. 축삭 말단은 종말이라 하는 불룩하게 부푼 주머니를 만들며, 이 속에 시냅스 소포라는 주머니가 있다. 이 소포에는 신경전달물질이 있는데, 이것이 방출되면 막을 사이에 두고, 세포로 정보가 전달된다.

시냅스 소포는 한쪽만 있기 때문에 정보 전달은 시냅스 소포가 있는 쪽에서 없는 쪽으로 간다.

시냅스는 신경세포와 근육세포 사이, 지각세포와 신경세포 사이에서 생산된다.

세포가 손상을 받으면 니슬소체는 소실된다. 손상이 큰 경우에는 세포는 붕괴되어 버리지만, 가벼운 손상인 경우는 천천히 회복된다.

2) 버팀세포 Supporting cell

신경계의 버팀세포는 중추성 아교세포, 위성세포, 슈반세포로 나누어진다.

중추성 아교세포는 신경아교세포로서 중추신경에서 볼 수 있는 버팀세포라 한다. 이들 세포는 별아교세포, 희소돌기아교세포, 미세아교세포, 뇌실막세포 등이 있으며 서로 다른 기능을 가지고 있다.

중추성 아교세포는 기다란 돌기를 내고 있으며, 종류는 돌기의 수와 형으로 확인할 수 있다.

별아교세포는 다수의 돌기가 부채꼴로 이루어져 있다. 돌기 끝은 미세하게 분지되며 일부는 부근의 모세혈관에 접하고, 일부는 신경세포에 연접하고 있다. 세포의 돌기 끝은 약간 판 모양이 되고, 이것이 모세혈관 주위를 둘러싸고 있다. 세포는 혈액에 함유되어 수송된 물질이 뇌에 차단하여 뇌의 실질 내로 유해물질이 들어가지 못하게 한다. 한편 뇌세포는 신경세포가 필요로 하는 물질은 흡수되어 별아교세포를 지나 신경세포에 전달된다. 희소돌기세포는 돌기수가 대체로 적다. 세포돌기 끝은 엷게 퍼져 축삭을 감싸고 말이집을 만든다. 말초신경의 수초는 슈반세포가 만들지만 중추신경 경우는 희소돌기가 말이집을 만든다.

미세아교세포는 작은 세포에서 복잡하게 굴곡한 나무뿌리와 같은 기다란 돌기를 나타낸다. 뇌가 손상되고 세포가 죽게 된 경우, 세포가 돌기를 수축하여 상처가 있는 곳으로 이동하여 포식세포와 비슷한 죽은 파편을 흡수해서 처리한다.

뇌실막세포는 입방 또는 원주상피로서 섬모를 가지며, 뇌실계와 척수의 중심관 내면을 싸고 맥락얼기의 상피를 덮고 있다. 기능은 뇌척수액을 생산한다.

위성세포는 세포의 대부분이 중추신경인 뇌와 척수에 있으나 말초신경에도 있다. 이 같이 말초신경에서 볼 수 있는 신경세포의 집단을 신경절이라 하며, 이곳의 신경세포를 신경절세포라 한다. 신경절세포는 납작한 세포에 의해 감싸인다. 이 세포를 신경절아교세포 또는 외투세포라 한다. 이 세포는 중추신경의 별아교세포와 같이 신경절세포에 들어가는 물질을 감독하는 것으로 생각된다.

신경집세포는 말초신경으로 신경집세포에 감싸여 있다. 신경집세포는 신경섬유의 말이집을 형성하고 유지하며 작용을 한다. 말이집신경세포에는 항상 한 개의 신경집세포가 축삭을 감싸고 있다. 말이집은 신경집세포가 축삭 주변을 회전하는데 만들어진다. 무수초신경섬유의 경우에는 한 개의 신경집세포가 여러 개 축삭을 둘러싸고 있다.

3) 신경연접 Neural symagse

신경연접은 이웃신경세포로 신경의 정보를 전달하기 위한 특수장치이다. 이것의 구상은 신경축삭의 종말부위가 신경세포의 가지돌기 또는 세포체에 접촉되는 구조를 가진다. 기전은 신경종말의 자극전도 물질이 소포에서 방출되면 이웃신경에 화학물질이 전달되어 이것이 전기신호로 바뀌어 자극이 전해지는 것이다. 즉 활동전위가 신경종말에 도달되어, 신경연접을 신경전달물질이 방출되어 신경전도가 되는 것이다.

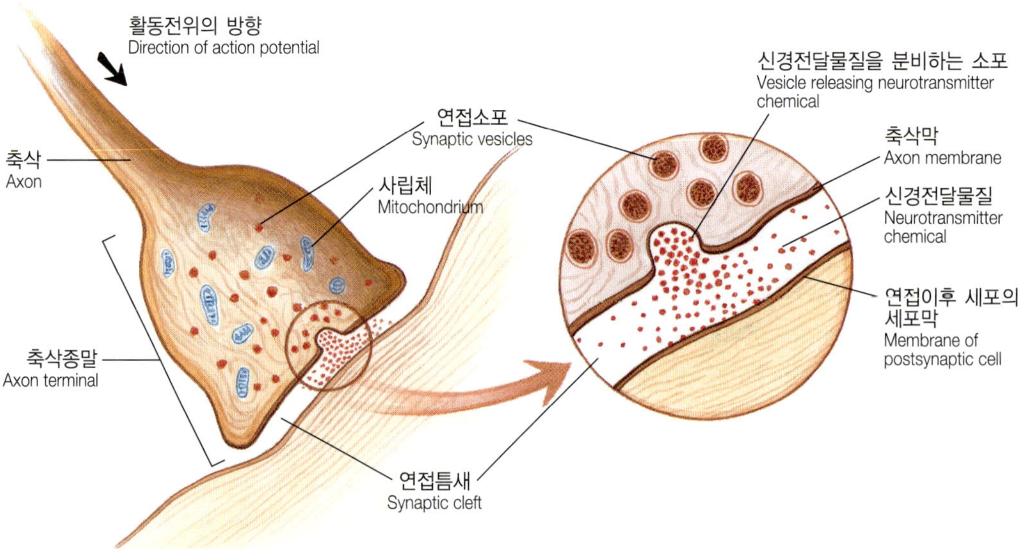

[그림 II. 2-7] 활동전위가 축삭종말에 도달하면 연접틈새로 신경전달물질이 방출
신경전달물질이 연접틈새로 방출되면 신경전도가 발생.

연습문제 II

I. 다음 중 적당한 답을 선택하시오.

1. 다음 세포의 소기관 중에서 유전물질을 가지는 것은 어느 것인가?

가: 소포체	나: 리보솜	다: 핵	라: 미토콘드리아

1) 가, 나, 다 2) 가, 다 3) 다, 라 4) 라 5) 가, 나, 다, 라

2. 다음 세포의 소기관 중에서 세균 탐식이 가능한 것은 어느 것인가?

1) 세포막 2) 핵막 3) 리보솜 4) 골지체 5) 섬모

3. 다음 각막의 조직에서 재생이 거의 불가능한 것은 어느 것인가?

가: 상피조직	나: 신경조직	다: 실질조직	라: 내피조직

1) 가, 나, 다 2) 가, 다 3) 다, 라 4) 라 5) 가, 나, 다, 라

4. 자외선 (UV)를 조사하면 증가하는 세포는 어느 것인가?

1) 상피세포 2) 내피세포 3) 색소세포 4) 바닥세포 5) 림프세포

5. 다음 눈에 세균의 침입 때 항체의 형성에 관계하는 세포는 어느 것인가?

1) 비만세포 2) 형질세포 3) 바닥세포 4) 내피세포 5) 색소세포

6. 전색맹을 가진 사람의 경우 유전의 방식은 무엇이라 생각되는가?

1) 상염색체 열성유전 2) 상염색체 우성유전
3) 성염색체 우성유전 4) 성염색체 열성 유전 5) 성연관 유전

7. 각막을 구성하는 상피세포는 어느 것인가?

1) 단층편평상피 2) 단층입방상피
3) 단층원주상피 4) 중층편평상피 5) 이행상피

8. 다음 중에서 이물질의 이동을 방해시키는 섬유는 어느 것인가?

1) 교원섬유 2) 판상섬유 3) 그물섬유 4) 탄성섬유 5) 혼합섬유

9. 다음 중 신경 재생에 관계하는 세포는 어느 것인가?

1) 슈반세포 2) 멜라닌세포 3) 원뿔세포
4) 바탕질세포 5) 술잔세포

10. 다음 뇌척수액을 생산하는 장소는 어느 곳인가?

1) 경질막　　2) 맥락막　　3) 상공막얼기

4) 연질막　　5) 맥락막얼기

Ⅱ. 다음을 자세히 기술하시오.

1. 세포막의 모습을 그림으로 그려보고 명칭을 쓰고 기능을 적으시오.

2. 신경아교의 종류를 쓰고 기능을 적으시오.

3. 결합조직에서 유주세포의 종류를 쓰고 기능을 적으시오.

4. 세포 내에 있는 소기관의 종류를 쓰고 기능을 적으시오.

5. 신경세포의 모습을 그림 그리고 명칭을 쓰고 기능을 적으시오.

6. 부분색맹 유전의 방식을 적고 설명하시오.

7. 망막아세포종의 원인과 눈의 자각과 타각증상은 무엇인가?

8. 표현형과 인자형의 차이점을 적으시오

9. 다운증후군의 원인과 눈에서 증상을 적으시오.

10. 돌연변이의 원인과 증례를 적고 설명하시오.

정답: 1(3), 2(3), 3(4), 4(3), 5(2), 6(1), 7(4), 8(3), 9(1), 10(5)

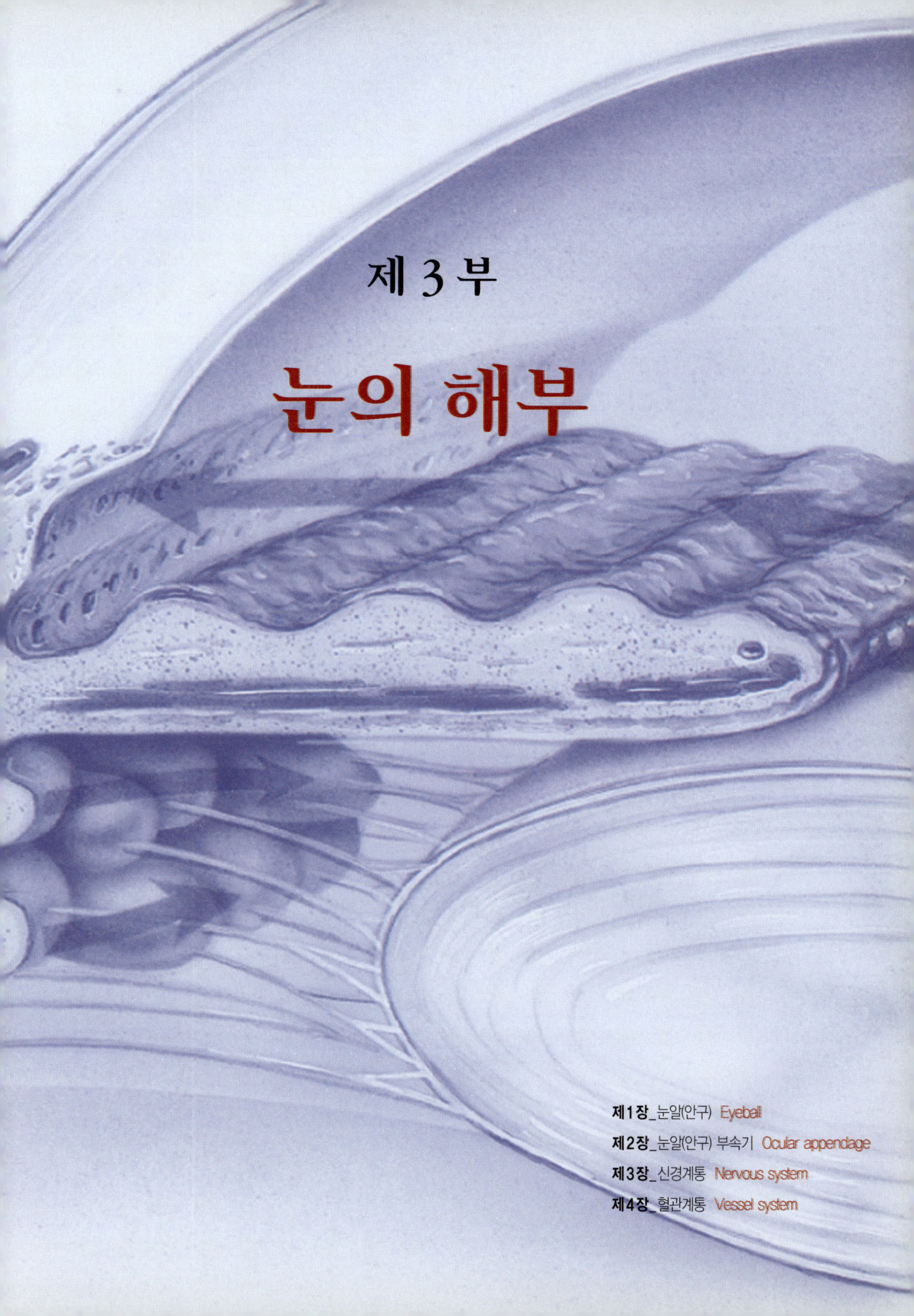

제 3 부

눈의 해부

제 1 장

눈알(안구)

Eyeball

눈 eye은 시각 감각을 담당하는 특수감각기관 specialized sense organ으로 신경계통 nervous system, 순환계통 circulatory system, 림프계통 lymphatic system, 근육계통 skeletal system 등으로 이루어진 복잡한 기관이다. 눈은 흔히 카메라의 광학계와 비교되는데, 외부에서 투사된 빛의 초점을 맞추고, 이 때 만들어진 형상을 일련의 전기적 신호로 바꾸어 뇌에 전달하는 기능을 한다. 우리가 일상생활에서 사용하고 있는 디지털 카메라를 상상해 본다면 보다 더 쉽게 이해할 수 있으리라 본다.

시각을 담당하는 눈의 어원을 살펴보면 라틴어로는 'oculus' 이며, 그리스어로 'ophthalmos' 로 현재에도 '눈알의', '눈의' 뜻으로 쓰이는 'ocular-', 'ophthalmo-' 로 사용된다. 해부학적으로 시각기는 시각을 감지하는 눈알(안구) eyeball과 눈알을 보호하고 움직이는데 필요한 부속기관 accessory organ으로 구성되어 있으며, 이들은 대개 눈확안(안와강) orbital cavity에 위치하고 있다(표 III. 1-1). 눈확안 내에는 눈알이 전체의 약 1/3만을 차지하고 있어서 눈알 외에도 결합조직, 신경조직, 지방조직, 근육조직 등이 위치하고 있으며(그림 III. 1-1), 눈확안 내에는 외부와의 연결통로로 시각신경구멍 optic foramen, 위눈확틈새 supraorbital fissure, 아래눈확틈새 infraorbital fissure, 코눈물관 nasolacrimal duct이 존재하고 있다.

[표 III. 1-1] 눈의 구조와 특징

구 조	내 용
바깥 지지층 supporting layer(섬유층)	
각막 cornea	눈알 전방부 1/6을 차지하는 투명층
	광선 투과
	+43D의 광선굴절
각막 가장자리 limbus	각막과 공막의 연결부
	방수유출 기능
공막 sclera	눈알 후방부 5/6를 차지하는 백색의 불투명층
	눈알 형태유지
	눈알 내부 보호
	시각신경섬유의 출구
	안구근육 부착
중간 혈관층 vascular layer(포도막층)	
맥락막 choroid	공막과 망막 사이의 눈알 후방부 2/3를 차지하는 얇은층
	혈관과 색소가 풍부
섬모체 ciliary body	맥락막에서 이행되어 온 근육 조직
	혈관 발달
	수정체 조절력 변화
	방수유출
섬모체돌기 ciliary process	상피세포에서 방수 생산
	돌기의 안쪽에 섬모체띠 부착
홍채 iris	섬모체 앞방부에 신장된 얇은 근육층
	눈의 색깔 결정
	동공의 크기 조절
동공 pupil	방수유출 경로
	광선량 조절
안쪽 광수용층 photoreceptor layer(신경층)	
망막 retina	눈알 가장 안쪽의 후방부 2/3를 차지하는 신경층
	색소상피층과 신경층 구성
막대세포 rod cells	암순응 담당
	중심오목을 제외한 망막 전반에 분포
	주변시
원뿔세포 cone cells	명순응 담당
	중심오목에 집중적 분포
	중심시
중심오목 fovea centralis	황반부 중심 함몰부위, 중심시력
눈알 내용물	
방수 aqueous humor	앞방과 뒤방에 분포
	안압 형성
	각막에 대사기능
수정체 lens	섬모체띠에 부착된 투명렌즈
	조절성 렌즈
	광선 투과
	자외선 차단

[표 III. 1-1] 눈의 구조와 특징 (계속)

구 조	내 용
유리체 vitreous body	눈알 내부 공간을 채우는 물질 무혈관성의 투명한 젤리 구조 안구형태 유지
눈알의 공간(강) intraocular cavities	
앞방 anterior chamber	홍채 앞면, 각막 뒷면, 수정체 앞면으로 이루어진 공간 방수로 채워짐, 안압 형성
뒤방 posterior chambe	홍채 뒷면, 수정체 앞면으로 이루어진 공간 방수로 채워짐, 안압 형성
유리체강 vitreous chamber	수정체 뒤방의 눈알 내 가장 큰 공간 유리체액으로 채워짐, 안내압 형성
눈알 부속기 accessories of eyeball	
눈확 bony orbit	경골로 둘러싸인 공간 머리뼈, 얼굴뼈로 구성 눈확의 통로 : 시신경구멍, 위눈확틈새, 아래눈확틈새 눈알 보호
눈꺼풀 eyelids	눈알을 닫을 수 있는 피부 중첩부 순목작용(눈의 개폐) 피부, 근육, 눈꺼풀판, 결막으로 구성 외부자극으로부터 눈알 보호 다양한 분비샘 존재
속눈썹 eyelashes	눈꺼풀판샘 앞쪽의 짧은 털 외부 이물질(피지선 물질) 방어 외부 이물질 차단
눈썹 eyebrow	유해광선 차단
결막 conjunctiva	눈꺼풀과 눈알을 덮고 있는 점액성 막 눈꺼풀막, 눈알결막, 결막구석으로 구분 혈관성 막
눈물기관 lacrimal apparatus	눈물샘과 눈물경로 제공 눈물샘 : 눈물샘과 덧눈물샘 눈물경로 : 눈물점, 눈물관, 눈물주머니, 코눈물관 눈물막 형성 : 눈 건조방지, 면역작용, 고른 광학면 형성
안구근육 extraocular muscles	눈알을 움직이는 근육 4개의 곧은근과 2개의 빗근 수의신경 지배

눈알의 직경은 신생아는 약 17mm이며, 성인이 되면 약 24mm이나, 가로 직경이 24mm로 가장 크고, 그 다음이 전후 직경, 수직 직경의 순으로 측정된다. 전후 직경은 출생 시 약 17.5mm로 나타나고, 사춘기에 이르면 약 20~21mm, 그리고 성인이 되면 약 23.5mm로 나타난다.

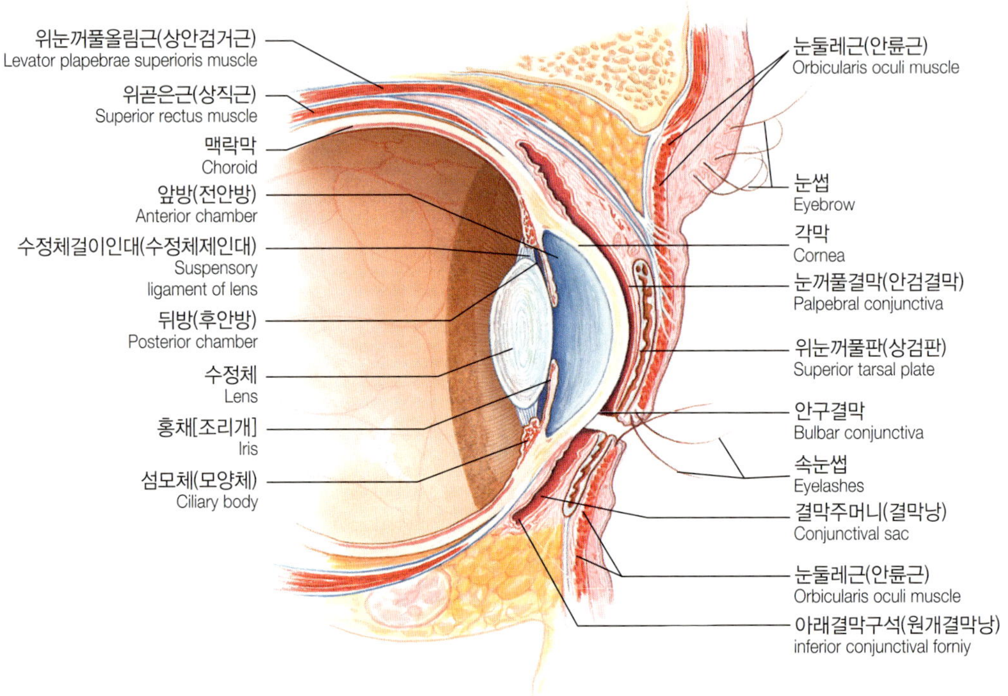

[그림 III. 1-1] 시상면에서 안구와 부속 구조물

눈알은 무게 약 6~8g, 용적 약 6.5cc 그리고 비중이 1.07인 구형으로 이루어져 있다.

눈알은 눈확 orbit의 전방부에 위치하며, 이들의 주위에는 지방조직, 근육조직, 신경조직, 고유결합조직 등이 있으며, 특히 지방조직과 고유결합조직은 외부 또는 자체의 충격으로부터 눈알을 보호한다.

눈알 내의 구조는 크게 막성구조 membranous structure와 눈알 내용물로 나뉜다.

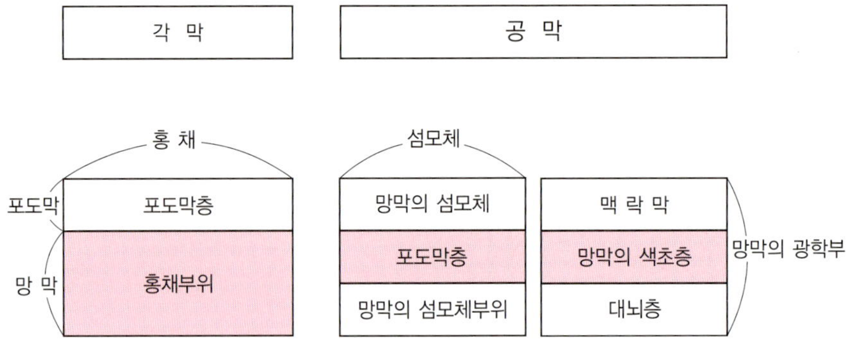

[그림 III. 1-1(1)] 눈의 막성분 구성

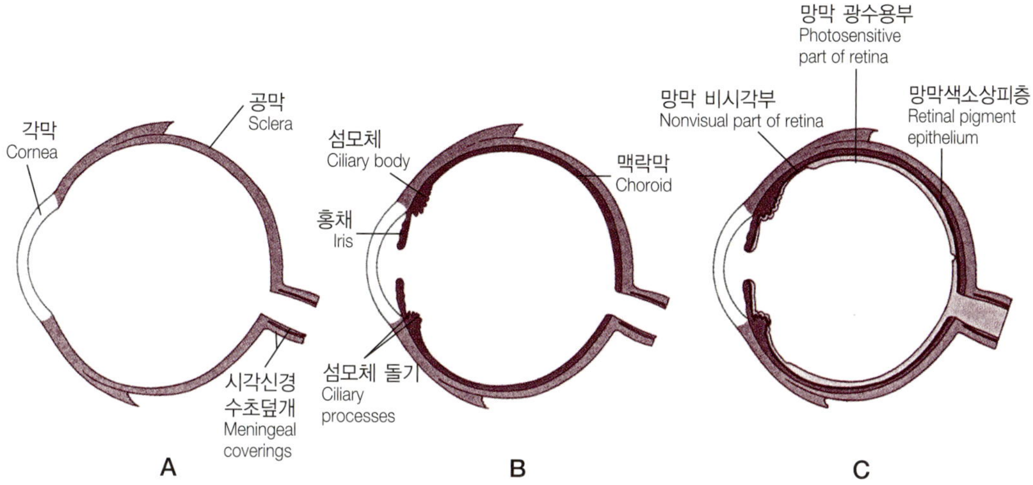

[그림 III. 1-2] **눈의 막구조.** 눈알벽은 세 개의 분리막으로 구성.
(A) 바깥 지지층(바깥막). (B) 중간 혈관층(중간막). (C) 안쪽 광수용층(속막).

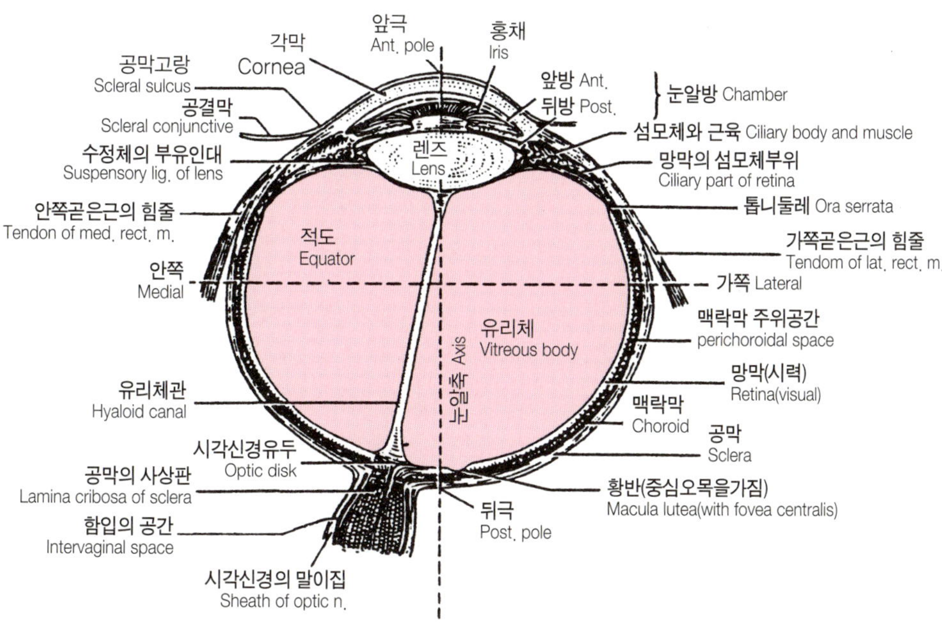

[그림 III. 1-3] 눈알축을 중심으로 한 눈조직

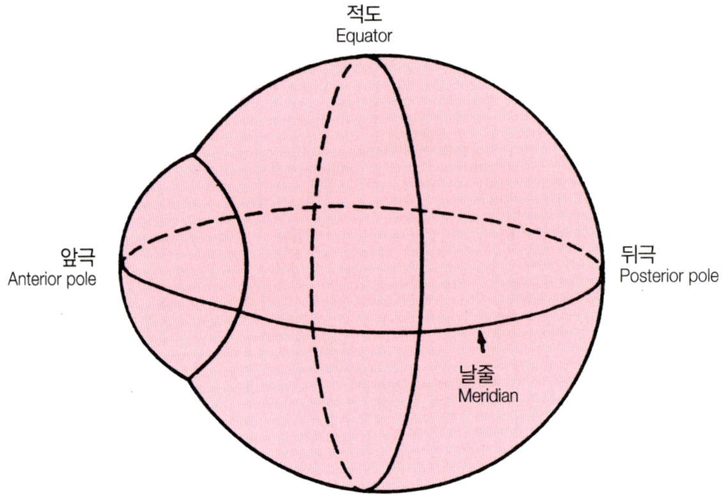

[그림 III. 1-4] 눈의 주요 좌표선
중심오목과 함께 한 공간에서 연결된 시선은 정확한 기하학적 축과는 일치하지 않음.

막 구조물은 바깥막(외막) outer membrane, 중간막(중막) middle membrane, 속막(내막) inner membrane으로 구분되고, 눈알 내용물로는 방수, 수정체, 유리체가 있다. 바깥막은 각막 cornea과 공막 sclera으로 구성되는데, 각막은 전방 1/6 영역의 투명한 부분이며, 공막은 후방 5/6 영역의 불투명한 흰색부분이다. 중간막은 외막의 안쪽 표면을 덮는 것으로 혈관이 발달되어 있어서 혈관성막 vascular membrane 또는 포도막 uveal tract이라고 한다. 여기에는 홍채 iris, 섬모체 ciliary body, 맥락막 choroid이 있다. 속막인 망막은 중간막의 안쪽면을 둘러싸고 있으며 시각세포로 구성되어 있어 신경막이라 부른다(그림 III. 1-1-(1), 1-2).

눈알의 앞 · 뒤극은 각각 각막 cornea과 공막 sclera 만곡부 curvature의 중심부에 해당된다(그림 III. 1-3, 4). 즉 각막의 중심을 앞극, 뒤쪽 불투명 공막의 중심을 뒤극이라 하는데, 뒤극은 안쪽의 시각신경유두와 가쪽의 중심오목 사이에 위치한다.

눈알은 위치에 따라서 여러 축에서 가상선을 낼 수 있다. 눈알축 geometric axis은 각막의 중앙에 있는 앞극 anterior pole과 공막의 뒷면에 있는 뒤극 posterior pole을 연결하는 일종의 가상선으로 기하학적 축 geometrical axis 또는 앞·뒤축 anteroposterior axis을 나타낸다.

광학축 optical axis은 물체와 눈알축을 연결하는 일종의 가상선을 말하며, 시축 visual axis은 물체, 동공의 중심, 수정체의 뒤극중심, 중심오목 central fovea을 연결하는 가상선을 말한다. 또한 적도선 equator line은 뒤극에서 어디서나 같은 거리에 있는 점들을 연결한 눈알 표면상의 가상선이고, 날줄 meridian은 적도면 equator plate과 수직되게 자를 때 구

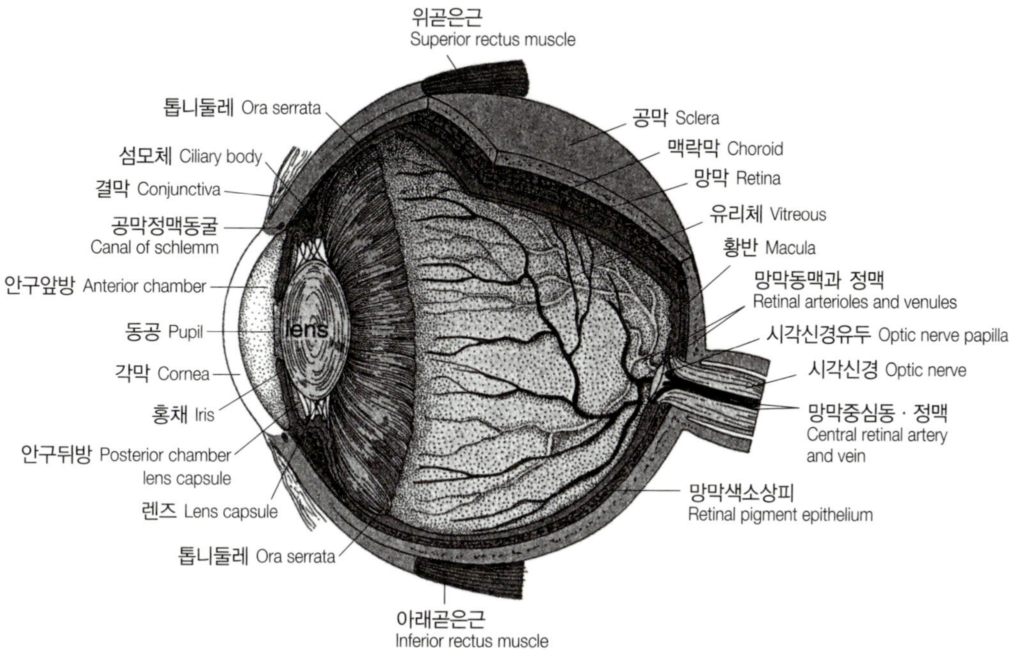

[그림 III. 1-5] 눈의 내부구조

globe의 극과 극을 잇는 가상선으로서 시축을 통과하는 앞뒤를 말하는 것이다. 적도면은 눈알의 적도를 지나는 면으로서 시축과 직각을 이룬다(그림 III. 1-4). 이들의 두 반대 경선은 원 circle을 형성한다.

눈알의 내용물에는 수정체 lens, 유리체 vitreous body, 방수 aqueous humor가 있다(그림 III. 1-5).

눈알의 부속기관으로는 눈확 orbit, 결막 conjunctiva, 눈꺼풀 eyelid, 눈물샘 부속기 lacrimal apparatus, 안구근육 extraocular muscle 등이 있다.

눈은 외부에 대한 보호성 피막 tunics으로 나눌 수도 있는데 이 막은 다음과 같이 3겹으로 구성되어 있다.

① 외부 섬유성 피막

이것은 주로 결합조직의 성분으로 눈알의 겉을 둘러싸는 무혈관성의 단단한 막으로 구성되어 눈알의 보호작용을 한다.

② 중간 색소성 피막

③ 내부피막

[표 III. 1-2] 각막과 공막의 층

Ⅰ. 각막 앞 눈물막 precorneal tear film
A. 지방층 oil layer : 마이봄샘 meibomian gland에서 생산
B. 수성층 aqueous layer : 눈물샘에서 생산
C. 점액층 mucous layer : 술잔세포에서 생산
Ⅱ. 각막 cornea
A. 상피조직
1. 표면세포층
2. 날개세포층
3. 바닥세포층 : 세포분열
4. 바닥막 basement membrane
B. 보우만층 Bowmann's layer
C. 각막 실질 corneal stroma
1. 전체 두께의 약 90%
2. 층판 바탕질
D. 데스메막 Descemet's membrane: 탄력성 그물막, 내피의 바닥판
E. 내피 조직 : 데스메막과의 중간에 바닥막 basement membrane
Ⅲ. 공막 sclera
A. 상공막 episclera : 혈관 풍부
B. 공막 바탕질 scleral stroma
C. 사상판 lamina fusca : 시신경유두앞, 채 모습

제 1 절 바깥막층(외층) Outer layer

이 층은 눈알의 가장 바깥층을 구성하는 것으로 외부 섬유성 피막 external fibrous tunic이라 한다. 이 섬유층 fibrous layer은 전방부에는 광선이 투과할 수 있는 투명한 부위를 가지는 각막과 광선이 투과할 수 없는 후방부의 불투명한 공막으로 나뉜다(표 III. 1-2).

1. 각막 Cornea

각막은 눈알의 외부피막 external tunic으로서 눈알의 전방부 1/6을 차지하는 투명한 원형의 막으로 된 부위이다. 이 부위의 만곡 정도는 개체에 따라 다르나 노령으로 갈수록 만곡도는 낮아진다(그림 III. 1-6).

성인에서 각막의 두께는 공막 sclera 보다 약간 두터우며, 중심은 두께가 0.5~0.9mm이며, 주위는 0.65~1.1mm로 중앙부가 주변부 보다 약간 얇다. 직경은 수직이 약 10.6mm이

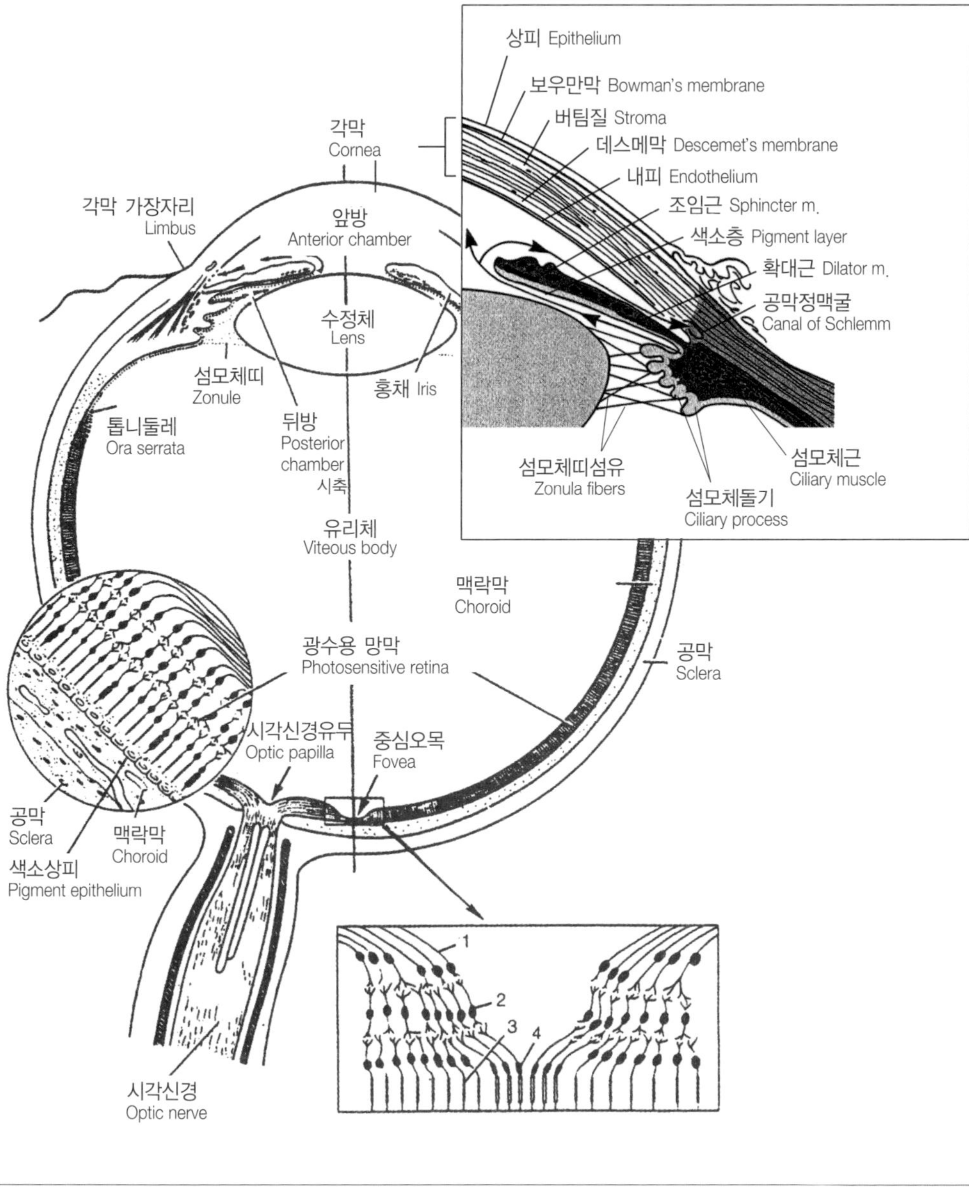

[그림 III. 1-6] 오른쪽 눈의 모식도

망막, 중심오목, 섬모체의 구조.
앞방에 있는 화살표는 방수가 흐르는 방향. 중심오목은 확대된 모식도.
1 : 신경절세포의 축삭. 2 : 양극세포. 3 : 막대세포. 4 : 원뿔세포.

고 수평이 약 11.7mm이다.

각막은 굴절률이 1.376이며 평균 곡률반경이 각막 앞면은 7.8mm, 각막 뒤면은 6.8mm로써 눈알 전체 굴절력의 2/3를 차지하는 평균 +43D의 굴절력을 가지는 비조절성 렌즈로 볼

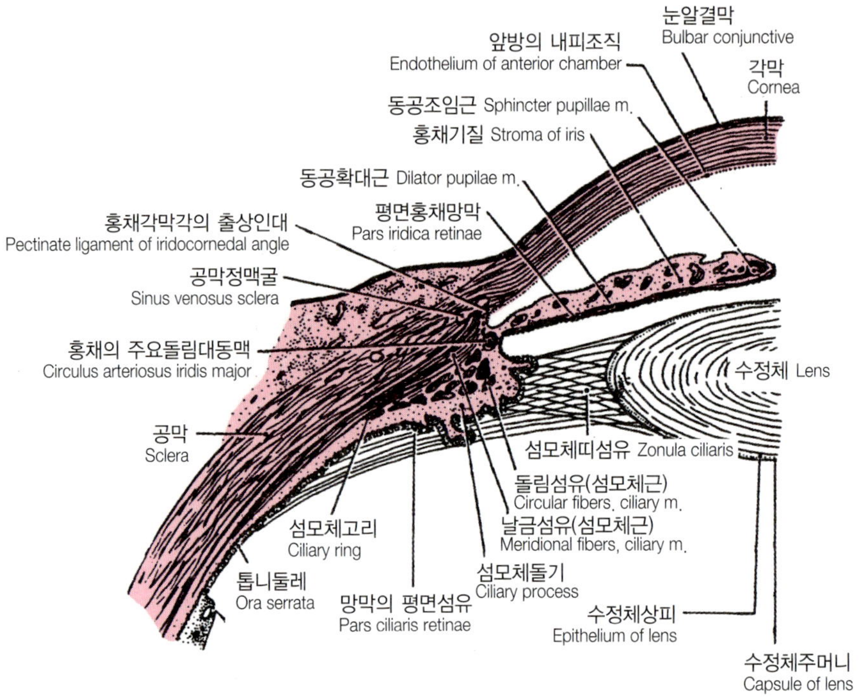

[그림 III. 1-7] 각공막각의 절단면

수 있다.

각막의 대부분을 구성하는 실질고유부위 substantia propria는 각막가장자리 corneal limbus에서 공막과 연결된다. 이 부위는 각막이 공막에 삽입된 형태이며, 각막 가장자리의 공막부위에는 환상형으로 움푹 들어간 공막이랑 scleral sulcus이 형성되어 있다. 또한 각막의 가장자리는 각막과 결막이 연결되는 결각막, 각막과 공막이 연결되는 공각막 연결부가 위치하는 부위이기도 하다(그림 III. 1-7).

각막의 투명성은 각막 실질조직의 균일한 배열과 무혈관성 구조, 그리고 수분의 함량조절에 의해 유지된다. 이러한 생리적 투명상태는 내피에 의해 유지되는데, 각막의 함수율은 그 무게의 약 70～85%를 차지한다.

그리고 각막은 조직 내에 혈관이 없으므로 주위 조직으로부터 영양이 공급되는데, 대부분의 영양은 방수로부터 공급되며 그 외 눈물과 각막가장자리에서는 주변 모세혈관으로부터 공급된다. 각막 내로 공급되는 영양은 물질의 확산작용에 의해 이루어지며, 산소공급은 대부분 대기로부터 눈물막을 통해 직접 확산·전달된다. 특히 각막조직은 다른 조직에 비해 이식 graft이 쉽고 그 성공률도 높은 것으로 알려져 있다.

각막의 주요 기능은 외부로부터 눈알를 보호하는 장벽작용과 입사광선의 투과와 광의 굴

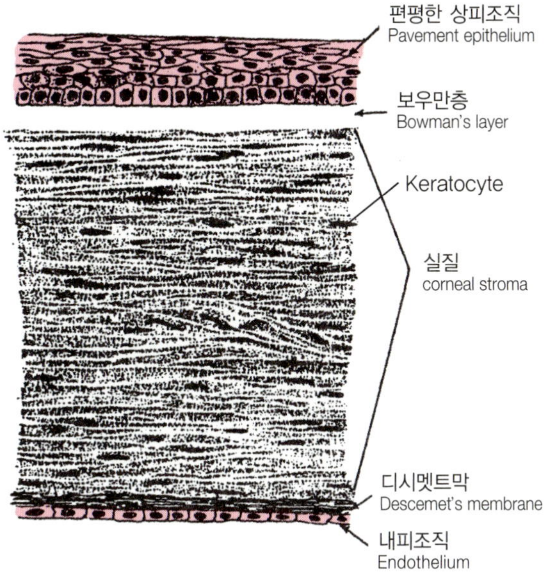

[그림 III. 1-8] 각막의 가로절단면

절을 담당한다. 만일 각막의 각 경선들의 곡률이상으로 인해 굴절력이 변화되면 각막난시 corneal astigmatism를 유발하게 된다.

각막상피층에는 외부의 자극에 아주 민감하게 작용하는 무수초신경섬유의 그물 network이 분포하고 있는데, 이러한 신경들은 섬모체가지 ciliary branches에서 분리된 감각신경들이다. 이 신경들은 삼차신경 trigeminal nerve의 첫번째 가지에 속하는 눈신경으로 공막의 사상판 lamina cribrosa을 통과하여 눈알 안쪽에 분포하며, 통각, 촉각, 온각, 냉각을 자각할 수 있어서 신경섬유가 외부로 노출되거나 각막손상이 있을 경우 쉽게 통증을 느끼게 된다.

각막은 조직학적으로 5개의 층으로 구분할 수 있다(그림 III. 1-8).

1) 상피조직

상피조직 epithelium은 눈알결막 bulbar conjunctiva과 연속되는 부위로서 5~6층의 중층편평상피를 이루며, 두께는 약 50㎛ 정도이다. 상피세포의 바깥면은 미세융모를 형성하는데 이것은 각막의 표면적을 넓혀주고, 눈물을 고정시키며, 각막과 눈물의 결합을 시키고, 외부정보를 가장 먼저 수용하는 수용체 기능을 한다.

상피 바닥면 세포들은 원주형이며 상피 표면으로는 편평형의 세포들로 구성되어 있어서 상피층 세포들은 모양에 따라 바닥세포 basal cell, 날개세포 wing shaped cell, 편평세포

squamous cell 3가지로 나눌 수 있으며, 다시 세포의 위치에 따라 최내층으로부터 바닥세포층, 부바닥세포층, 중간세포층, 표면세포층으로 세분화 할 수 있다. 바닥판과 접한 바닥세포들은 유사분열 mitosis과 성장을 통해 표층쪽으로 밀려올라가게 되고 세포는 편평화 되어 평균 7일 정도가 되면 탈락하게 된다. 그러나 각막 상피세포들은 피부 상피세포들과는 달리 각질층을 형성하지는 않는다.

눈알결막의 상피세포와 연결된 표면 상피 세포는 분열능력이 없이 항상 일정한 세포수가 유지되고 있으며, 만일 각막의 상피층에 상처와 손상이 발생하였다 하더라도 일시적이고 국소적인 부종 edema을 유발시킬 뿐 바닥세포의 분열과 성장 그리고 인접 세포의 활주운동에 의해 정상적인 조직구조로 회복되게 된다.

그리고 상피 조직내에 분포하고 있는 감각신경들은 외부자극에 대해 민감하게 반응하여 눈알보호에 중요한 작용을 담당하며, 원활한 광투과를 위해 멜라닌 색소도 거의 존재하지 않을 뿐만 아니라, 세포의 핵내에는 ferritin 함유 단백질들이 DNA를 보호하기 때문에 각막이 항상 UV에 노출되어 있음에도 불구하고 암종 cancer 형성이나 유전적 손상이 없는 것으로 밝혀져 있다. 한편 외부 이물질, 콘택트렌즈 착용, 부작용 등에 의한 상피손상은 1주일이면 재생되어 원상회복이 된다.

2) 보우만층 Bowman layer

이 지역은 앞경계판이라고도 부르며 상피세포층과 각막실질 사이에 있는 것으로, 두께는 8~10㎛이며, 세포가 없고 투명한 교원섬유들이 섬유성 판으로 구성되어 있다. 이곳은 각막의 실질이 변화된 것으로 여겨지며 감염의 확산장벽으로 작용한다. 그리고 외부로부터의 각막손상이 이 부분까지 발생하면 재생능력이 없어 반흔 scar을 형성하게 된다. 이 경우 각막은 부정난시를 가지게 되어 시력장애를 일으킬 수 있다.

3) 실질조직 Stroma

실질조직은 각막간질 또는 고유실질이라고 하며, 구성물질은 40~60층의 판상섬유가 규칙적으로 배열된 결합조직이다. 교원섬유로 구성된 판상섬유들 사이에는 길고 가는 섬유모세포 fibroblast가 존재하며, 각 층 사이에서는 섬유들의 연결 이외에도 끈적끈적한 무형질인 당백당질 proteoglycans이 있어서 층간결합을 유지시키는 역할을 하며 투명한 색깔을 나타내고 있다. 이 층의 두께는 약 500㎛로서 각막 전체 두께의 약 90%를 차지한다. 한편 각막의 부종은 실질층에 함수량이 증가한 것으로써 환자는 달무리 증상을 느낀다.

예를 들면, 녹내장이 있는 경우 방수가 각막 실질에 많이 유입되어 달무리 증상을 가져 시력이 저하되고 시야는 흐리게 보인다. 한편 각막실질의 큰 손상은 각막부정난시를 일으키나 수개월이 지나면 원상회복된다.

4) 데스메막 Descemet membrane

이 층은 뒤 경계판이라고도 부르며 각막실질과 내피층 사이에 위치하는 내피세포들의 바닥판에 해당하는 탄성이 있는 투명막이다. 미세원섬유로 구성된 여러 가닥의 섬유가 그물의 형태를 이루고 있으며, 두께는 약 5~10μm이고 각막 실질의 일부가 변형된 부분이다. 특히 데스메막의 주변부는 공막 아래로 즐상인대 pectinate ligament를 형성하여 섬모체 근육에 관통됨으로써 각막곡률을 유지하는 장력을 형성하는데 큰 역할을 담당한다. 이 막은 보우만층과는 달리 손상이 있더라도 재생이 잘 이루어지며, 연령증가에 따라 다소 비후해지게 되는 특징이 있고, 세균이 침입에 대한 저항성은 강하나 진균에 대한 방어력은 약하다. 한편 원추각막의 진행에 따른 최후 방어로서의 기능을 한다.

5) 내피층 Endothelium

내피층은 한 층의 편평세포로서, 세포의 모양은 주로 육각형을 나타낸다. 이들 내피층은 앞방과 각막 사이의 물질교환을 수행하기 때문에 내피세포가 손상되면 각막 부종을 일으키게 되어 각막의 투명성이 소실된다. 따라서 내피층은 물질의 투과 장벽으로서 각막의 투명성을 유지하는데 매우 중요한 역할을 담당한다. 인간은 연령이 증가함에 따라 내피층의 세포들은 수가 감소되고, 모양이 다양하고, 크기도 여러 가지로 되어 각막의 대사에 영향을 준다.

내피층의 손상은 각막의 전체 부굴을 일으키며 시력은 심한 손상을 가진다. 아주 심한 경우는 내피세포는 재생이 되지 않으므로 근본적인 처방은 각막이식을 해야 한다.

각막의 앞방상피층, 실질층, 내피층을 포함하는 전층은 세극등현미경 slit-lamp의 조명법을 이용하여 관찰할 수 있다.

2. 공막 Sclera

공막은 눈알의 외부 피막으로서 불투명한 부위이며 눈알의 후방 5/6 지역을 싸고 있는 치밀한 섬유성 보호막이다. 흔히 눈을 뜨고 있을 때 보이는 흰부분이 결막으로 덮인 공막부분인데, 앞쪽으로는 각막가장자리와 접하고 눈알의 후방으로는 시각신경의 경막 초 dural sheath와 연결된다. 두께는 안구근육근 중 곧은근의 부착부위가 약 0.3mm로서 가장 얇고, 후극의 시각신경 부위가 약 1mm로서 가장 두터우며, 적도면이 0.3~0.4mm이고 각막 이행부위가 약 0.6mm이다.

공막은 각막과 비교하여 수분의 함량이 풍부하기 때문에 불투명한 흰색을 띠게 된다. 공막의 외부층에는 섬세한 탄성조직으로 구성된 상공막이 공막 전체를 덮고 있는데, 이곳에는 공막에 영양과 산소를 공급하는 혈관이 발달되어 있다. 또한 상공막은 근막구 fascia bulbi와 느슨한 상태를 만들어 공막 표면에 성긴 공간을 형성함으로써 눈알운동을 원활하게 하는데 도움을 준다.

공막의 실질은 크기가 서로 다른 교원섬유들이 공막면과 평행하게 여러 방향으로 배열되어 그물구조를 이루고 있으며, 이들 섬유 사이에는 탄성섬유와 편평하고 신장된 섬유모세포가 존재하며, 안쪽층으로는 멜라닌 세포 melanocyte가 분포하고 있다.

공막의 내부층은 맥락막과 연속되는 사판으로서 색소세포 중에서 흑색세포가 주로 많이 분포하여 갈색을 띤다. 한편 이 지역에는 탄성조직이 다소 느슨한 구조로 되어 있으며 멜라닌 세포와 섬유모세포 fibroblast를 포함한다.

공막 후방의 사상판은 두께가 얇고 수많은 구멍으로 형성된 채 sieve 구조로 되어 있어서 시각신경섬유들과 중심망막동맥이 눈알 속으로 들어가는 장소이다. 또한 사상판의 주위에는 길고 짧은 뒤섬모체동맥과 길고 짧은 섬모신경들이 공막을 관통하고, 각막가장자리의 뒤쪽 약 4mm에는 7개의 앞섬모체동·정맥이 눈알의 적도면 약 4mm 후방에는 4개의 똬리정맥이 공막을 관통한다.

공막의 섬유들은 시각신경 둘레에 시각신경집을 형성하며 뇌의 경질막 dura mater과 연속된다. 근막구는 얇고, 앞쪽으로는 각막의 가장자리 근처에서, 뒤쪽으로는 시각신경까지 눈알을 둘러싸는 섬유성 막으로 각 안구근육의 근막들과 연결되어 있어서 근육의 힘줄 tendon들은 근막구를 관통하게 된다. 이런 근막구의 바깥쪽으로는 눈확지방이 풍부하게 분포하고 있으며, 눈알 하방의 아래곧은근과 아래빗근 초는 눈알을 받쳐주는 장력을 형성한다(그림 I. 1-1).

공막에는 회전을 형성하기 위해 각막가장자리 후방에 부분적으로 돌출된 공막자 scleral spur가 형성되어 있고 부근에는 섬모체 상피세포에서 생산된 방수를 여과 흡수하는 순환계관인 공막정맥굴 sinus venosus sclera(혹은 공막정맥굴)이 존재한다.

공막의 영양공급은 상공막의 혈관과 맥락막의 혈관그물에서 공급 받는다.

공막의 신경지배는 섬모체신경이 담당하며, 감각신경이 풍부하게 발달되어 있다. 따라서 공막은 염증이나 조직의 손상 시 통증을 쉽게 느낀다. 정색공막은 신생아 공막, 눈확기형, 눈에 부신겉질 호르몬 남용 등의 경우에 나타난다.

3. 각막가장자리 Limbus

각막가장자리는 공·각막 연결부로서 방수의 유출을 위한 중요한 구조를 형성한다. 이곳은 공막이 공막보다 두꺼운 각막으로 이행되면서 외부 표면은 약 1.5~2mm의 폭을 가진 공막구라는 얕은 함몰부를 형성한다. 이 함몰부의 안쪽은 내부 공막구로서 잔기둥그물 trabecular meshwork과 Schlemm 관이 위치하고 있다. 잔기둥그물은 편평하면서도 창으로 된 결합조직과 섬유주의 분지 및 문합으로 구성되고, 각막 뒷면과 홍채 앞면이 이루는 홍채각막각, 즉 안구앞방각의 가장 깊숙한 부분에 위치하고 있다. 그리고 이 곳은 공막기질이 눈의 하방쪽으로 돌출한 공막자 scleral spur 앞방에 부착되어 있는데, 공막자의 뒤방에는 섬모체의 종주상 근육이 부착되어 있어서 섬모체 근육이 수축할 때 안구앞방각이 커

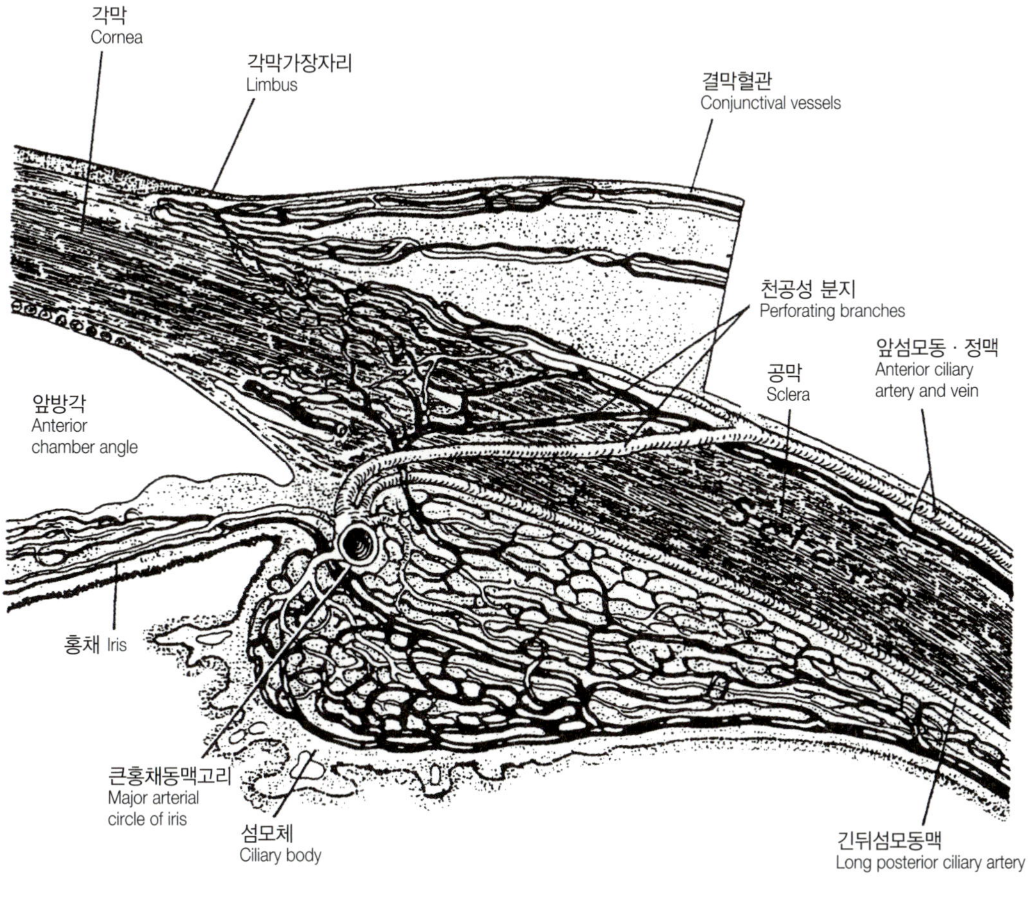

[그림 III. 1-9] 포도막의 전방 혈관계

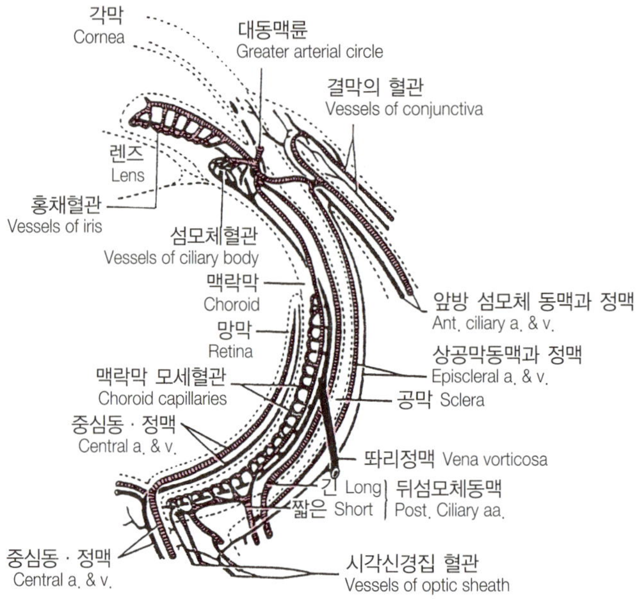

[그림 III. 1-10] 포도막과 망막 및 시각신경유두 주위 혈관계

져 방수가 잔기둥그물을 통해 공막정맥굴로 여과 흡수되게 된다.

각막가장자리에서는 공막의 교원섬유들이 점차로 각막 바탕질과 연속되지만, Descemet 막은 각막가장자리의 기질 깊은 곳까지만 형성되어 있고 연결부에서는 해면조직으로 된 섬유주가 조리개근부, 각막가장자리 바탕질, 공막자를 따라 형성되어 있다(그림 III. 1-3).

잔기둥그물 바깥 둘레에는 불규칙한 관들이 서로 흩어져 유합되어 있는 공막정맥굴이 에워싸고 있다. 공막정맥굴을 이루는 내피세포는 각막가장자리 바탕질쪽으로는 얇고, 잔기둥그물 부위에서는 창을 가진 구조로 두꺼워져 있다. 방수는 주로 창을 가진 잔기둥그물 부위의 내피세포를 통해 여과 · 흡수된다.

관의 관강은 잔기둥그물의 공간과 직접 연결된 것은 아니라 관의 내벽을 구성하는 내피세포와 관의 외부를 둘러싸는 결합조직에 의해 물질투과장벽을 형성하고 있다.

이러한 관들은 25~35개의 수집관 collector channal을 형성하여 각막가장자리의 깊은 정맥에 합쳐진 다음 각막가장자리 바탕질의 표면을 지나 상공막정맥쪽으로 들어간다.

즉, 앞방에 존재하는 대부분의 방수는 안구앞방각 잔기둥들이 이루는 그물구조를 거쳐 공막정맥굴 내피세포를 통해 삼투되어 위공막정맥으로 유출되는 것이다. 만일 잔기둥내 공간이나 공막정맥굴의 방수 여과장애는 안압상승을 유도하여 녹내장 glaucoma을 유발시키게 된다.

각막가장자리와 약 0.5mm 떨어진 주변으로는 각막쪽으로 급속히 확장된 결막혈관이 분포하고 있어 주변부 각막에 영양을 공급하고, 각막의 손상이나 만성염증이 발생할 경우 각막 바탕질 내로 신생혈관을 형성하기도 한다.

제2절 중간막층(중간층) Middle layer

중간막 middle membrane layer은 혈관성 막이라고 하며, 크고 작은 수많은 혈관들이 풍부하여 포도막 uvea tract이라고도 한다(그림 III. 1-9). 특히 이들은 풍부한 혈관그물을 통해 혈액을 망막쪽으로 보내어 준다(그림 III. 1-10).

중막층은 맥락막, 섬모체, 홍채로 구성되며, 색소를 대량 함유하고 있어서 눈의 색깔을 특징지어 주기도 한다(표 III. 1-3).

[표 III. 1-3] 포도막층과 Bruch 막

Ⅰ. 포도막 uvea
A. 맥락막 choroid
1. 상맥락막판 suprachoriod lamina
2. 혈관층 vascular layer
3. 모세혈관층 choriocapillary layer
B. 섬모체 ciliary body
1. 근육층 muscular layer
a. 종주상 섬유 longitudinal fibers
b. 방사상 섬유 radial fibers
2. 혈관층 vascular layer
3. 상피층 epithelium
a. 색소상피 pigmented epithelium
b. 무색소상피 non-pigmented epithelium
C. 홍채 iris
1. 전경계층 anterior border layer
2. 간질층 stroma layer
3. 근육층 muscular layer
a. 동공조임근 constrictor pupillae muscle
b. 동공확대근 dilator pupillae muscle
4. 후상피층 posterior pigmented layer
Ⅱ. Bruch 막
A. 맥락막 모세혈관 내피의 바닥막
B. 외부 교원섬유층: 약 0.5 ㎛
C. 탄력섬유층: 약 2 ㎛
D. 내부 교원섬유층
E. 망막색소상피의 바닥판

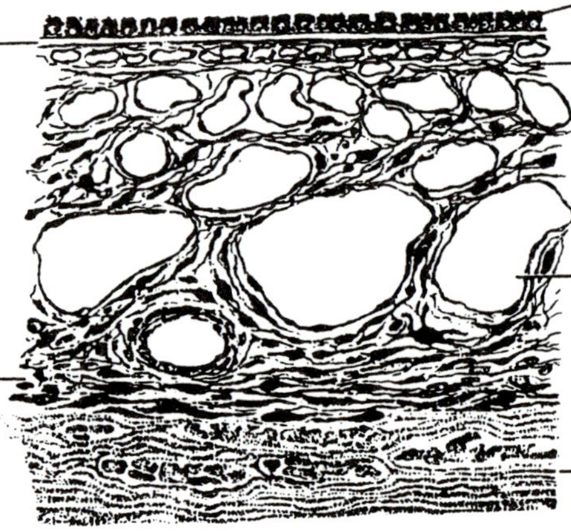

[그림 III. 1-11] 맥락막 가로단면

중간막층의 전방부는 각막에 의해 보호되며, 뒷부분은 공막에 의해서 보호된다. 그러나 조리개와 섬모체의 섬모체돌기, 섬모체띠는 각각 독립되어 존재한다.

1. 맥락막 Choroid

맥락막은 망막과 공막 사이에 존재하는 얇고 부드러운 층으로 색소가 풍부하여 갈색을 띠고 있다. 두께는 0.1~0.2mm이고, 이곳의 앞쪽은 망막의 주변 끝인 톱니둘레 부근에서 섬모체에 이행되나 눈알의 후방에서는 시각신경의 가장자리쪽에 있는 시각신경유두 가장자리에 단단히 부착되어 있다. 따라서 맥락막은 눈알의 후극에서 시작해서 톱니둘레에 이르는 공막의 안쪽에 위치하고 있다.

맥락막은 바깥쪽으로부터 안쪽으로 가면서 위맥락막판 suprachoroid lamina, 혈관층 vascular layer, 맥락막 모세혈관층 choriocapillary layer, 바닥막 grassy membrane으로 구성되어 있다.

(1) 위맥락막판

위맥락막판 suprachoroid lamina은 맥락막의 바깥쪽 공간에 있는 성긴조직으로서 교원섬유, 탄력섬유, 섬유모세포, 멜라닌세포 등으로 구성되며, 두께는 20~30μm이다. 특히 교원섬유와 탄력섬유의 일부는 맥락막의 주위공간으로 연결되어 있다.

(2) 혈관층

혈관층 vascular layer의 구성은 3층의 혈관으로 되어 있다. 혈관의 크기는 0.25mm~0.1mm 정도로 바깥쪽에서 안쪽으로 갈수록 크기는 가늘어지고, 최내층 망막부위에서는 1층의 모세혈관층을 형성한다(그림 III. 1-11). 이 혈관은 깊이 들어갈수록 그들의 관강이 넓어지며, 혈관의 사이에는 색소세포가 성긴결합조직 상태로 분포해 있다.

혈관층의 동맥혈액은 바깥쪽으로부터 맥락막 모세혈관층으로 순환되어 또아리정맥 vorticose vein에 합류되어 공막으로 관통되어 나온다.

(3) 맥락막의 모세혈관층

맥락막의 모세혈관층 choriocapillary layer의 혈관들은 불규칙한 구경을 가지며, 중심오목의 하방에서는 그물 network이 치밀하고, 전방부로는 톱니둘레에서 끝나게 된다. 이 같은 모세혈관들은 유창형 fenestrated type으로서 망막의 바깥층 1/3과 맥락막 실질에 영양공급을 담당한다.

(4) Bruchs' 막(grassy membrane)

이 막은 맥락막 모세혈관막과 망막 색소상피 사이에 존재하는 1~4μm의 두께를 갖는 균질성 막 homogenous membrane으로 앞쪽 섬모체로부터 뒤쪽 시각신경유두까지 연결된다. 이 막은 크게 치밀탄력섬유층으로 구성된 바깥부분과 망막 색소상피의 바닥판을 포함하는 안쪽부분으로 나눌 수 있지만 전체 막의 구성은 모세혈관 내피의 바닥판 basal lamina, 외부 교원섬유층, 탄력섬유그물, 내부교원섬유 그리고 망막색소상피의 바닥판으로 이루어져 있다.

맥락막의 혈관은 여러 개의 짧은후섬모동맥, 2개의 긴후섬모동맥, 7개의 앞섬모동맥 등으로 구성된다. 혈관층은 안으로는 망막색소상피와 맥락막 사이에 존재하는 Bruch 막과 밖으로는 공막의 갈색판 lamina fusca과 만나는 맥락막상판으로 경계지을 수 있으며, 맥락막에는 색소세포, 동맥, 정맥, 모세혈관들이 망막 색소층의 바닥막 근처까지 분포한다.

따라서 맥락막의 기능은 망막의 바깥쪽 1/3 부위의 대사작용을 관장하고, 공막에 들어오는 빛을 색소로서 차단한다. 따라서 광선을 흡수시켜 광선의 반사에 따른 시력결손을 방지시킨다. 신경의 분포는 섬모체신경절 ciliary ganglion을 통과하는 짧은섬모신경에 동반되는 교감신경이 분포하고 있다.

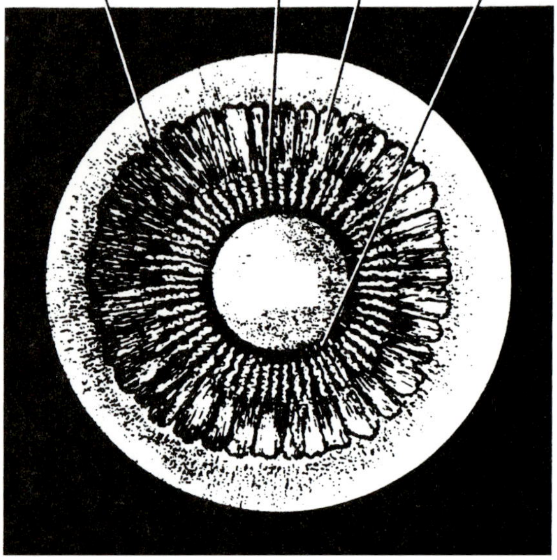

[그림 III. 1-12] 섬모체, 섬모체띠, 수정체 뒷면 모습

2. 섬모체(모양체) Ciliary body

섬모체 ciliary body는 맥락막의 전방부 끝에서 홍채의 뿌리쪽으로 확장된 지역으로 섬세한 혈관성 피막과 민무늬근육(평활근)으로 구성된 섬모체 근육들로 이루어져 있다(그림 III. 1-12). 이곳은 앞쪽의 주름진 섬모체 관부와 뒤쪽의 편평한 평면부로 구성된 대체로 직각삼각형 모양이며 망막의 톱니둘레 앞쪽에 위치하여 맥락막과 홍채를 연결해 주는 역할을 담당한다.

섬모체는 육안상 크게 렌즈쪽의 앞방 약 2mm의 폭을 가진 부분으로서 수많은 주름이 있는 섬모체관부와 공막쪽의 뒤방 약 4mm의 폭을 가진 섬모체 평면부로 나눌 수 있다. 그리고 관부와 평면부의 안쪽 표면으로는 외부 색소층과 내부 무색소층으로 구성된 상피세포로 덮여 있으며 홍채의 색소상피층과 연결된다. 특히 돌기면의 내부 무색소 상피세포들은 방수를 생산하고 분비하는 기능을 가진다. 섬모체관부에 존재하는 주름은 약 70개의 섬모체돌기들로 형성되어 있으며 눈알의 안쪽면쪽으로 돌출되어 있고, 이 돌기 사이의 함몰부로부터 섬모체띠가 형성되어 렌즈에 부착된다. 섬모체띠는 렌즈를 고정시키고, 렌즈의 두께를 조절

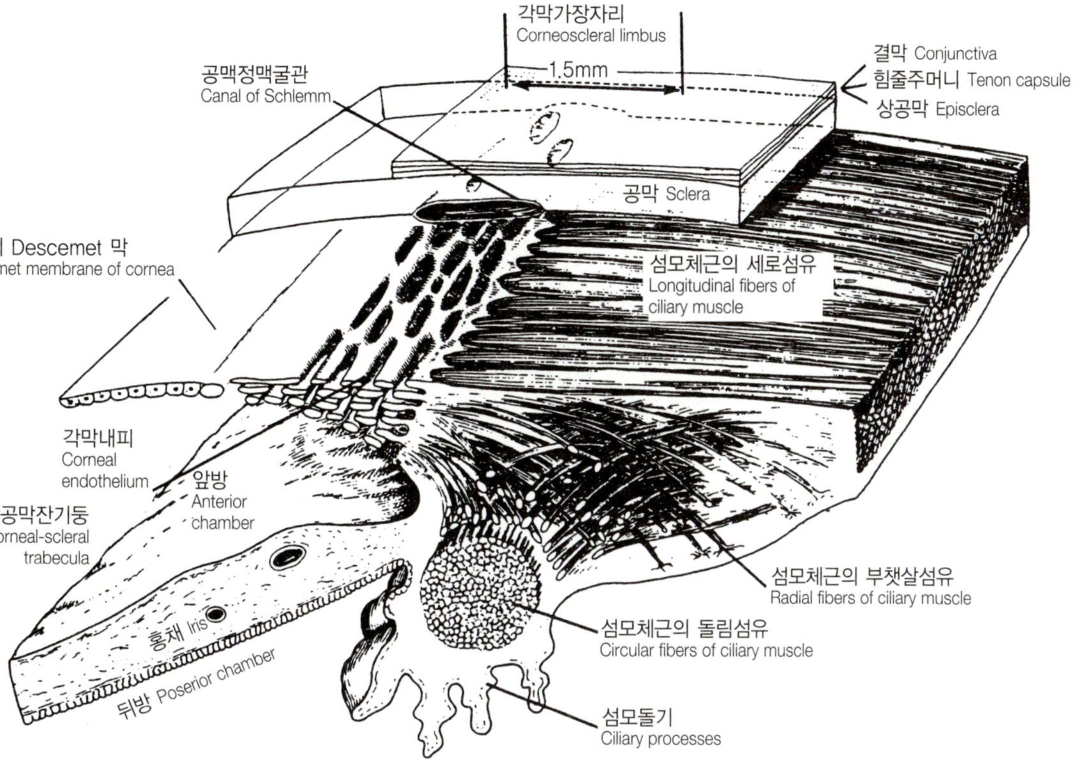

[그림 III. 1-13] 섬모체와 앞방각의 함몰 부위
앞방은 각막에 의해 에워싸여지고, 뒤방은 공막에 의해 덮임.

하는 데 중요한 매개역할을 담당한다. 따라서 평면부와는 달리 전방으로 확장된 관부에는 섬모체 근육들이 발달되어 있다.

섬모체 근육은 바깥쪽에 위치하는 종주성섬유, 안쪽에 위치하는 돌림섬유, 중간에 위치하는 부챗살섬유들로 구성되어 있다(그림 III. 1-13). 섬모체 근육은 혈관이 풍부하고, 자율신경이 지배하는 민무늬근육섬유(평활근섬유)들로서 조절작용과 방수분비, 배출에 중요한 역할을 담당한다(그림 III. 1-14).

섬모체 근육의 기능저하는 노안을 발생시키고, 섬모체 상피세포의 방수 생산량은 안압에 영향을 준다.

① 종주상섬유

종주상섬유 longitudinal fibers는 앞쪽 공막자 scleral spur로부터 뒤쪽 상맥락막판까지 배열되어 있어서 이 섬유들이 수축하면 맥락막의 긴장을 일으켜, 안구앞방을 열어 방수유출을 촉진시키게 된다.

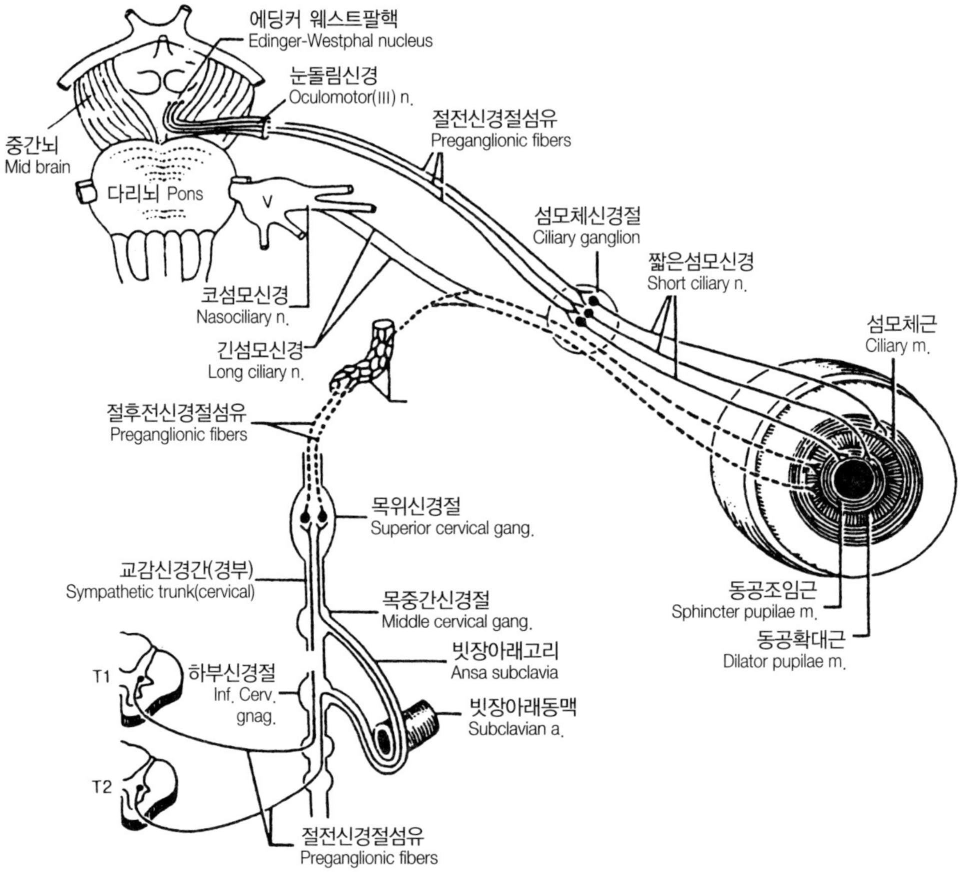

[그림 III. 1-14] **눈근육과 자율신경의 위치와 경로**

② 부챗살섬유

부챗살섬유(방사상섬유) oblique fibers는 섬모체돌기의 기저로 들어가 근육섬유다발들이 부챗살 모양으로 배치되어 마치 팬 모양으로 섬모체의 중앙에 삽입되어 있다. 이 섬유들의 수축으로 수정체는 보다 편평해져 원거리의 초점을 맞출 수 있게 된다. 이 근육들은 섬모체신경에 의한 부교감신경섬유에 의해 지배가 된다.

③ 돌림섬유

돌림섬유(환상섬유) circular fibers는 조임근과 같은 역할을 하기 위해 돌기가 형성되어 있는 섬모체의 안쪽 부분에 환상으로 배열하고 있어서 이 섬유들이 수축하면 섬모체띠의 장력이 감소되어 수정체는 볼록해지고 굴절력 증가에 의해 근거리의 초점을 맞출 수 있게 된다.

결과적으로 섬모체 근육이 수축함에 따라 섬모체는 크기가 변화하여 약간 앞쪽으로 담겨지고 앞방각은 넓어지게 되어, 공막정맥굴이 확장되어 방수유출이 용이해지게 된다. 또한

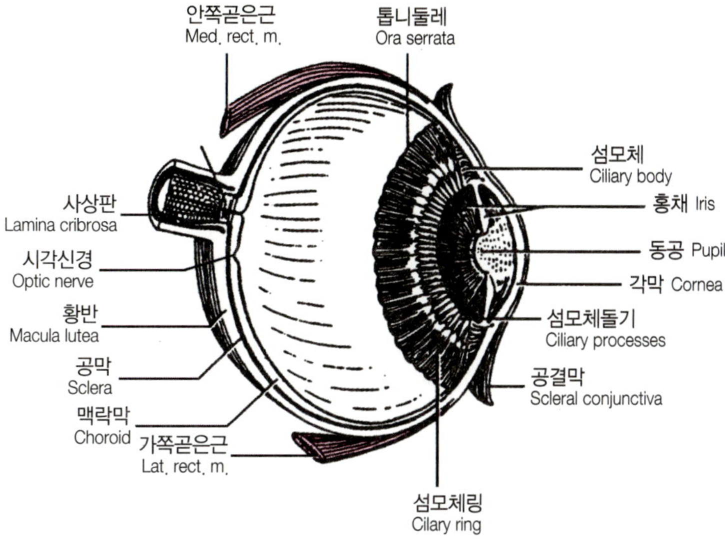

[그림 III. 1-15] 홍채와 주변 조직의 수평절단면

이와 동시에 섬모체 상피세포로부터 방수분비가 촉진되고, 섬모체띠는 느슨해져 수정체의 조절을 유발시킨다. 반대로 섬모체 근육의 이완은 눈알앞방을 좁히고, 섬모체띠의 장력은 증가시켜 렌즈 굴절력을 감소시킨다. 안과학적으로 조절마비 효과를 얻기 위해 아트로핀 atropine을 점안하여 섬모체 근육을 마비시키기도 한다.

따라서 섬모체의 기능은 첫째, 홍채를 지지하고 둘째, 조절 accommodatin을 주관하며 셋째, 방수의 분비와 유출을 촉진하는 것이다.

섬모체의 풍부한 혈관그물을 큰홍채동맥고리로부터 분비되어 형성되며, 정맥은 순환하여 또아리정맥에 합류된다. 섬모체 충혈은 각막의 염증과 홍채와 섬모체의 염증이 있으면, 앞섬모체동맥혈관들이 겉공막(상공막)조직 내에서 확장되어 발생한다. 이러한 혈관들은 결막이 움직였을 때에도 움직이지 않아 결막충혈과 대별된다.

섬모체의 신경은 감각신경인 긴섬모신경에서 나온 것과 운동신경인 눈돌림신경의 가지인 짧은섬모신경에서 나온 부교감신경의 지배를 받는다.

3. 홍채 Iris

홍채 iris는 섬모체의 전방부가 신장된 곳으로 중간막층의 가장 앞쪽에 위치한다. 이는 각막과 수정체 사이에 존재하고 눈알앞방과 눈알뒤방을 경계지을 뿐만 아니라 중심부 가장자리를 따라 동공 pupil을 형성한다.

동공은 맥락망막에서 반사된 광선이 렌즈와 각막에 의해서 굴절되었기 때문에 검은색을 띠며, 카메라의 홍채와 같이 눈에 들어가는 빛의 양을 조절하고, 눈알뒤방의 방수가 눈알앞방으로 흘러 들어가는 통로로 작용한다(그림 III. 1-15).

홍채는 각막과 수정체 사이의 공간을 눈알앞방 anterior chamber과 눈알뒤방 posterior chamber으로 분리시키는데, 눈알앞방은 각막 뒷면과 홍채 사이의 공간을 말하고, 눈알뒤방은 수정체의 앞면과 홍채의 사이에서 만들어진 공간을 말한다. 즉 홍채의 앞뒤로는 방수 aqueous humor로 채워져 있는데 이것은 홍채가 눈알앞방의 뒤방벽과 눈알뒤방의 앞벽을 형성하기 때문이다.

홍채의 모양은 눈알 앞면에서 볼 때 원형이고, 동공의 둘레에는 관상면 coronal plane을 형성하는데, 섬모체에 부착된 홍채 주변부를 홍채근부(섬모체부)라 하고 중심부 가장자리를 동공부(동공연)라고 한다.

홍채의 앞면은 불규칙하여 음와 crypts라고 불리는 오목하게 들어간 부위가 있으며, 동공 가장자리 pupillary margin의 가까이에는 원형잔고리 collarette라고 하는 융기된 원형의 선이 형성되어 있다. 홍채의 뒷면은 흑갈색의 편평한 상피세포층으로 동공가장자리면을 형성하기 위해 일부가 앞면으로 말려져 있다. 홍채의 조직학적 분류는 앞면에서 뒷면으로 가면서 다음과 같이 나눌 수가 있다(그림 III. 1-16).

① 앞경계층

홍채의 앞면에 위치하고 있는 앞경계층 anterior border layer은 결합조직과 색소세포가 치밀하게 농축되어 이루어진 불연속층이다.

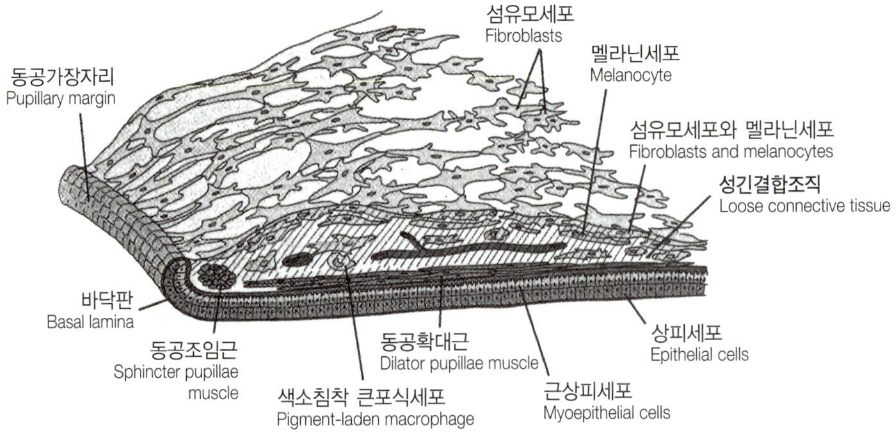

[그림 III. 1-16] 홍채의 구조

두 층의 색소상피층이 홍채와 동공 가장자리까지 뻗어 있고, 이들은 동공확대근과 맞닿아 있으며 홍채 앞면에는 섬유모세포와 멜라닌세포로 불완전한 층이 형성.

② 실질층

사이질층(간질층) stroma layer은 섬유모세포 fibroblast와 색소세포, 교원섬유로 구성되어 있으며 혈관이 매우 풍부하다.

③ 근육층

동공가장자리에는 민무늬근육으로 구성된 1mm 폭을 가지는 동공조임근이 동공 둘레로 고리 모양으로 배열을 하고 있어서 수축하면 동공수축 miosis을 일으킨다. 반면 동공확대근은 색소상피층을 따라 홍채근부로부터 동공가장자리의 사이에 부챗살 모양으로 배열되어 있어서 수축하면 동공확대 mydriasis를 일으킨다.

눈으로 입사된 광선은 망막, 시각신경, 중간뇌, 눈돌림신경, 섬모체 신경절, 짧은섬모체신경 그리고 동공조임근 수축으로 이어지는 빛반사(대광반사) light reflex 과정을 거치게 되는데, 동공조임근은 섬모체신경을 경유하는 부교감신경에 의해 지배되며, 동공확대근은 교감신경에 의해 지배된다. 따라서 부교감신경 차단제인 아트로핀을 점안하면 동공조임근에 의한 빛반사가 억제되어 동공확대를 유발할 수 있다.

④ 후상피층

후상피층은 두 층으로 되어 있고, 상피세포 내에는 멜라닌 색소 melanin pigment가 풍부하며, 태생기 때 눈술잔의 최첨부에 의해서 형성된다. 이 층은 망막의 색소상피층의 전방부가 신장된 것이다.

홍채의 혈액공급은 섬모체에서 만들어진 큰홍채동맥고리에서 홍채의 사이질로 나온 부챗살 모양의 작은 혈관들에 의해서 이루어진다. 특히 큰홍채동맥고리는 눈동맥의 가지인 2개의 긴뒤섬모체동맥과 7개의 앞섬모동맥에 의해서 형성된 것이다. 홍채의 혈관들은 동공가장자리를 향해서 부챗살 모양으로 배열되며, 원형잔고리에서 서로 문합하여 작은홍채동맥고리를 형성한다. 그리고 홍채의 정맥은 4개의 소용돌이정맥 vortex vein을 통해서 공막을 통과한다.

홍채의 빗살인대(즐상인대) pectinate ligament는 일반적으로 발달이 미약하거나 거의 발견되지는 않지만 홍채각막구석의 첨부에서 약간의 지지력을 형성한다.

홍채의 일부가 없는 것을 홍채결손이라 하고 홍채의 결손은 교질성 섬유, 조직간격, 혈관, 신경들, 색소세포 그리고 근육들을 포함한다.

동공조임근은 동공 주위 바탕질의 후반부에 위치한다. 이것은 민무늬근육 성분으로 구성되나 신경외배엽에서 발생된다. 동공확대근 또한 민무늬근육섬유로 구성되는데, 이것은 색소상피 아랫부분에서 형성되는 근상피세포에서 유래된 것으로 기원이 신경외배엽에 속한다.

홍채의 색깔은 색소의 배열과 형태에 의존하며, 특히 바탕질의 조직에 분포하는 색소의

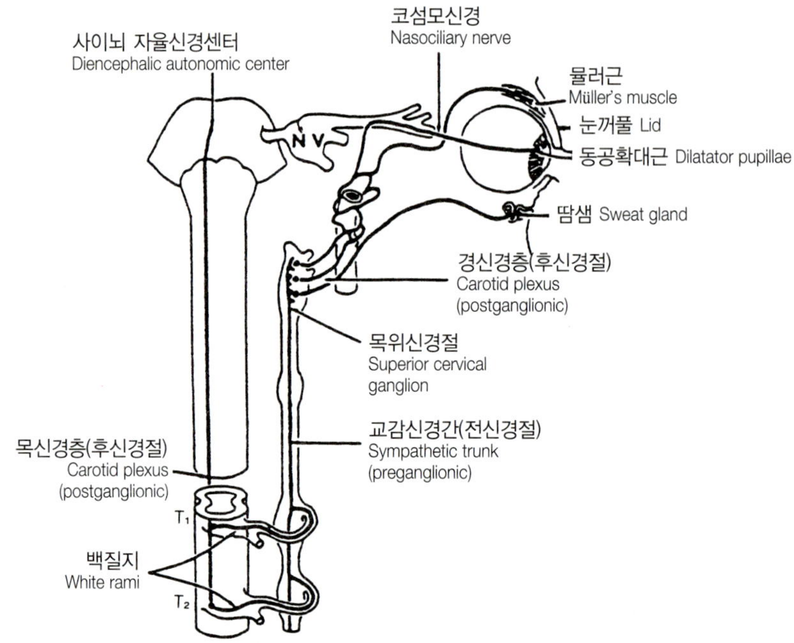

[그림 III. 1-17] 눈의 교감신경계

원심성 섬유는 상경부에서 신경과 연접. 절후신경절섬유는 바깥목동맥을 따라서 얼굴과 눈꺼풀의 땀샘 쪽을 지난다. 다른 분지들은 속목동맥과 함께 머리안내로 들어가서, 눈확쪽으로는 눈동맥을 따라 나타낸다. 혈관 운동섬유는 맥락막 내의 혈관에 섬모신경에 의해서 분포. 동공확대근쪽의 신경섬유는 섬모신경절을 통과하지 않고 코섬모신경의 긴섬모가지에 의해서 눈알쪽으로 이동.

양과 분포지역에 따라서 다르게 나타난다. 유전적인 옆면에서 갈색은 우성 dominant이고, 푸른색은 열성 recessive이다. 따라서 일반적으로 동양인의 눈은 우성이고, 서양인은 열성을 나타낸다. 색소는 태어날 때에는 비교적 적으나 유아기는 홍채가 푸른색을 띤다. 백인에 있어서 색소는 바탕질과 상피조직에 모두 결핍되어 있으며, 홍채의 핑크색은 모세혈관 내의 혈액 때문에 일어나는 현상이다.

4. 눈의 자율신경

1) 부교감신경

부교감신경 parasympathetic nerve은 Edinger-westphal 핵을 출발하여 중간뇌의 눈돌림신경 절전신경을 거치면서 섬모체신경절 ciliary ganglion에서 신경연접을 하며, 눈돌림신경 절후섬유를 거쳐서 동공조임근과 섬모체근을 지배한다. 동공조임근에서는 축동을 담당하고, 섬모체근에서는 수정체의 조절을 담당한다.

2) 교감신경 (그림 Ⅲ. 1-17)

교감신경 sympathetic nerve은 흉수 1번 신경과 2번 신경에서 시작하여 목위부신경절에 신경연접을 하며, 동공확대근을 지배하며 동공의 확대를 일으킨다. 그 밖에 눈확근인 뮬러근을 지배한다. 위눈꺼풀판에 있는 뮬러근은 눈꺼풀내 민무늬근육으로 구성되어 있다. 이 근육의 기능은 눈을 크게 뜰 데에 작용하는데 주로 흥분, 놀라움 등 갑작스런 자극에서 무의식적으로 이루어진다. 맥락막과 망막의 혈관에 분포하는 신경도 이들 신경에 포함된다. 홍채의 신경은 감각, 운동, 자율신경을 모두 가진다. 이들은 긴 · 짧은섬모신경을 모두 가지고 있다.

제 3 절 속막층(내층) Inner layer

속막은 내부신경성 피막 또는 망막층이라 한다. 망막은 사물의 상을 역상으로 결상하게 하는 특수한 광수용체 photoreceptor를 가지고 있다. 이것은 눈알의 속층을 덮고 있는 투명한 신경막으로 신경자극이 생성되어 시로를 따라 뇌로 전달된다.

시각신경교차 optic chiasm에서 신경섬유는 부분적 교차를 일으킨다. 각 눈의 망막은 전뇌의 오른쪽과 왼쪽 시각영역을 연결한다. 망막의 앞쪽은 톱니둘레의 앞방부위로서 앞방 체절을 제거했을 때 구형과 같은 모양이 된다. 이곳은 망막 고유층의 가장자리로서 톱니 모양을 이룬다. 세포층의 대부분은 톱니둘레에서 끝나거나 엷게 된다. 톱니둘레의 앞에서 망막은 매우 얇으며, 색소 상피층은 섬모체와 홍채의 상피면을 형성한다.

망막의 두께는 톱니둘레쪽으로 갈수록 얇으며 섬모체로 이행된다. 이곳은 넓이가 약 5cm^{2}이며, 두께가 약 0.3mm이다. 톱니둘레는 각막가장자리에서 약 8.5mm에 뒤방에 위치하며 코쪽이 귀쪽에 비해 홍채뿌리에 더 가깝다.

1. 망막의 위치와 구조

망막은 눈알의 후방 1/3 지역에 위치한 맥락막의 속면을 덮는 투명한 조직으로, 두께는 톱니둘레에서 0.1mm, 후극부에서 0.56mm이며 중심와 부위가 가장 얇다. 앞쪽에서는 톱니둘레와 뒤쪽에서는 시각신경유두로 연결된다. 그리고 망막의 가장 바깥 색소상피층은 맥락막의 가장 안쪽인 브루크 막으로 덮여 있다. 맥락막의 Bruch 막은 망막의 색소상피층이 덮고 있다.

망막은 신경조직으로 구성된 얇고 투명한 막으로써 눈의 가장 안쪽면에 위치하며, 바깥으

[표 III. 1-4] 망막층

Ⅰ. 망막의 색소상피 retinal pigment epithelium
A. 기저 ; 원형질막 plasma membrane, 미토콘드리아 mitochondria
B. 몸체 ; 핵 nucleus, 세포질그물 endoplasmic reticulum, 리포푸신 lipofuscin
C. 첨부 ; 색소 pigment, 바깥분절 outer segment
미세융모 microvilli
외측종말 lateral terminal bars
Ⅱ. 감각망막 Sensory retina
A. 광수용체 세포 Photoreceptor cells
i) 바깥분절 Outer segment
ii) 섬모 Cilium
iii) 속분절 Inner segment
Ellipsoid
Myoid
바깥섬유 Outer fiber
섬모체 Ciliary body
내섬유 Inner fiber
소포 Synaptic vesicle
B. 조절성 세포 Modulator cells
i) 두극세포 Bipolar cell
Midget
Flat midget
Diffuse
Interplexiform
ii) 수평세포 Horizontal cell
iii) 무축삭세포Amacrine cell
C. 전도세포 Transmitter cells
i) 신경절 Ganglion
신경섬유 nerve fiber layer
D. 골격지지 Skeletal support
i) 뮐러세포 Muller cell
ii) 내부한계막 Internal limiting membrane
iii) 부신경교 Accessory glia
미세아교세포 small astrocytes
희소돌기아교세포 Oligodendrocytic-like cells

로는 맥락막과 경계하고 안쪽으로는 유리체와 접하게 된다. 그리고 신경층 망막은 시각신경이 되어 눈알 뒤방으로 이어지고, 앞쪽으로는 톱니둘레의 섬모체 앞면까지 확장되어 끝나게 된다. 그러나 망막의 색소층의 얇은 가장자리는 앞쪽 섬모체돌기와 홍채의 뒤방 표면까지 연속되어 있다. 망막 내면의 뒤방 중심부에는 황색 난원형의 황반이 형성되어 있으며, 그 중앙에는 중심오목이 존재한다.

2. 망막의 층

이 층에는 6개의 신경원이 분포하고 있다. 즉 바깥얼기층에는 광수용세포, 수평세포, 두극세포가 있고, 속얼기층에는 두극세포, 무축삭세포, 신경절세포가 있으며, 이들은 서로 신경연접을 하고 있다. 특히 신경절세포의 축삭은 시각신경의 섬유를 구성한다. 망막의 신경원은 부챗살 모양의 뮐러세포가 일종의 신경아교로서 지지작용을 담당한다.

망막은 후방에서 시각신경유두의 신경조직과 연결되고 앞방에서 톱니둘레의 맥락막과 연결되어 있다. 망막은 크게 두 부위로 구성되어 있으며 신경외배엽에서 발생한다.

배발생과정에서 색소층과 뇌층의 분리는 선천성 망막박리를 일으킨다.

(1) 색소층 Pigment epithelium layer

색소층은 눈소포의 중앙부가 함입되어 형성된 눈술잔의 이중벽 중 함입되지 않은 바깥쪽 벽에서 발달된 색소화된 단층원주상피로 브루크막과 단단히 밀착되어 있다. 이 색소층은 시각신경 가장자리부터 톱니둘레까지 펼쳐져 있으며, 맥락막과 경계를 이루고 있다. 그리고 색소물질인 멜라닌을 함유하는 색소과립을 함유하고 있다. 그러나 백인에게는 이들 과립에 의한 색깔이 거의 없다.

(2) 뇌층 Cerebral stratum

대뇌 중간충인 뇌층은 속층으로서 눈소포의 중앙부가 함입되어 형성된 눈술잔의 이중벽 중 함입되어 들어온 안쪽벽에서 발달된 신경망막으로 망막고유층에 속한다. 망막은 눈술잔 시기를 거치면서 색소층과 뇌층 사이에 잠재적 공간이 존재하고, 또 두 층의 기능적 차이가 뚜렷하여 구조적으로 두 층을 분리하여 생각할 수 있다(표 III. 1-4).

망막의 색소층과 신경층이 분리되는 현상을 망막박리라고 하며, 이는 고도 근시인 사람에게 흔히 발생된다.

망막의 10층은 안쪽으로부터 시작하여 다음과 같이 배열되어 있다(그림 III. 1-18).

① 속경계막 internal limiting membrane

② 신경섬유층 nerve fibers layer

③ 신경절 세포층 ganglion cell layer

④ 속얼기층 inner plexiform layer

⑤ 속핵층 inner nuclear layer

⑥ 바깥얼기층 outer plexiform layer

⑦ 바깥핵층 outer nuclear layer

⑧ 바깥경계층막 external limiting membrane

⑨ 원뿔세포와 막대세포층 rod and cone layer 혹은 광수용세포층 photoreceptor cell layer

⑩ 색소상피층 pigment epithelium

여기서 색소상피층은 육각형의 단층세포로 부르흐막과 연결되어 있다. 또한 세포 내에는 멜라닌 과립이 많은데 주로 시세포층의 면한 부위에 많이 분포한다. 그리고 이 층은 홍채의 후면까지 연속된다.

광수용세포층에서 막대세포와 원뿔세포는 광선을 느끼는 부위로서 감각부 망막이라 한다. 이곳의 원뿔세포는 망막 전체에 약 600~700만 개가 분포하며, 특히 황반부위의 중심오목에는 원뿔세포만 분포한다. 한편 막대세포는 망막 전체에 약 1억 2천만 개가 분포하며, 중심오목에는 없고 중심오목에서 주변부로 갈수록 급격히 수가 증가하다가 다시 망막가장자리로 갈수록 그 수는 감소된다.

신경세포층의 속층을 연결하는 바깥경계막은 진정한 막으로 보기는 어렵지만 수많은 소공이 있는 망상의 막으로 시각세포의 바깥분절이 이 소공을 통과한다. 이것은 주로 광수용세포에서 뮐러세포가 부착되는 띠(소대)에서 발견된다. 따라서 이들은 거의 모든 신경원을 지지해 준다.

바깥핵층은 광수용세포의 핵으로 구성되어 있으며, 바깥얼기층은 광수용세포의 축삭, 두극세포, 수평세포의 가지돌기, 뮐러세포 등이 그물 모양으로 형성되어 있다. 따라서 이들 세

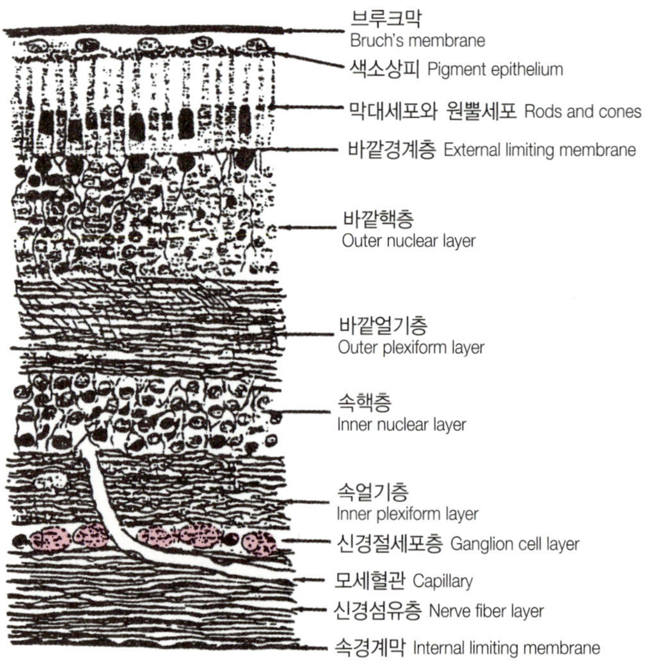

[그림 III. 1-18] 망막층 구조

포 사이에는 신경연접이 형성되어 있다.

속핵층은 주로 두극세포의 핵으로 이루어지며, 그 외 수평세포, 무축삭세포, 뮐러세포의 핵으로 구성되어 있다. 특히 이곳에는 망막혈관이 분포한다.

속얼기층은 두극세포의 축삭과 신경절세포의 가지돌기, 무축삭세포의 섬유, 뮐러세포의 섬유 등으로 구성되어 있다(그림 III. 1-19). 이들 세포 간에도 신경연접이 형성되어 있다.

신경절세포층은 신경절세포의 핵, 뮐러세포, 신경아교세포가 분포되어 있다. 신경섬유층은 신경절세포의 축삭으로 주로 구성되어 있고, 신경아교세포도 존재한다. 이들의 섬유는 망막의 안쪽면과 수평하게 뻗어 있으며 시각신경유두를 향해 모여든다.

속경계막은 망막의 안쪽면에 있는 유리양막 hyaline membrane으로서 유리막 viterous membrane과 합쳐진 것으로 여겨진다. 이것은 뮐러세포의 바닥판에 속하는 것으로 진정한 막으로 보기 어렵다.

이러한 구조로부터 광선이 광수용기세포에 자극되면 두극세포의 축삭끝과 신경절세포의 가지돌기를 지나서 시각신경을 통해 대뇌뒤통수엽의 시각겉질영역에 전달되어 광감각을 느

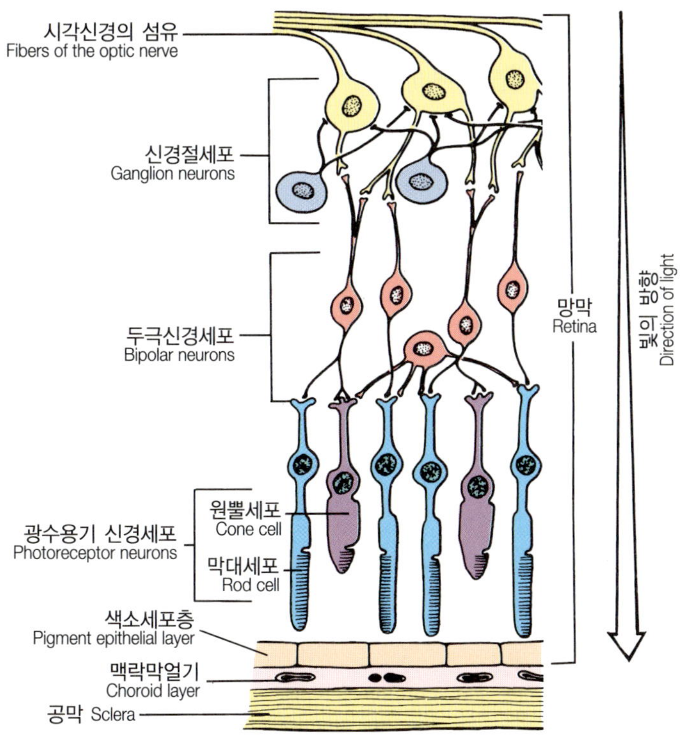

[그림 III. 1-19] 망막의 층

망막은 거꾸로 배열되어 있기 때문에 빛이 광수용기(막대세포와 원뿔세포)에 도착하기 전에 신경세포의 여러층을 통과.

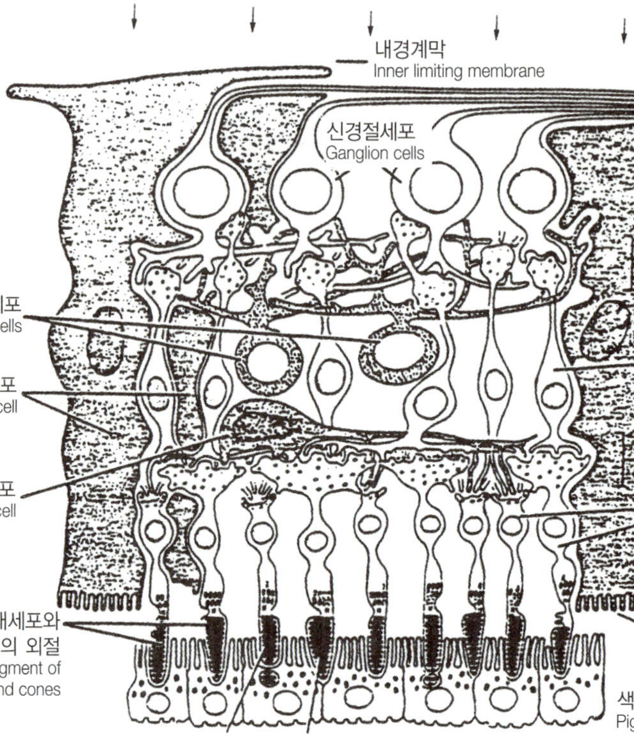

[그림 III. 1-20] 망막신경원의 구조
막대세포와 원뿔세포에서는 입사광선에 의해 발생된 자극이 반대방향으로 진행.

끼게 된다. 수평세포, 무축삭세포와 같은 연합성 신경원은 광수용세포와 신경절세포 및 두극세포 사이를 가로로 이어주는 작용을 한다. 즉 수평세포는 시세포와 두극세포 사이를 연결시켜 주고, 무축삭세포는 두극세포와 신경절세포 사이를 이어준다(그림 III. 1-20). 그 외 뮐러세포와 신경아교세포는 지지세포로서 작용을 한다.

3. 망막세포의 종류

1) 광수용세포 Visual cell

(1) 막대세포 Rod cell

막대세포는 한쪽 눈에 약 1억 2천만 개 존재하며, 이 세포 내에는 광색소인 로돕신을 함유하고 있는 막대 모양의 가늘고 긴 세포로 대략 100~120μm의 길이를 가진다. 바깥막의 끝은 색소상피의 돌기 안으로 묻혀 있고 원반 rod disc 가로무늬를 나타낸다. 바깥막과 속막은 섬모로 구성된 경부에 의해서 구분되어 있다. 이 중에서 28㎛의 원통형 바깥분절과 32㎛의 속분절로 구성되어 있다(그림 III. 1-21).

이들은 외부의 광선을 수용하는 막대 모양의 세포이며, 동전의 더미를 쌓은 것같이 약 600~1,000개의 수많은 편평한 막성분의 수평원반이 중첩되어 있다. 이들은 직경이 균일하고, 동전을 쌓은 것과 비슷하다.

이 원반은 원형질막과 연속되는 것은 아니다. 이 지역의 바깥분절은 수축에 의해서 속분절로 분류된다. 수축된 바로 아래에는 바닥으로서 섬모가 형성되고 이것이 바깥분절을 통과한다. 반면 속분절은 글리코겐이 풍부하고 미토콘드리아가 많이 농축되어 있다. 특히 미토콘드리아의 밀집은 시야 과정과 단백질 합성을 위한 에너지의 생산과 관계가 깊다. 또한 미토콘드리아 지역의 수많은 무리리보소체 polyribosome는 단백질의 합성에 관여한다. 이같은 단백질의 일부는 바깥분절쪽으로 이동하게 된다.

막대세포의 편평한 원반에는 로돕신이라는 시자홍 visual purple 색소가 존재한다(그림 III. 1-22). 이 색소는 광선에 의해서 표백되어 자극이 유발된다. 이 물질은 형태가 구형이며, 편평한 막성 디스크의 지질층인 이중층의 외부 표면에 위치한다. 특징적으로 로돕신은 광선이 낮은 수준일 때 수용체로 작용하므로 야간 또는 저녁무렵에 기능을 발휘한다.

바깥분절은 주로 광수용체의 기능을 한다. 그러나 내절은 세포들의 에너지 생산과 생합성에

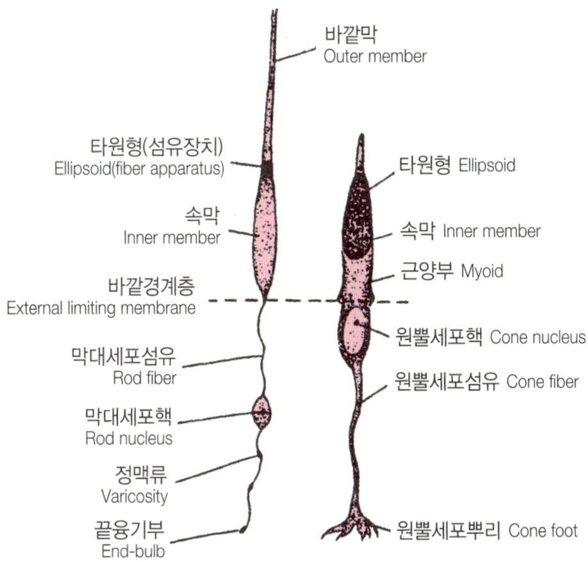

[그림 III. 1-21] 막대세포와 원뿔세포

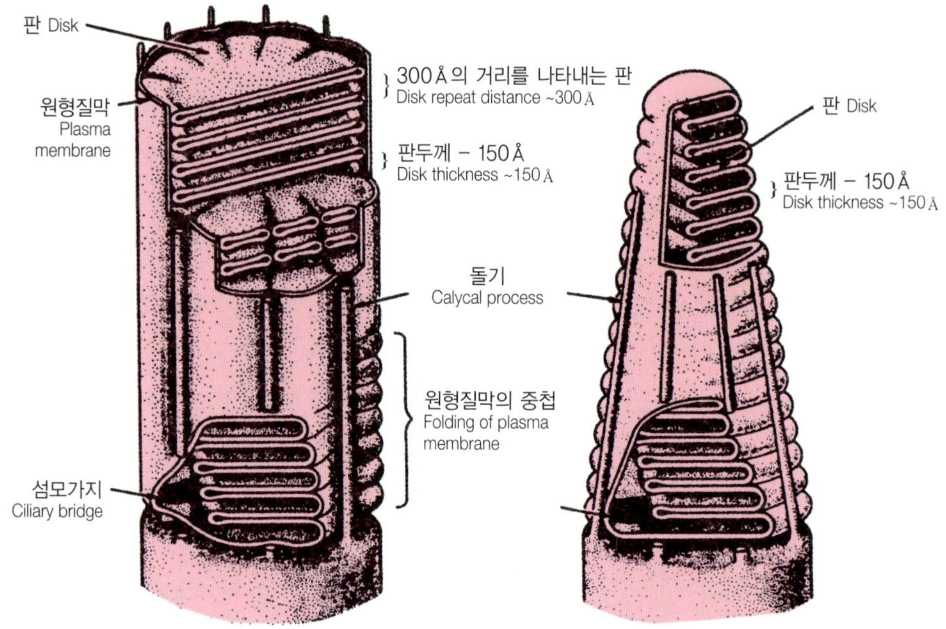

[그림 III. 1-22] 막대세포 바깥분절의 판막은 3개의 단백질, 시홍, transducin을 포함
특수한 망막 C-GMP phosphodiesterase. 단백질은 판막에서 C-GMP 농도 감소에 따른 광선 흡수에 작용.

필요한 물질대사에 관여한다. 막대세포의 분자량이 적은 단백질은 무리리보소체가 풍부한 내절에서 합성된다. 이 단백질들은 외절로 이동되면서 바닥지역에 모이게 되고, 이곳에서 편평한 원반을 생산하기 위해 인지질의 이중층에 의해서 형성된 막으로 합쳐진다(그림 III. 1-23).

막대세포의 손상 및 기능적 이상은 야맹증을 일으킨다. 또한 비타민 A가 부족한 경우도 막대세포의 기능저하로 야맹증을 가진다.

(2) 원뿔세포 Cone cell

원뿔세포는 신장된 신경원으로서 60×1.5μm의 크기를 가진다. 인체의 각 망막에는 600만~700만 개가 존재한다. 이것의 구조는 원뿔세포와 유사하나 모양은 원추형을 가진 바깥분절과 속분절로 되어 있고 섬모를 가진다. 또한 기저체, 미토콘드리아 그리고 무리리보소체가 풍부하다. 바깥분절(외절)은 막성 원반으로 구성되어 있다. 새로 합성된 단백질은 바깥분절 전체에 고르게 분포되어 있다. 원뿔세포에는 아이오돕신이라는 원뿔광색소가 존재하는데 각 원뿔세포는 적색, 청색, 그리고 녹색의 시각 스펙트럼에 따로 반응하는 3가지 형태가 있다. 통상 색각을 담당하는 지역은 황반을 중심으로 약 9mm 이내 지역에서 이루어진다. 이 세포는 밝은 광선에 민감하게 반응한다. 원뿔세포의 손상 및 기능적 이상은 색각장애를 일으킨다.

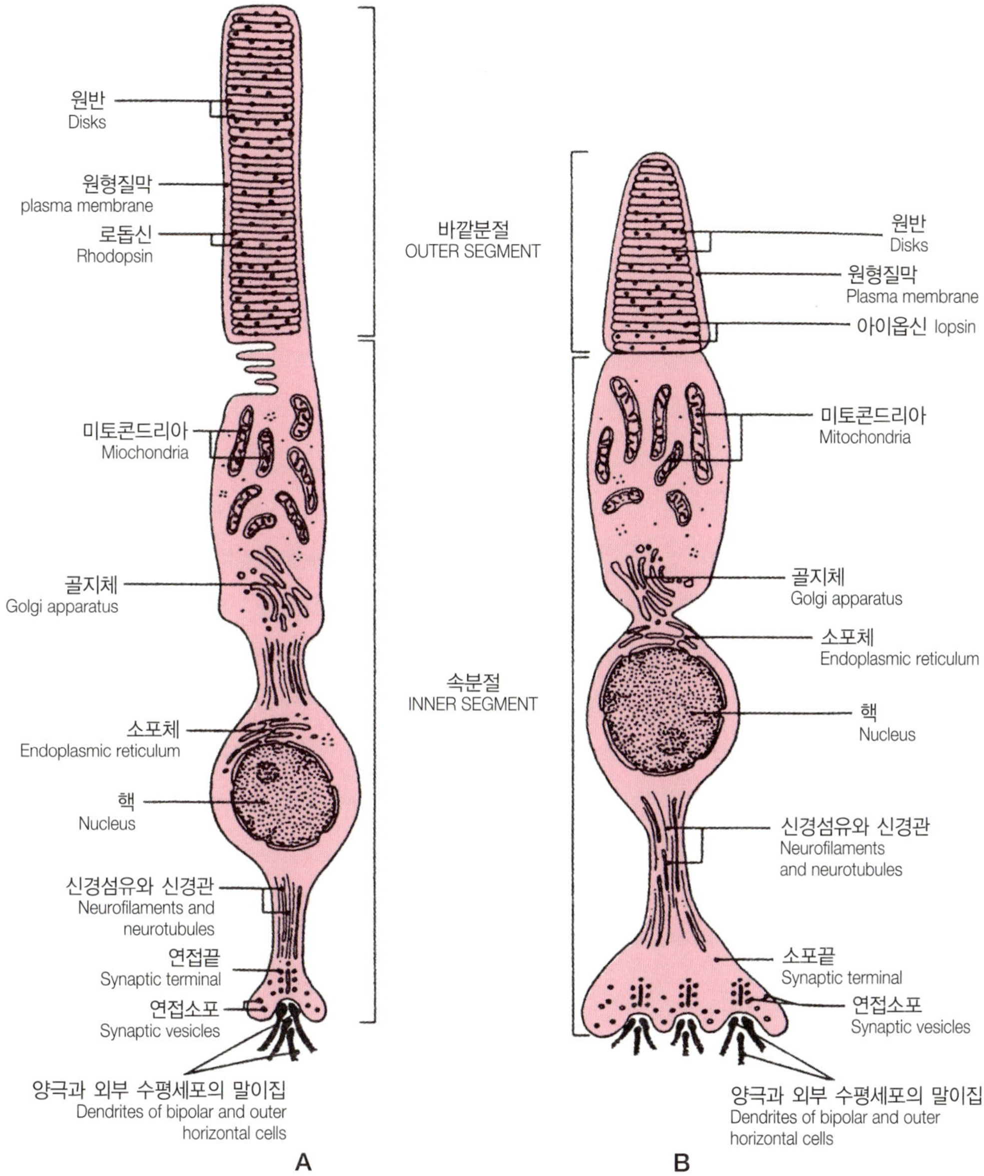

[그림 III. 1-23] 막대세포(A)와 원뿔세포(B) 모식도

2) 두극세포 Bipolar cell

두극세포(양극세포)는 시각경로에서 2번째 신경원에 속하며 세포질에 비해서 핵은 크고, 가지돌기는 인근 광수용체세포와 수평세포와 신경연접을 하고 축삭은 신경절과 엠아크린세포와 신경연접한다. 이 신경원은 바깥얼기층에서 속얼기층에 걸쳐 뻗어 있다. 이들의 세포

체는 속핵층에 있고 바깥얼기층쪽으로 올라가서 1개 또는 그 이상의 1차 가지돌기를 내어 광수용세포 끝과 연접한다. 그리고 한 개의 축삭이 아래쪽 방향으로 가면서 속얼기층과 분리된다.

두극세포는 4개의 형이 존재하는데 막대세포에 연결되는 막대 두극세포, 한 개의 원뿔세포경과 연접하는 함입된 중간 두극세포와 편평 중간 두극세포, 많은 원뿔세포경에 연결되는 편평하고 확산된 원뿔세포와 두극세포로 구분된다. 그러나 무축삭세포와 신경절세포의 여러 형이 함께 두극세포 축삭끝의 신경연접 관계는 아직 정확히 밝혀지지 않고 있다.

3) 연합신경원 Associate neuron

(1) 수평세포 Horizontal cell

수평세포 세포체는 속핵층에 한 개 또는 두 개의 배열로 되어 있다. 세포체의 끝은 짧고 작은 분지의 가지돌기가 있어 여러 개의 가지가 바깥얼기층에 전개되어 있다. 수평세포는 원뿔세포와 막대세포의 종말팽대부에 연접해 있다. 원뿔세포와 관계가 있는 수평세포는 짧은 돌기를 가지며 그 돌기는 7개의 원뿔세포와 연접을 형성한다. 막대세포와 관계가 있는 수평세포는 짧은 돌기를 가지며 10~12개의 막대세포 종말소구와 연접을 형성한다.

이 세포의 기능은 망막의 정보를 수평으로 전달하는 것이다. 특히 원뿔세포의 반응을 조절할 수 있다.

(2) 무축삭세포 Amacrine cell

이 신경원은 큰 세포체를 가지고 핵은 엽상으로 되어 있고, 축삭이 없는 수많은 가지돌기로서 구성되며 이 세포체는 속핵층의 바닥부위에 놓여 있다. 그리고 이 가지돌기는 속얼기층에 분포되어 있다. 그것은 서로 연결되어 있으며 두극세포의 축삭 끝과 신경절세포의 가지돌기와 연결되어 있다.

무축삭세포는 GABA glycine 물질을 함유하고 있으며 두극세포에 의해 자극되고 차례로 신경절세포를 흥분시킨다. 무축삭세포는 또한 광수용체 신호의 조절자로서 역할을 한다. 그 종류는 신경전달물질 내용물에 따라 분류한다.

(3) 신경절세포 Ganglion cell

신경절세포는 시각경로의 세 번째 신경원으로서 망막신경그물의 끝부위에 존재한다. 신경절세포는 속얼기층에 있는 두극세포 끝과 무축삭 가지돌기와 연결된다. 이들의 세포체는 신경절세포층에 위치하며 축삭은 시각신경의 섬유가 되어 망막 내에서 형성된 자극신호를 뇌로 전달한다.

인간의 망막은 가지들과 속얼기층에 분지되는 분포형태를 달리하는데, 중심지역에서 신경절세포는 대개가 공통형의 중간신경절세포 형태로 나타나며, 속얼기층의 안으로 올라가는 1개의 가지돌기에 의해서 특징지어진다. 이곳에서 이것은 2차와 3차 가지돌기로서 끝난다.

확산된 신경절세포는 그 가지돌기를 속얼기층의 지역으로 통해 있으며 중층신경절세포는 속얼기층에 1개 또는 여러 개의 수준에 한정된 가지돌기 분지를 나타낸다. 한편 이들 2개의 중간형에 속하는 것도 역시 존재한다. 신경절세포의 축삭은 시각신경의 시작이 되는 것이다.

4) 신경아교세포 Neuroglial cells

이 세포는 신경의 자극을 전달하는 기능을 가지지는 않는다. 그러나 신경조직의 손상 또는 세균감염에 주요 역할을 한다. 망막에는 3종류의 신경아교세포들이 있다. 첫째, 뮐러세포는 큰 신경아교세포로서 망막의 전체 지역에 분포된다. 그들은 망막의 구조물을 지탱하고 지지한다. 이 세포의 첨부는 광수용체 층에 있고, 바닥은 내부망막 표면에 있다. 또는 이 세포는 K^+, GABA, glutamate 물질이 세포밖 공간에서 농도 조절하는 데 완충기능을 해준다. 또한 포도당대사와 글리코겐 저장에도 관계한다. 둘째, Microglial 세포는 망막 전체에 분포하는데 주로 식균기능을 한다. 이 세포는 염증 또는 손상이 조직에 생기면 증가한다. 셋째, Astrocyte 세포는 내부 망막에 발견되는데 신경절세포는 망막에 혈관을 지지해주는 기능을 한다.

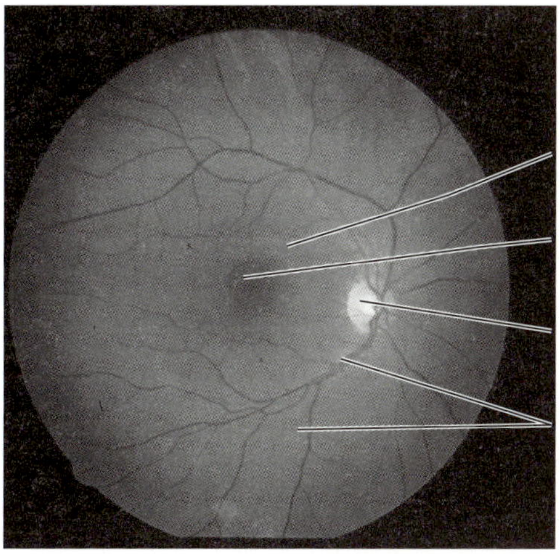

[그림 III. 1-24] 망막의 안저소견
시신경유두 주변은 혈관이 발달, 황반지역은 혈관이 없음.

4. 망막의 특수지역

(1) 황반 Yellow spot

황반은 시각신경유두의 바깥쪽으로 위치한 망막의 가장 얇은 색소지역으로, 정확히 시각신경유두의 약 2.5~3mm의 바깥쪽 약간 아래에 황색의 타원형으로 함몰된 부위로서 직경이 약 5.5mm이다. 이곳의 중앙에 가장 함몰된 부위가 중심오목이다(그림 III. 1-24).

중심오목은 시야의 0도로서 뮐러세포와 혈관이 존재하지 않으며, 맥락막에 의해 영양을 공급받는다. 이곳은 망막이 아주 얇고 색소상피층의 색소가 다른 지역보다 많은데, 크산토필이라는 색소(Lutein, Zeaxanthin)가 있어 갈색으로 나타나고, 주위에 황반반사륜이 나타난다. 이곳의 중앙 0.35mm의 직경부위가 중심오목으로서 막대세포는 없고 원뿔세포만 존재

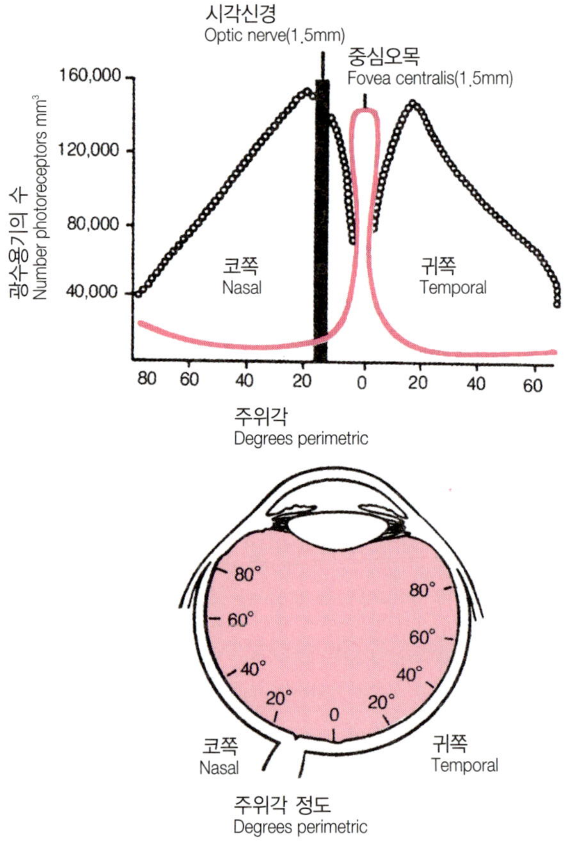

[그림 III. 1-25] 망막에서 막대세포와 원뿔세포의 밀도

원뿔세포는 중심오목에 위치. 중심오목은 시야의 0°, 막대세포 밀도는 중심오목에서 약 20° 정도에서 최고분포. 망막 주위 쪽에서는 점차적 감소.

한다. 중심오목의 각 원뿔세포는 단지 한 개의 신경절세포와 연결되어 있어서 중심시력을 형성하는데, 대상물을 잘 볼 수 있는 곳이다(그림 III. 1-25). 그러나 황반부의 주변부에 있는 막대세포는 여러 세포가 한 개의 두극세포와 연접되고, 두극세포는 한 개의 신경절세포가 연접된다. 이후 여러 개의 신경절세포는 한 개의 신경섬유를 형성하게 된다.

중심오목에는 원뿔세포층만 있고 핵층이 없으며, 광수용세포의 돌기는 기울어져 속층의 Henles 섬유층으로 되어 광선이 원뿔세포에 이르게 된다(그림 III. 1-6). 이곳의 원뿔세포는 다른 망막지역보다 얇고 길며 직경은 500~550㎛이다.

황반에 존재하는 광수용세포와 연결되는 신경섬유는 전체 신경섬유의 1/3을 차지하고, 이것은 시각신경유두와 바로 연결되어 유두의 바깥쪽으로 진행한다. 또한 대상 물체와 중심오목을 연결하는 선을 시축이라 한다. 중심오목은 원뿔세포에 의해서 물체의 형태를 구별하는 형태시, 색깔을 구별하는 색각시, 밝은 광선에 반응하는 명소시 기능을 수행한다. 반면 망막 주변의 막대세포가 많이 분포된 지역은 어두운 곳에 잘 반응하는 암소시 기능을 담당한다. 연령이 증가되면 황반변성이 발생되어 황반의 중심오목 기능이 상실되어 중심의 기능은 없는 중심암점현상이 나타난다.

(2) 시각신경유두 Optic papillal

시각신경유두는 망막의 후방지역에 위치하며, 광수용체는 없고 단순히 시각신경섬유로만 구성되어 있다. 따라서 이곳은 광선을 수용하지 못함으로 인해 생리적 암점(매리오트맹점)을 이룬다. 생리적 암점은 시야상에서 주시점으로부터 귀쪽으로 약 15° 떨어진 곳에 해당하며 암점으로 인해 물체를 느끼지 못하게 된다. 이곳은 시야검사 시 난원형의 결손부위로 나타난다. 그러나 암점부의 시각이 완전히 없음에도 불구하고 사람은 두 눈에 의한 융합상을 보게 되므로 그 존재를 느끼지 못하게 된다. 유두의 중심부에서 조금 귀쪽으로, 주변보다 좀 더 흰빛을 띠고 있는 약간 함몰된 부분을 생리적 유두함몰이라고 부른다. 함몰부의 수평방향 지름과 시각신경유두 전체의 수평방향 지름의 비율(C/D)은 정상인에서는 0.3 정도인데 녹내장에서는 유두 함몰이 심해져 이 비율이 증가하게 된다. 녹내장이 있는 경우 환자는 우선 시각신경유두의 손상이 나타나지만, 중심 시력은 정상값을 가진다.

(3) 톱니둘레 Ora serrata

톱니둘레는 눈알의 속면에 위치한 망막의 앞쪽 끝부위이며 두께는 0.11mm이며, 부분적으로 톱니와 같은 모양을 하고 있다. 이곳은 광수용세포가 없으며 망막은 톱니둘레에서 섬모체상피가 되어 홍채의 뒷면까지 연속된다. 즉 이곳은 망막과 섬모체의 이행지역인 것이다.

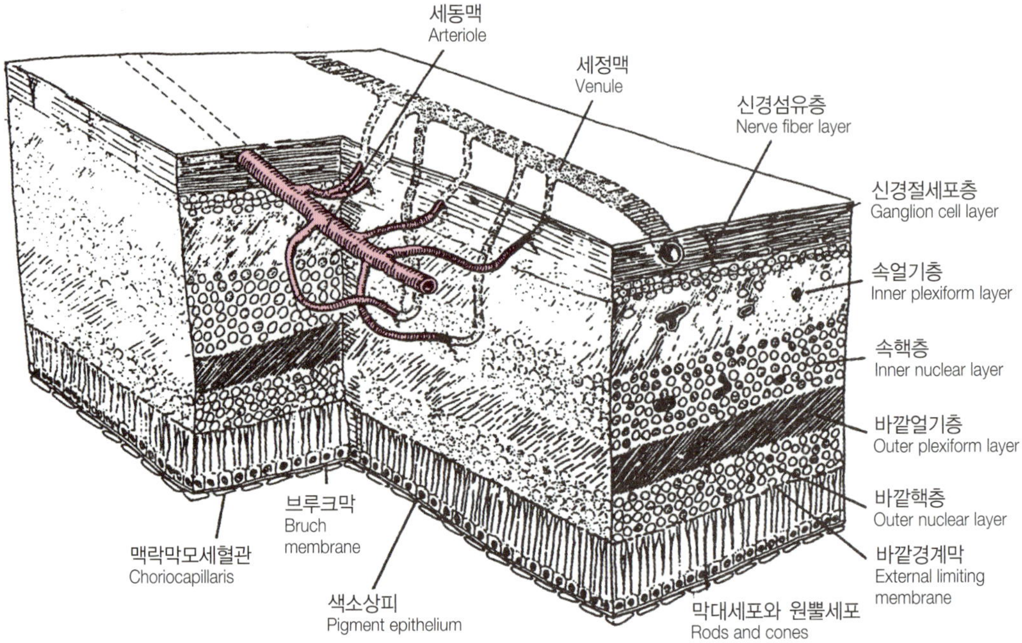

[그림 III. 1-26] 망막에 있는 2개의 주요한 망막세동맥과 분포지역
신경섬유층에서 1개, 속핵층에 1개. 질환은 주로 세동맥에 영향을 미치며,
그와 같은 것은 신경섬유층에서 모세혈관그물에 함유되는 혈관성 고혈압이 있다.
우선적인 정맥질환으로서는 속핵층에서 모세혈관층에 포함되는 진성 당뇨병이 있다.
바깥핵층과 바깥얼기층의 1/3 외부에 있는 그들 세포체와 함께 있는 광수용기는 맥락막의 맥락막
모세혈관에 의해 영양이 공급. 양 체계는 망막의 기능에 필요함.

5. 망막의 혈액과 신경분포

1) 혈액공급 Blood supply

망막중심동맥은 눈알 밖의 눈동맥의 분지로서 시각신경유두의 중앙에서 위 · 아래로 분지된다. 이것은 다시 안쪽과 바깥쪽으로 분지하여 위 · 아래귀쪽측동맥과 위 · 아래코쪽동맥이 된다.

망막의 외부 1/3 지역은 맥락막 모세혈관에서 영양공급을 받는다(그림 III. 1-26). 즉 뇌층 cerebral stratum의 외부는 막대세포와 원뿔세포를 포함하는 것으로 맥락막의 맥락막 모세혈관에서 영양공급을 받는다. 한편 내부의 2/3 지역은 눈동맥의 분지인 중심망막동맥에서 혈액공급을 받는다. 또한 안쪽부위는 눈동맥의 가지인 망막의 중심동맥에서 영양공급을 받는다. 그러나 중심오목은 맥락모세혈관으로부터 영양공급을 받기 때문에 망막박리 때에 손

상을 받는다.

망막중심동맥은 시각신경구멍을 통과해서 시각신경유두에서 위 · 아래가지로 나누어지며, 이들 분지는 다른 관자쪽과 코쪽의 분지가 된다. 한편 중심동맥의 분지는 서로 문합하지 않는다(그림 III. 1-27). 이러한 중심동맥의 장애는 실명을 초래하기도 한다. 망막정맥은 다소 동맥과 평행하게 배열되며 중심정맥은 해면정맥굴에서 끝난다.

2) 신경지배 Innervation

망막은 특수감각신경의 시각관련 신경이 풍부하나, 운동신경이 목동맥얼기에서 나오는 교감신경섬유가 분포되어 있다. 여기서 목동맥얼기는 목동맥에 있는 감각을 감지하는 특수조직 부위에 속한다. 그러나 망막에는 지각신경이 없어서 어떠한 손상이나 질환에도 쉽게 통증을 느끼지 못한다.

6. 망막의 검사

망막의 검사는 검안경을 사용한다. 검안경검사는 직상검안경과 도상검안경이 있으며, 이 검사법은 동공이 확장된 상태로 하는 것이 보다 더 인체 관찰이 용이하게 때문에 암실에서 실시한다. 통상 직상검안경은 시각신경유두, 황반 등을 관찰하며, 도상검안경은 신경, 혈관, 결체조직, 암조직 등을 관찰한다. 더욱 최근에는 안저사진촬영(fundus camera)을 통해 자세한 부위까지 관찰되며, 이같은 검진은 망막혈관을 조사할 경우에 주로 형광용액을 정액에 주입하여 정밀검사할 수 있다(그림 III. 1-28).

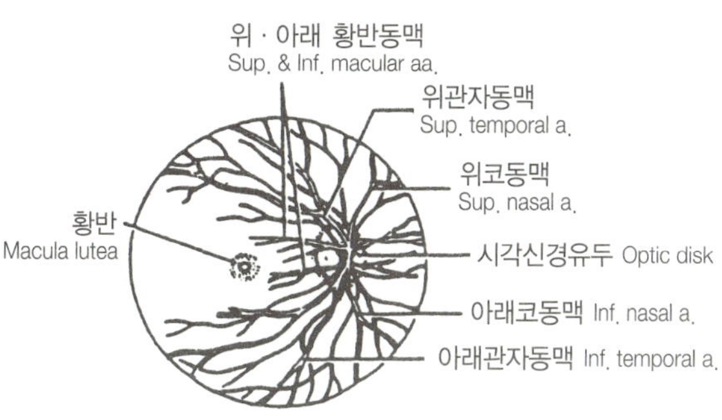

[그림 III. 1-27] 망막의 혈관계
황반과 시각신경유두 주위의 혈관분포.

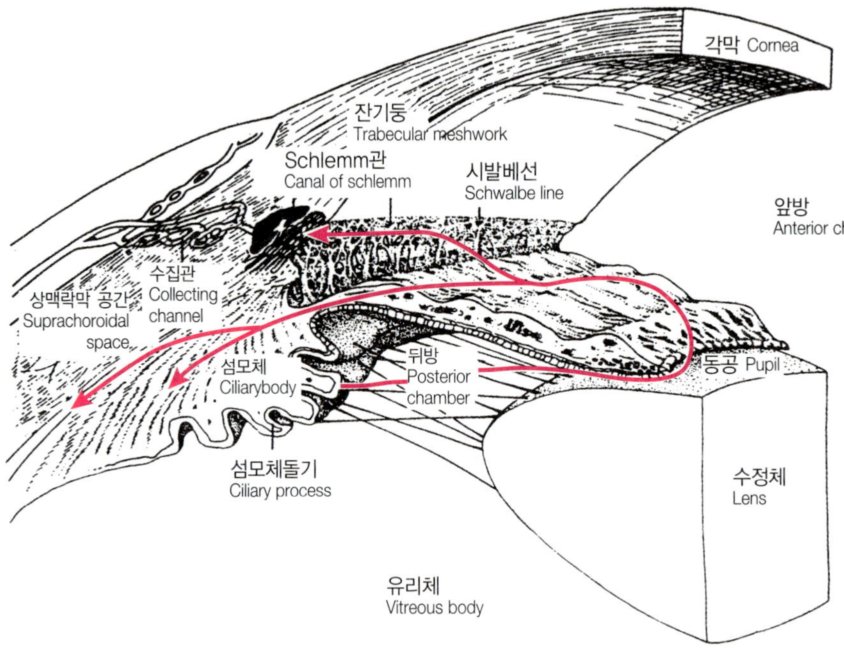

[그림 III. 1-28] **앞방각 주변의 구조와 방수유출**
방수는 뒤방쪽에서 섬모체의 무색소상피층에서 분비. 이것이 동공을 통해서 앞방으로 유출.
잔기둥을 통해 방수혈관으로 이동. 그 이후 슐렘관으로 개구.
방수의 10%는 위맥락막 공간과 섬모근육 공간을 통해서 흐름.

제 4 절 눈알(안구)의 내용물

1. 방수 Aqueous humor

수정체의 전면과 각막의 후면 사이에 있는 공간을 안방이라 하며, 이곳에 채워진 투명한 액체인 장액성분을 가지는 것으로 이를 방수라고 한다. 이것은 다시 홍채를 기준으로 앞방과 뒤방으로 구분이 된다(그림 III. 1-28). 앞방은 각막의 뒷면, 동공, 홍채의 앞면으로 구성된 공간이다(그림 III. 1-29). 한편 뒤방은 수정체의 앞면, 섬모띠, 홍채의 뒷면으로 이루어진 공간이다. 이 두 개의 앞방은 홍채에 의해서 분리된다.

방수의 구성물질은 단백질이 있는 혈장으로 구성되어 있는데, 주로 알칼리성 액체로서 대부분이 수분으로 구성되어 있는 굴절률 약 1.33의 물질이다. 방수는 0.2mL(cc) 정도의 용적을 갖는 무색의 투명한 액체이고, 삼투압은 혈청보다 약간 높으며, pH는 7.4로 혈청보다 약간 낮다. 이 밖에도 0.02%의 단백질과 소량의 포도당, 염류, 요소 등이 함유되어 있다. 그리고 방수는 혈장과 다른 성분을 가지는데 총 단백은 약 0.02%이며, 알부민과 글로불린의 비는 혈청과 같다. 혈청보다 높은 물질로는 아스코르빈산, 젖산 등이 있으며 포도당, 요소 등은 혈청보다 낮다. 전해질 중에는 Na^+은 혈청보다 적으며 Cl^-은 많다.

이 방수는 섬모체돌기의 무색소 상피층에서 생산된다. 생산된 방수는 후방에서 동공을 통해서 앞방으로 흘러 들어간다.

앞방에서 방수는 각막과 홍채가 서로 만나는 위치의 우각 부위인 잔기둥그물을 통해 여과되어 슐렘관 Schlemm canal으로 흘러 들어간다(그림 III. 1-30). 슐렘관은 잔기둥의 바깥면에서 눈알의 주위를 둘러싸는 정맥계의 관이다. 이것의 바깥인 공막쪽은 두터우나 안쪽면은 내피세포로 구성되어 있다.

잔기둥은 앞방에 Descement 막의 끝부분과 공막자 사이에 위치한 삼각형의 가로절단면을 갖는 구조물이다. 이것은 여러 층의 섬유판으로 구성되며, 각 판에는 타원형의 작은구멍이 있다. 작은구멍의 크기는 약 2~4㎛의 직경을 가진다. 이들은 후에 약 30개의 수집관에 다시 모여 약 12개의 방수정맥을 거쳐서 상공막정맥과 결막정맥얼기를 통해서 액체를 방수정맥계로 흐르게 한다. 그곳에서 홍채의 바탕질에 있는 수분의 대부분은 교환되고, 비전해

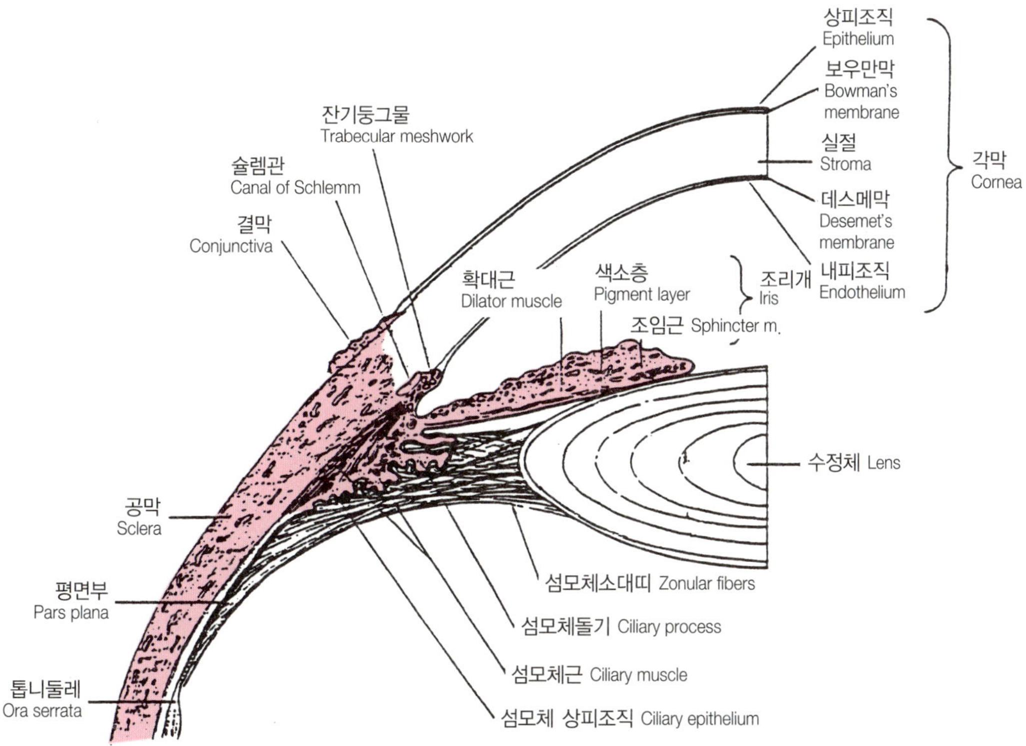

[그림 III. 1-29] 앞방각과 주변의 구조물

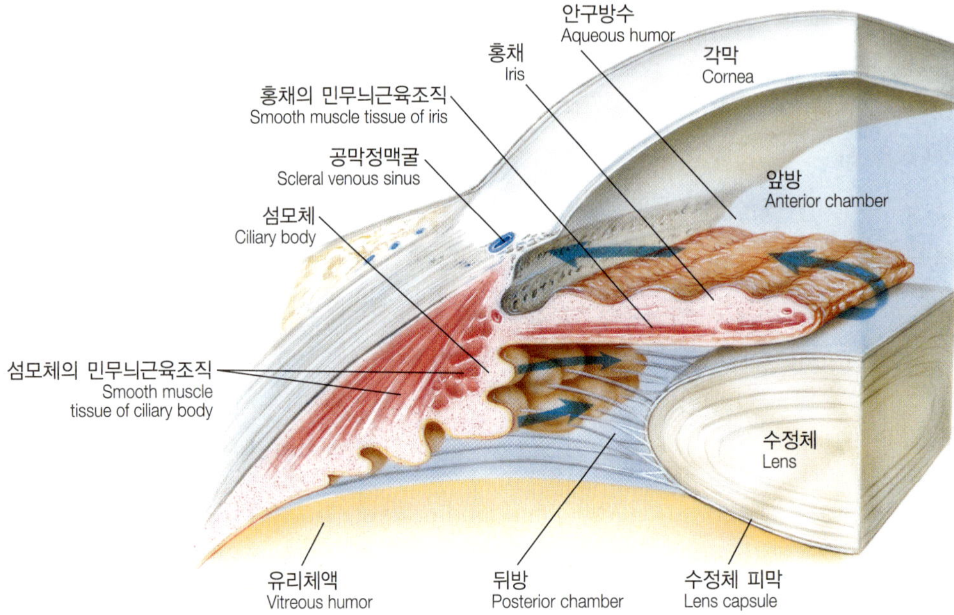

[그림 III. 1-30] 안방수 유출 경로

안방수는 안구의 앞공간의 앞 · 뒤방 안에서 안압을 유지. 안방수는 뒤방으로 분비되고, 동공을 지나 앞방으로 흐르고, 공막정맥굴을 통하여 방수정맥으로 유출.

질은 일정한 교환을 하게 된다. 이 같은 방법으로 방수는 약 90%가 유출된다. 그러나 약 10%의 방수는 포도막혈관 중에서 특히 섬모체혈관과 공막의 사이로 흘러들어가 맥락막혈관에서 흡수되어 눈알 밖으로 유출된다.

방수의 흐름은 압력 차이에 의해서 이루어진다. 즉 안내압은 섬모체 상피조직에 의해 생산된 방수의 양과 각막가장자리에서 재흡수되는 양의 차이에 의해 발생된다.

공막과 각막의 접합부인 공 · 각막 연결부의 폐쇄는 공막의 내부 표면이 공막구멍으로 되어 공막에서 홍채에 있는 섬모체근육이 부착될 수 있도록 돌출되어 있다. 이 돌기의 앞쪽은 환상의 물통형 공막구멍을 형성하는데, 이것은 앞방각에서 슐렘관을 분리시켜주는 섬유조직에 의해 교차된다(그림 III. 1-31).

섬유주에서 천문 fontana의 공간은 앞방과 함께 한쪽에서 연결되고, 빗살무늬 융모와 함께 다른 쪽에 연결된다. 이것이 방수를 공막의 정맥굴쪽으로 흘러가게 하며 후에 앞섬모체 정맥쪽으로 가게 한다(그림 III. 1-32). 즉 위의 과정은 홍채의 각막각을 통해 정맥굴로 가서 결국 섬모체정맥에 도달한다.

방수의 유출은 연질막과립에서 연질막굴쪽으로 가는 거미막밑 액의 흐름과 유사하다. 한편 흡수의 장애 또는 방수유출로의 비정상은 안내압이 높아져서 녹내장을 유발시킨다. 안내

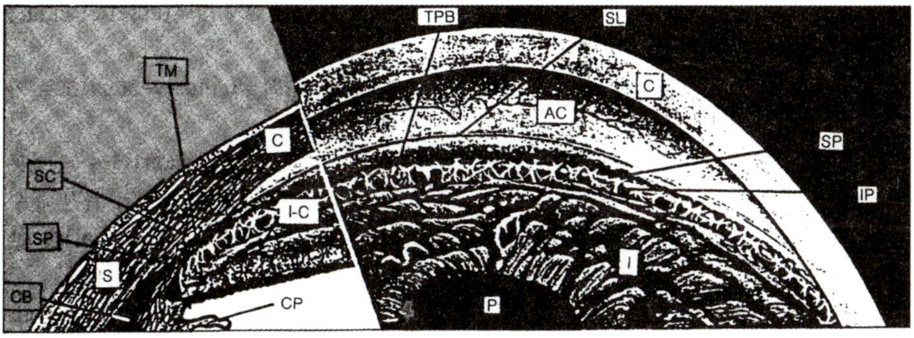

AC = 앞방 Anterior chamber
C = 각막 Cornea
CB = 섬모체 Ciliary body
CP = 섬모체돌기 Ciliary process
I = 홍채 Iris
I-C = 홍채각막각 Iris-corneal angle
IP = 홍채돌기 Iris processes
P = 동공 Pupil
S = 공막 Sclera
SC = 슐렘관 Schlemm's canal
SL = 쉬발베선 Schwalbe's line
SP = 공막돌기 Scleral spur
TM = 잔기둥그물 Trabecular meshwork
TPB = 잔기둥 색소띠 Trabecular pigment band

[그림 III. 1-31] 앞방각(왼쪽)과 앞방각경 소견(오른쪽)

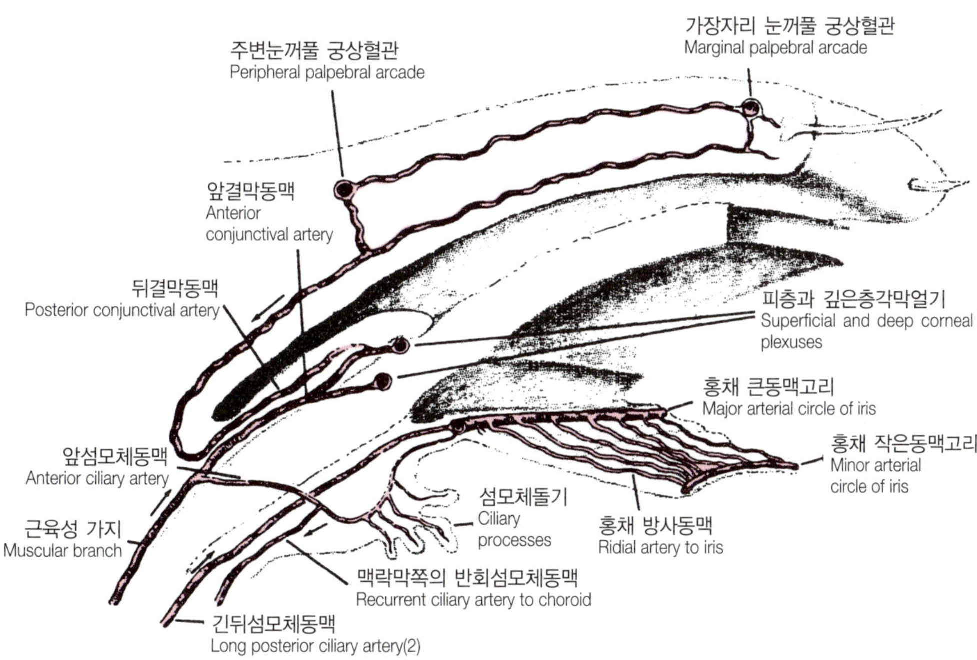

[그림 III. 1-32] 앞방 눈 지역의 혈액공급

2개의 전섬모동맥은 가쪽곧은근을 제외하고 각 곧은근의 근육성 가지에서 형성.
2개의 긴 동맥을 코쪽 위에서 눈알로 들어감. 이것은 시각신경의 귀쪽에 속함.

압은 정상일 때는 10~21mmHg이며 평균 15mmHg가 된다.

방수의 주요 기능은 수정체, 망막 그리고 각막의 대사에 필요한 영양을 확산에 의해 제공해준다. 또한 눈알의 투명도와 안압을 일정하게 유지해주며, 약간의 굴절력을 갖는다. 방수의 생산이 증가하거나 방수 배출관이 막힌 경우는 녹내장을 일으키며, 이 경우 시야는 좁아진다.

2. 수정체 Lens

수정체는 홍채와 동공 뒤 그리고 유리체의 앞면에 위치한 무혈관성의 볼록한 렌즈로서 무신경의 구조이다. 성인에 있어서 직경은 약 10mm이며, 두께가 약 3.7~4mm인 거의 완전한 투명구조로 앞면보다 뒷면이 더 볼록한 구조이다. 주변부는 섬모체와 연결된 섬모체띠에 부착되어 있다.

수정체의 앞쪽에는 방수가 있으며, 뒤쪽에는 방수와 유리체가 존재한다. 앞면의 중앙을 전극이라 하며, 뒷면의 중앙 부위를 후극이라 한다. 앞면과 뒷면의 이행부를 적도면이라 하며 이곳에 섬모체띠가 부착된다(그림 III. 1-33).

수정체의 굴절률은 주변부에서 1.36이고, 중심지역에서 1.4가 된다.

수정체의 조직학적 구조는 아래와 같다.

① 수정체낭은 탄성섬유로서 탄성피막의 형태를 가지고 있다. 구성물질은 콜라겐과 당단백이 풍부하며, 수정체의 상피조직을 만드는 입방형 세포는 외부 표면에 분포되어 있다. 투명한 동질성 막으로 수정체를 싸고 있는 수정체낭은 11~18㎜ 두께로 수정체의 피막을 형성하며 높은 굴절률을 갖는다. 수정체주머니의 중심부는 얇고 주변부는 중심

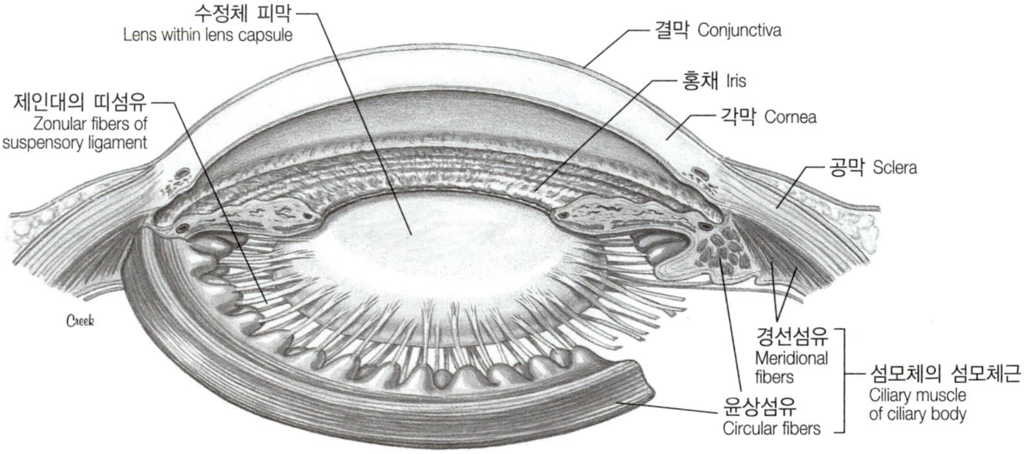

[그림 III. 1-33] 수정체 주변 구조물

부보다 더 두터우며 앞면이 뒷면보다 더 두텁다(그림 III. 1-34). 그리고 생리적으로 수분과 전해질만이 투과할 수 있는 선택적 반투과성 막의 성질을 띠고 있다.

② 수정체 상피세포는 수정체의 앞면에만 존재하는데 수정체낭의 바로 아래에 있는 한층의 입방상피 구조이다. 이것은 적도부에서 점차 앞뒤 방향으로 길어져 적도면에 있는 세포들은 수정체의 실질을 구성하는 수정체섬유가 된다. 반면 후방 수정체주머니는 상피세포가 존재하지 않는다.

③ 수정체 실질을 구성하는 수정체세포를 수정체섬유라고 하며 육각형의 형태를 이루고 있다. 이것은 상피조직이 변형된 것으로 긴 띠모양으로 길이는 약 7~10mm이고 폭은 약 8~12㎛, 두께는 약 2㎛이다. 이것은 수정체 앞면 상피세포의 하방에서는 수정체 주머니의 앞까지 분포하고 있다.

수정체의 층판구조는 적도면 지역에서 세포가 길어져서 형성된 섬유들의 연속배열로 이루어진다. 이 섬유는 적도면에서 생성되며, 오래된 기존의 섬유는 표면에 점차 겹쳐서 동심원상의 층을 만든다. 이와 같이 수정체는 일생을 통해 조금씩 성장한다.

수정체의 중심부위는 섬유가 외부보다도 더욱 단단한데 이것을 수정체핵이라 하며 그 둘레의 섬유를 겉질이라 한다(그림 III. 1-35).

수정체는 약 65%가 수분이고 35%는 단백질로 구성되어 있으며 소량의 광물질을 함유하

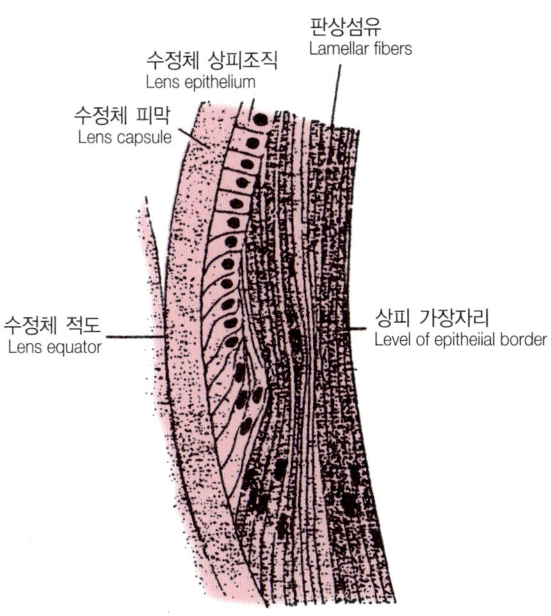

[그림 III. 1-34] 수정체 전반부

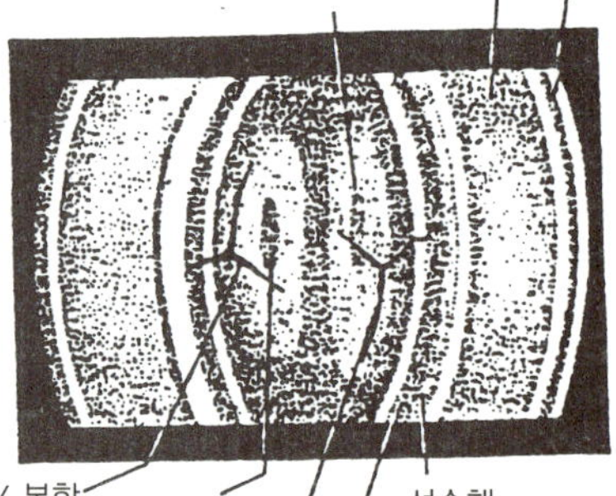

[그림 III. 1-35] 수정체 핵 지역

는데 특히 K^+는 신체의 어느 부위보다 많다. 수정체는 자외선과 보라빛을 많이 흡수한다. 나이가 들면 노란색이 되며 점점 단단해지고 탄력성이 감퇴되어, 그 결과 조절력이 저하된다. 이것은 중심핵이 커지면서 전체적으로 탄력성이 감소하고, 그 결과 섬모체근의 수축이 있어도 수정체의 굴절은 크게 증가되지 않는다. 결국 가까운 사물을 잘 보지 못하게 되는데 이런 증상은 42~46세가 되면 나타나서 수정체의 굴절력이 급격히 줄어드는 노안이 된다. 이와 같은 증상은 볼록렌즈 굴절교정술, 콘택트렌즈, 누진다초점렌즈, 돋보기, 이중초점렌즈 등을 사용하여 교정할 수 있다.

수정체는 나이가 들면 탄력성의 소실 외에도 수분량의 감소와 가용성인 crystalline 단백질이 감소하는 대신 불용성인 albuminoid 단백질이 상대적으로 증가한다. 따라서 potassium, glutathion, ascorbic acid 및 산소의 이용이 현저하게 감소한다. 이러한 원인으로 인해 수정체 단백질 변성이 유도되어 수정체가 불투명해지는 백내장이 나타난다. 이렇게 되면 수정체는 혼탁되고 복시, 굴절성 근시, 시력장애, 시야흐림 등의 자각증상을 유발시킨다. 백내장 치료는 초기에는 약물을 사용하나, 가장 좋은 처방은 수정체 제거 후 인공수정체(IOL)를 삽입하는 수술을 시행할 수 있다.

섬모체띠는 수정체의 부유인대로서 수정체피막을 섬모체에 연결시킨다. 이것은 섬모체의 표면에서 형성되는 섬유들로서 수정체의 적도면에 삽입되어 있다. 이들 섬유는 망막의 섬모체부위의 상피조직에서 형성되며, 피 섬유는 미세하고 접착성 가닥으로서 수정체 적도 주변

공간의 전체에 걸쳐 존재한다.

따라서 먼 곳의 사물을 볼 때에는 상맥락막 판상의 탄성섬유들은 섬모체를 당기게 되어 수정체의 만곡을 최소화시키게 된다.

반대로 근거리 사물을 볼 때 수정체는 조절에 의해 망막에 광선의 초점을 맞추게 한다. 즉 수정체는 부교감신경에 의한 섬모체근의 수축으로 섬모체띠가 이완되면 수정체의 두께를 증가시켜 굴절력이 증가하게 된다. 이처럼 조절을 담당하는 수정체는 눈의 주된 굴절기관으로서 12~33 diopter의 굴절력을 가지는데 이것은 각막 다음으로 큰 굴절력을 갖는 것이다. 수정체에는 통증섬유, 혈관, 신경 등이 없다. 그리하여 양분은 방수와 유리체로부터 확산에 의해 공급받는다.

3. 유리체 Viterous body

유리체는 투명하고 무혈관성이다. 이것은 눈알의 부피와 무게의 약 2/3를 차지하며 부피는 약 4.5cc 정도이다. 또한 눈알 뒤쪽 4/5 지역을 채우는 젤라틴 같은 성분은 그들의 무게보다 200배나 큰 물과 결합하는 능력을 가진다. 이것은 긴 체인형의 교원성 분자들이 느슨하게 결합하고 있으며 톱니둘레에 부착되어 있다. 즉 수정체, 망막, 시각신경판에 의해 둘러싸인 공간 내에 있는 기관이다. 이들의 앞쪽에는 수정체가 있고, 뒤쪽에는 시각신경유두와 망막이 있다. 이것의 구성은 방수와 비슷하며, 교원섬유의 그물망을 포함한 히아루론산 hyalunoric acid이라 부르는 점액성 다당류로 구성되어 있다(그림 III. 1-36).

유리체의 구성성분은 99%가 수분이며, 특수한 생리적 특징을 나타내는 1%의 교원질성 물질은 매우 가늘고, 수분과 결합력이 매우 큰 히아루론산 hyaluronic acid으로 이루어져 있다. 따라서 유리체는 눈알 중에서 수분의 함량이 가장 클 뿐만 아니라 눈알의 형태와 투명도를 유지하는 역할을 담당한다. 유리체의 바깥 표면은 유리체막으로 싸여 있는데 수정체피막의 뒤방부위, 섬모체띠섬유, 섬모체 평면부 상피, 망막 그리고 시각신경유두와 접촉되어 있다. 유리체의 바닥은 섬모체 평면부 상피와 톱니둘레 바로 뒤의 망막에 단단히 부착되어 있다. 수정체 피막과 시각신경유두가 유리체에 부착하는 것은 생명의 초기에는 확고하나 나이가 들면서 느슨하게 된다.

유리체관 또는 Cloquet관은 시각신경유두에서 수정체로 연결된다. 이것은 유리체의 아래쪽에 축 늘어져 있다. 이 관은 1차 유리체에서 형성된 것으로 태아에서는 유리체동맥이 위치하던 곳이다. 그러나 태생 후에 유리체동맥의 기능은 소실된 채 관만 남아서 뒤수정체 안에서 시각신경유두까지 남아 있게 된 것이다. 이 관은 큰 기능은 없으나 유리체의 액체성분을 시각신경쪽으로 흘러가는 배출의 통로로서 역할을 한다.

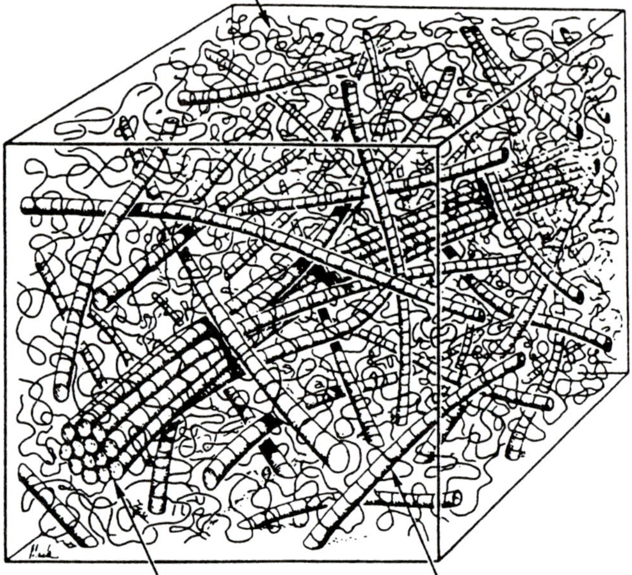

[그림 III. 1-36] **유리체액 구조**
유리체의 기능적 해부.

유리체동맥의 잔류 부위가 있어서 검안경을 통해서 보면, 이들은 수정체의 뒷면에 붙어있는 흑점으로 보이게 되는데 이 흑점을 Mittendorfs 점이라고 한다. 유리체 내로 출혈이 발생하여 유리체 공간으로 적혈구가 이동하게 되면 날파리증이 나타난다.

유리체의 주요 기능은 눈알의 형태와 투명성을 유지하는 데 큰 역할을 한다.

유리체가 혼탁되면 자각증상으로 비문증을 가지는데, 이 경우 눈앞에 검은점 또는 검은 선 같은 모습이 나타나서 주의력 감소, 두통 등이 발생된다.

4. 눈의 신경과 혈액분포

각막, 홍채 그리고 섬모체에서의 감각섬유들은 긴섬모체신경과 짧은섬모체신경에 의해서 코섬모신경에 도달한다. 이들은 눈의 외부 및 내부 자극에 대한 감각을 뇌에 전도한다.

특히 각막은 최종 신경이 끝나는 부위로써 타 조직과 비교하여 지각이 민감하기 때문에 통증이나 이물감을 빨리 느낀다.

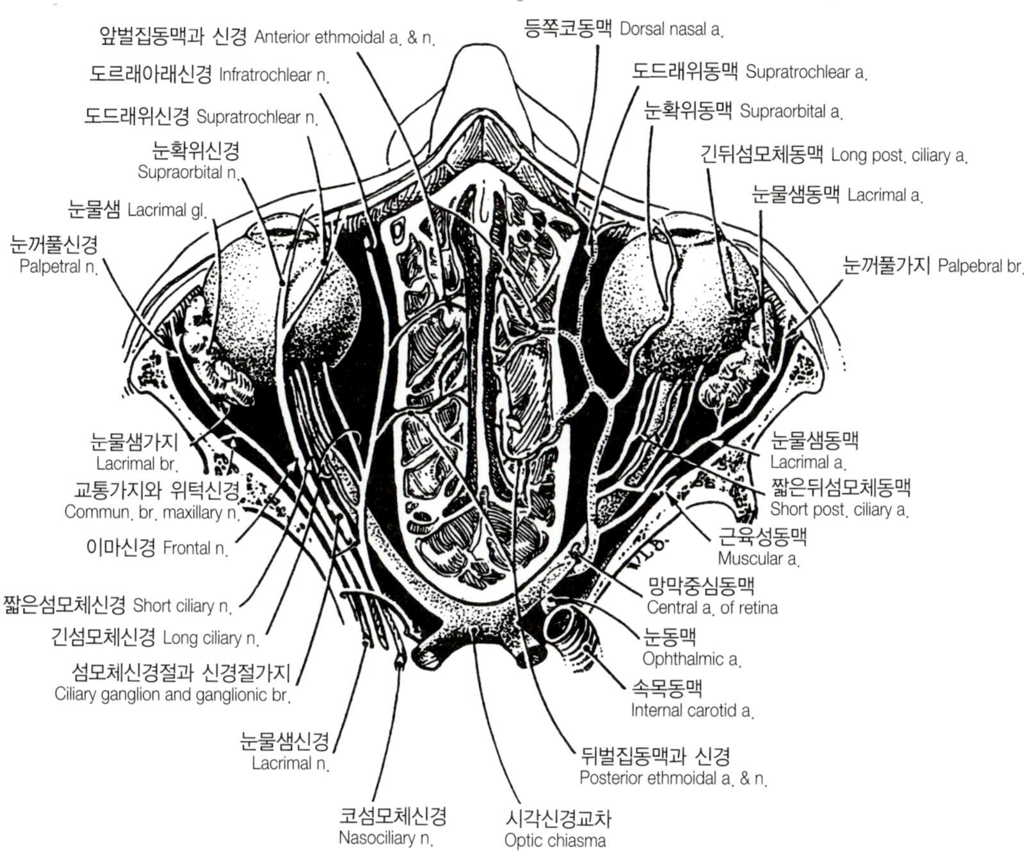

[그림 III. 1-37] 눈신경 분지(왼쪽)와 눈동맥 분지(오른쪽)

눈의 혈관계는 눈동맥에서 분지한 망막중심동맥과 눈알 뒷면으로 관통하는 긴뒤섬모체동맥, 짧은뒤섬모체동맥 그리고 눈알 적도 앞면으로 관통하는 앞섬모체동맥이 있다.

여기서 앞섬모체동맥은 눈정맥을 경유하여 해면정맥굴로 들어간다. 해면정맥굴은 일종의 정맥혈관으로써 뇌의 중심부에 위치한다.

눈의 정맥은 뒤섬모체동맥에 대한 혈관이 똬리정맥에 대응되는 것을 제외하고는 동맥과 같이 나란히 주행한다. 이와 같이 눈의 신경과 혈관분포는 다른 장기에 비해서 상당히 복잡하다(그림 III. 1-37).

연습문제 III

I. 다음 중 적당한 답을 선택하시오.

1. 앞방각 주변의 구조물에 해당되는 것은 어느 것인가?

가: 슐렘관	나: 각막 뒷면	다: 홍채 앞면	라: 수정체 앞면

1) 가, 나, 다　2) 가, 다　3) 다, 라　4) 라　5) 가, 나, 다, 라

2. 다음 눈의 조직 중 신경이 없는 것은 어느 것인가?

가: 수정체	나: 각막	다: 홍채	라: 망막

1) 가, 나, 다　2) 가, 다　3) 가, 나　4) 라　5) 가, 나, 다, 라

3. 다음 눈의 조직 중에서 신경이 풍부한 것은 어느 것인가?

가: 결막	나: 각막	다: 수정체	라: 망막

1) 가, 나, 다　2) 가, 다　3) 다, 라　4) 가, 나, 라　5) 가, 나, 다, 라

4. 다음 중에서 조절에 관련되는 조직은 어느 것인가?

가: 수정체	나: 부교감신경	다: 섬모체 근육	라: 각막

1) 가, 나, 다　2) 가, 다　3) 다, 라　4) 라　5) 가, 나, 다, 라

5. 다음 중 굴절기관에 속하는 조직은 어느 것인가?

가: 각막	나: 수정체	다: 유리체	라: 공막

1) 가, 나, 다　2) 가, 다　3) 다, 라　4) 라　5) 가, 나, 다, 라

6. 시력과 시야가 흐린 증상을 가진 경우 의심되는 눈의 조직은 어느 것인가?

1) 각막　2) 수정체　3) 망막　4) 공막　5) 홍채

7. 안압이 높은 경우 가장 먼저 손상이 가는 눈의 조직은?

1) 황반　2) 거상연　3) 홍채　4) 시각신경유두　5) 각막 중심부

8. 다음 중 안구 내용물에 속하는 것은 어느 것인가?

가: 수정체	나: 유리체	다: 각막	라: 결막

1) 가, 나, 다　2) 가, 다　3) 가, 나　4) 라　5) 가, 나, 다, 라

9. 방수를 생산하는 장소는 어느 곳인가?
   1) 섬모체 상피   2) 섬모체 근육   3) 홍채 상피
   4) 홍채 근육   5) 수정체 상피

10. 다음 조직 중에서 재생이 가장 잘 이루어지는 곳은?
   1) 결막 상피   2) 각막 내피   3) 공막 상피   4) 맥락막 혈관   5) 시각신경

II. 다음을 자세히 기술하시오.

1. 각막을 5개 층으로 분류하고 각각의 기능을 적으시오.

2. 섬모체 근육의 위치와 이 근육의 기능은 무엇인가?

3. 동공 주변의 근육의 종류를 쓰고 기능을 적으시오.

4. 망막에 있는 세포의 종류를 쓰고 각 기능을 적으시오.

5. 시각세포의 종류와 기능을 적으시오.

6. 수정체의 조절방법을 적으시오.

7. 방수유출 경로를 적으시오.

8. 중심오목을 구성하는 세포 이름을 적고, 중심오목 기능을 적으시오.

9. 생리적 암점의 위치를 적고, 상이 맺히지 않는 이유는 무엇인가?

10. 망막과 맥락막 사이에 있는 막 성분의 명칭을 쓰고 그 기능은 무엇인가?

정답: 1(1), 2(3), 3(4), 4(1), 5(1) , 6(2), 7(4), 8(3), 9(1), 10(1)

제 2 장

눈알(안구) 부속기

Ocular appendage

제 1 절 눈확(안와) Orbit

눈확 orbit은 얼굴의 정중선 양쪽면에 있는 경골로 둘러싸인 공간이다. 이것은 2개의 경골성 공간으로 구성되어 있으며, 이곳에는 눈과 눈에 관련되는 근육, 신경, 혈관, 지방조직, 눈알부속기, 결합조직, 힘줄(건), 널힘줄(건막) aponeurosis, 림프 등을 포함하고 있다. 눈확의 모양은 4면의 피라미드 또는 서양배 형태로 되어 있으며 눈확의 뒤쪽은 시각신경유두가 위치하는 곳인 눈확꼭지로 되어 있고, 앞쪽은 눈알과 눈꺼풀의 눈확바닥으로 구성되어 있다(그림 III. 2-1).

눈확꼭지는 눈으로 들어가는 모든 신경과 혈관의 통로 역할을 한다. 또한 이곳에는 약 6mm 정도 크기의 난원형 작은 구멍인 시각신경구멍이 존재한다(그림 III. 2-2). 그리고 시각신경구멍은 시각신경관을 형성하면서 머리뼈안과 연결된다. 따라서 시각신경구멍을 통해 시각신경, 눈동맥, 교감신경섬유 등이 통과하고 있다(그림 III. 2-3, 4).

눈확바닥은 약 40mm의 폭과 35mm의 높이로 되어 있으며 양쪽은 천정, 가쪽벽, 바닥과 안쪽벽으로 구성되어 있다. 또한 벽의 뼈막은 경질막 dura mater과 연결되어 있다. 눈확을 구성하는 경골은 이마뼈, 광대뼈, 위턱뼈, 나비뼈, 벌집뼈, 눈물뼈 그리고 입천장뼈의 7개

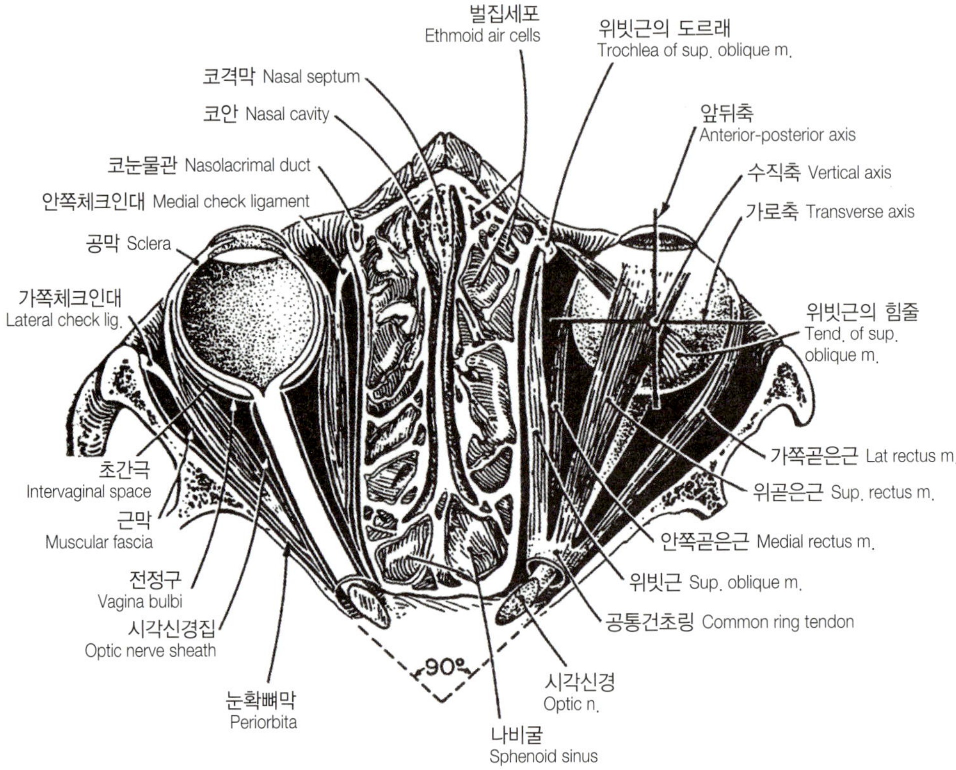

[그림 III. 2-1] 눈확공간 주변 구조물

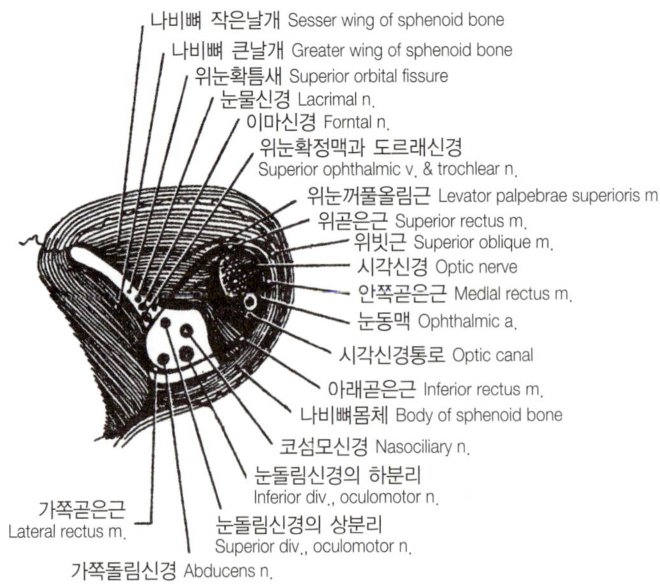

[그림 III. 2-2] 눈확 꼭지 개구부의 신경과 주변 구조물

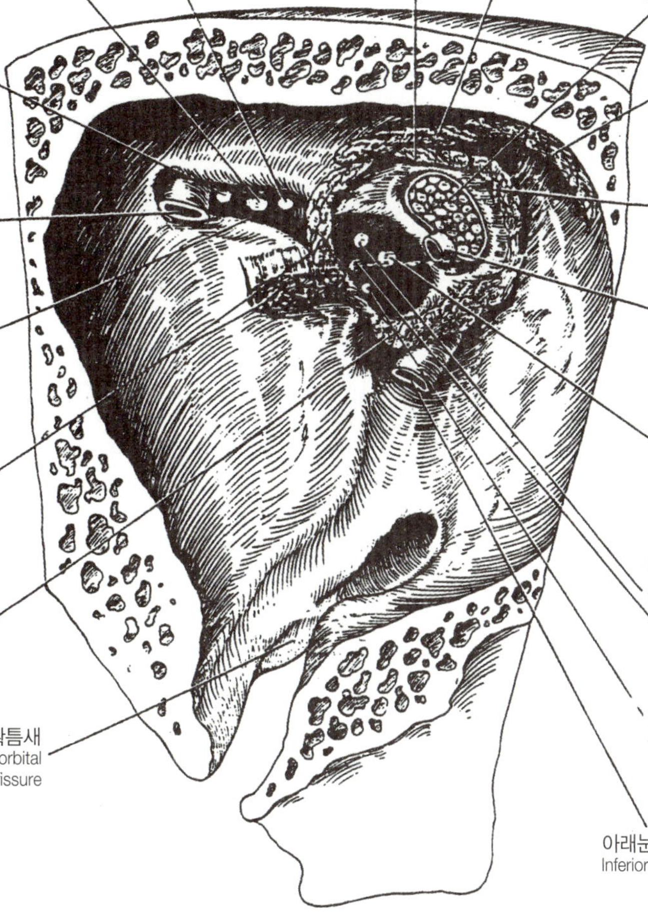

[그림 III. 2-3] 눈확 꼭지의 앞면(오른눈)

종류의 경골로 구성되어 있다(그림 III. 2-5). 여기서 머리뼈(두개골)에 속하는 것을 이마뼈, 나비뼈, 벌집뼈이며, 얼굴뼈(안면골)에 속한 것은 눈물뼈, 광대뼈, 위턱뼈, 입천장뼈이다.

이들 중에서 이마뼈, 나비뼈, 벌집뼈는 1개의 경골이 양쪽 눈확을 구성하며 광대뼈, 눈물뼈, 위턱뼈 그리고 입천장뼈는 2개의 뼈로 이루어져 있다. 각 눈확과 관련된 것은 위로는 전뇌와 이마굴로 되어 있고, 측면 앞쪽부위에는 관자오목 temporal fossa, 뒷쪽부위는 중간뇌와 middle cranial fossa, 아래쪽부위에 위턱굴, 중앙부위는 벌집뼈세포 ethmoidal air cell와 나비굴로 구성되어 있다.

눈확의 용적은 약 30mL이며 이들 주위에는 이마굴 frontal sinus, 위턱굴 maxillary

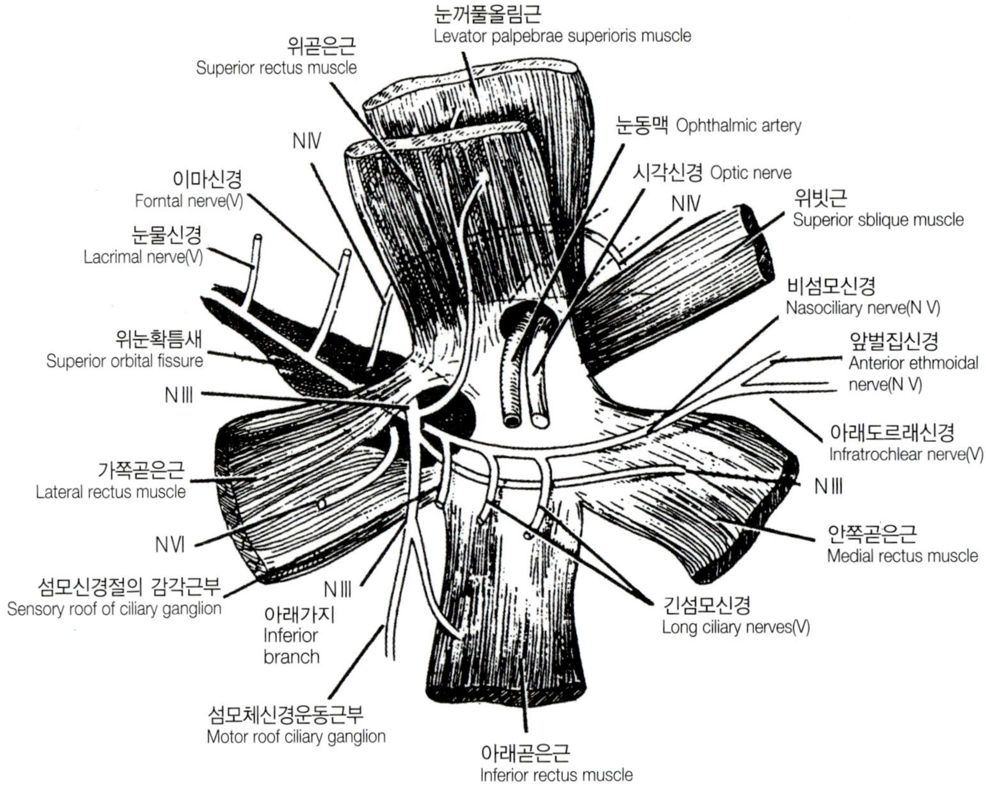

[그림 III. 2-4] **눈확의 꼭지**
시각신경, 눈동맥, 교감신경은 시각신경구멍을 통해서 나옴.
시각신경구멍과 위눈확틈새의 안쪽부위는 zinn annulus에 의해 둘러싸임.

sinus, 벌집굴 ethmoid sinus, 나비굴 sphenoid sinus 등으로 구성된 코곁굴 paranasal sinus이 존재한다.

눈확가장자리는 눈확 앞면의 둘레로서 생체에서 확인되며 이마뼈, 광대뼈, 위턱뼈로 이루어져 있다. 그 직경은 바로 안쪽 부위의 눈확 직경보다도 약간 작다. 또한 눈확에는 위눈확틈새, 아래눈확틈새, 시각신경구멍 등의 여러 틈이 있어서 뇌 안과 연결되어 있다.

1. 눈확의 구성 Orbital composition

(1) 이마뼈 Frontal bone

머리뼈 skull bone에 속하는 것으로서, 머리뼈 cranium의 전방부인 이마 forehead를 형성하고, 눈확공간의 천정 roofs과 머리바닥 cranial floor의 위앞쪽부위의 대부분을 차지한다.

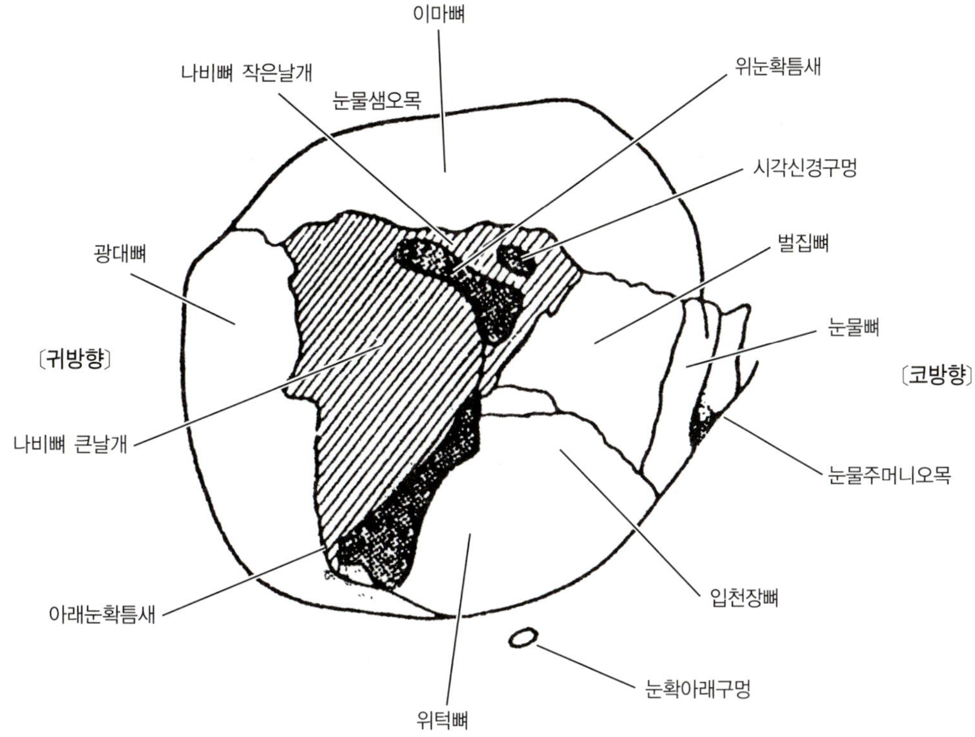

[그림 III. 2-5] 눈확공간 둘레의 경골 구조와 구멍

이마굴은 이마뼈의 깊은 곳에 위치하며, 소리의 공명 resonance을 주는 소리공간 sound chamber으로서 작용하는 점액으로 코팅된 곳이다.

(2) 위턱뼈 Maxilla

위턱뼈 upper jaw bone는 얼굴뼈로서 위턱치아를 가지고 있으며, 아래턱 mandible 또는 아래턱뼈를 제외한 얼굴의 모든 경골과 관절 articulate로 되어 있다. 그들은 눈확바닥 floors 천정 roots의 일부, 즉 입천장뼈 hard plate의 대부분을 차지하고, 코안 nasal cavity의 가쪽벽 lateral walls과 바닥 floor을 형성한다. 각 위턱뼈 maxillary bone는 코안 nasal cavity의 빈 공간인 위턱굴 maxillary sinus을 포함한다.

이틀돌기(치조돌기) alveolar process는 위턱치아 maxillary teeth의 세트 안으로 치수를 포함한다. 입천장돌기는 입천장뼈의 전방 1/4을 형성하는 위턱의 수평돌기부를 가진다.

위턱뼈의 2부분들은 합쳐져 있고 융합은 출생 전에 정상적으로 완성되어져 있다.

만약 위턱뼈의 입천장뼈돌기가 출생 전에 융합되어 있지 않으면 입천장갈림증(구개열)이라 부른다. 이렇게 되면 입천장뼈의 수평판들의 불완전한 융합을 포함할 수가 있다. 입술갈

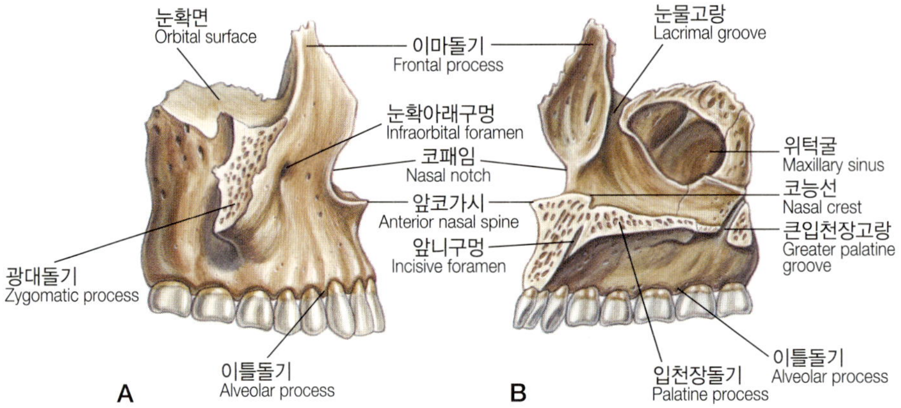

[그림 III. 2-6] 위턱뼈
(A) 가쪽면. (B) 안쪽면.

림증(토순)은 가끔 열개판과 관계된다. 열개의 연장 또는 위치에 따라서 말하는 것과 음식을 삼키는 데 영향을 준다. 이들은 외과적인 수술을 통해서 개선될 수 있다(그림 III. 2-6).

(3) 눈물뼈 Lacrimal bone

눈물뼈 lacrimal bone는 쌍으로 구성되어 있으며, 크기와 모양은 대략 손톱을 닮은 얇은 경골이다.

그들은 얼굴의 가장 작은 경골에 속하며, 이러한 경골들은 눈확의 속벽에서 코뼈까지 뒤가쪽에 존재하며, 머리뼈의 전후방에서 볼 수 있다. 또한 눈물뼈는 눈확 안쪽벽의 일부를 형성한다. 이 뼈의 기능은 눈물이 눈물관에서 코눈물관을 지나 코안으로 지나가도록 한다(그림 III. 2-5)

(4) 나비뼈 Sphenoid bone

머리뼈바닥 안쪽부위에 위치하며, 특히 spheno는 쐐기 wedge라는 뜻을 나타낸다.

이 경골은 나른 모든 머리뼈와 연접하기 때문에 머리뼈바닥의 중요한 경골로서 언급된다. 만약 당신이 위에서 머리덮개관의 바닥을 보면 나비뼈 sphenoid bone는 전방에서, 관자뼈는 후방에서 뒤통수뼈와 연접되어 있는 것을 알 수 있다. 이것은 코안의 약간 위와 후방에 놓여 있고 눈확의 바닥가쪽벽을 형성한다.

나비뼈는 종종 2쌍의 날개를 완전히 편 박쥐와 같은 모양으로 묘사된다. 나비뼈의 입방체 같은 모습으로 중심부위는 코안으로 기도되는 나비굴을 포함하며, 나비뼈의 상부 표면에는 터키안장 sella turcica이라 부르는 함몰 지역이 존재한다. 이 함몰 지역에는 뇌하수체가 존재한다.

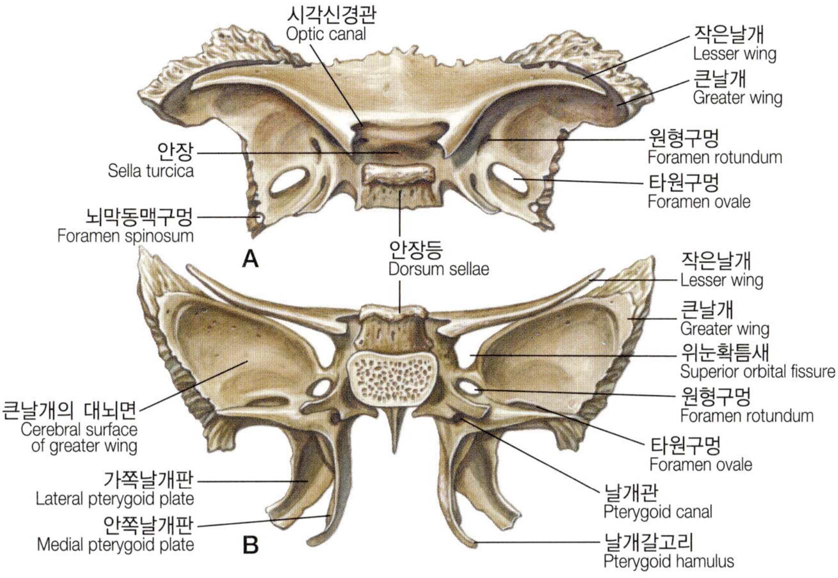

[그림 III. 2-7] 나비뼈
(A) 위에서 본 모습. (B) 아래에서 본 모습.

나비뼈에는 여러 종류의 구멍들이 있다(그림 III. 2-7).

① 시각신경관: 나비뼈의 작은 날개에서 가장 큰 구멍으로 이 곳에는 시각신경과 눈동맥이 지나간다.

② 위눈확틈새: 나비뼈의 두 날개 사이에 있는 삼각형 형태의 틈새로서, 눈신경, 눈돌림신경, 도르래신경, 갓돌림신경이 지나간다.

③ 타원구멍: 나비뼈의 가쪽날개판의 바닥에 있는 구멍으로 아래턱신경이 지나간다.

④ 원형구멍: 위눈확틈새 아래에 있는 구멍으로 위턱신경이 지나간다.

(5) 벌집뼈 Ethmoid bone

벌집뼈 ethmoid bone는 불규칙한 형태로 눈확 사이의 머리뼈바닥의 전방부위에 위치한 가벼운 해면뼈로, 나비뼈에서는 전방에 위치하고, 코뼈(비골)에서는 후방에 존재한다. 또한 벌집뼈는 머리뼈바닥의 전방부위의 눈확 안쪽벽, 코 nose 간격의 위쪽부위 또는 일부 그리고 코바닥 가쪽벽의 대부분을 형성한다.

벌집뼈는 코안의 주요한 지지구조를 갖고 있으며 3~18개로 이루어진 여러 공간 또는 세포들을 포함하는데, 특히 뼈의 이름도 이것에서 유래된 것이다.

그리고 벌집뼈세포들이 함께 모여 벌집굴을 형성하게 된다. 수직판 perpendicular plate은 머리관의 앞쪽 바닥에 위치하며 코안(비강)의 뿌리를 형성한다. 또한 수평판에서 돌출된 상부는 연골이라 불리는 삼각형 돌기를 가지며, 이 구조물들은 뇌를 덮는 뇌막을 위한 부착점으로서의 역할을 한다.

벌집뼈(사골)는 역시 코격막의 양쪽 위에 두루마기 모양의 경골인 2개의 얇은 판을 가지며, 이것을 위코선반과 중간코선반이라 부른다. 선반 conchae은 공기가 둘레를 선회함에 의해 기관지와 허파로 통과하기 전에 들어 간 공기의 충분한 순환과 여과를 하게 하는 곳이다. 이들 코선반 사이에 형성된 공간을 콧길(비도) meatus이라고 하며, 위콧길, 중간콧길, 아래콧길이 있다. 특히 아래콧길은 코눈물뼈관의 코안 개구장소를 제공한다(그림 III. 2-8).

(6) 광대뼈 Zygomatic bone

얼굴뼈를 이루고 있는 1쌍의 광대뼈(관골) zygomatic는 빰의 위쪽을 담당하는 튀어나온 부위로서 눈확의 외부벽과 바닥부위를 구성한다. 이들은 관자돌기와 광대돌기가 서로 관절을 하여 광대활(관골궁)을 형성한다.

(7) 입천장뼈 Palatine bone

입천장뼈는 L-shape이며 2개로 구성하는데, 단단입천장(경구개)으로서 수평판은 입천장의 단단한 부위의 뒤쪽 1/4을 형성하고, 수직판은 코안의 가쪽 뼈를 구성한다(그림 III. 2-9).

2. 눈확가장자리 Orbital margin

눈확을 형성하는 머리뼈 안면쪽에 걸쳐 있는 눈확바닥의 두꺼워진 울타리 모양의 뼈 가장자리가 눈확가장자리이다. 눈확의 모양은 태생기에서 생후 6개월까지는 원형이며, 비교적 편평하나, 그 후 머리뼈 내의 뇌가 급속히 성장하고 발달함에 따라 타원형 구조에서 사각형 또는 장방형으로 변화한다.

눈확가장자리는 생체에서 쉽게 만져지는데, 이들의 구성은, 3개의 봉합 suture에 의해 분리되는 3개의 경골인 이마뼈, 광대뼈, 위턱뼈 등에 의해 형성되며, 눈물뼈도 이들의 구성에 속한다. 한편 가장사리는 4개의 연속부위인 위눈확, 아래눈확, 가쪽눈확, 안쪽눈확으로 다시 세분화 될 수 있다. 위눈확가장자리는 이마뼈에 의해서 형성되며, 안쪽 1/3 지역에 위눈확패임이 촉지되며, 이곳은 각종 신경과 혈관이 지나간다. 아래눈확가장자리는 광대뼈와 위턱뼈에 의해 이루어지며 이곳의 아래눈확구멍은 각종 신경과 혈관이 지나간다. 한편 가쪽눈확가장자리는 이마뼈의 광대돌기와 광대뼈의 이마돌기에 의해 형성되고 안쪽눈확가장자리는 위턱뼈, 눈물뼈, 이마뼈에 의해 이루어지며, 눈물주머니를 형성하는 눈물주머니와는 눈물뼈에 의해 만들어지며, 코눈물관은 눈물주머니와 코안을 연결한다.

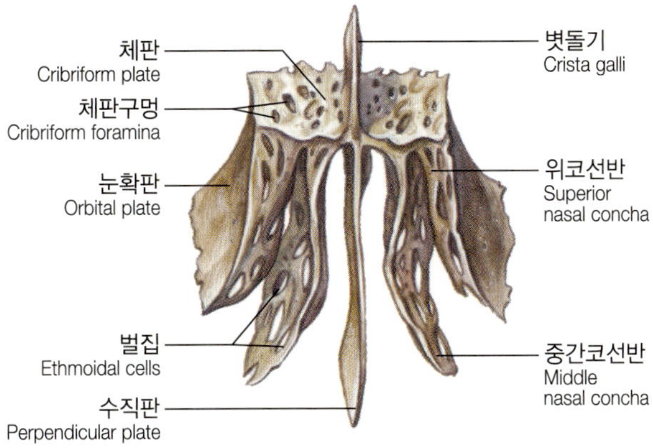

[그림 III. 2-8] 벌집뼈의 앞면

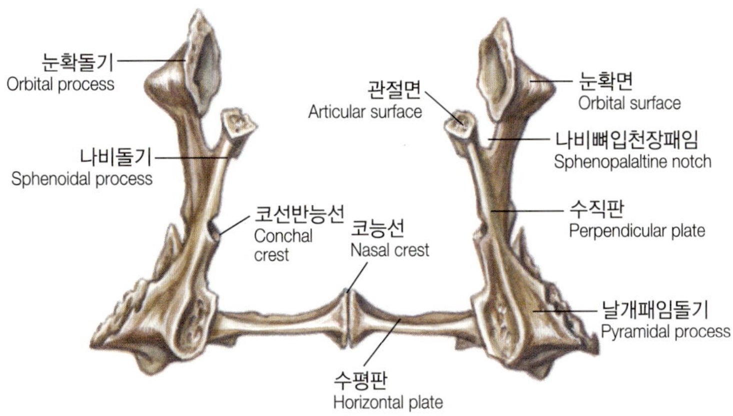

[그림 III. 2-9] 입천장뼈
2쌍의 입천장뼈 뒤쪽 모습. 2쌍의 입천장뼈가 합쳐져 단단입천장의 뒤쪽을 형성.

3. 눈확의 벽 Orbital wall

눈확은 4개의 벽으로 구성되어 있고, 오른·왼눈확의 안쪽벽은 서로 평행하며 각 눈확에서 안·바깥벽은 45도, 두 바깥벽은 서로 직각을 이루고 있다(그림 III. 2-5). 각 벽의 연결된 각은 앞쪽은 둥글게 되어 있고 뒤쪽은 혈관과 신경이 지나는 열구로 갈라져 있다(표 III. 2-1, 그림 III. 2-10).

눈확 내부의 가장 깊숙한 곳은 눈확꼭지 apex라 하고, 바닥 base은 눈확가장자리로 되어 앞쪽에 위치한다.

[표 III. 2-1] 눈확의 벽과 굴

명 칭	부 위	굴 sinus
이마뼈	위벽	이마굴
나비뼈	위벽과 측벽	나비굴
광대뼈	가쪽벽	
위턱뼈	아래벽	위턱굴
눈물뼈	안쪽벽	
벌집뼈	안쪽벽	벌집굴
입천장뼈	안쪽벽	

위벽, 바깥벽, 아래벽, 안쪽벽이 있는 눈확들 중 안쪽벽만 사변형으로 되어 있고 나머지는 삼각형으로 되어 있다.

아래벽은 가장 짧고, 눈확안쪽 깊이의 2/3까지에만 접하고 있다. 또한 바깥벽은 눈확꼭지쪽에 위아래로 두 눈확틈새 orbital fissure가 뚜렷하게 경계를 이루고 있고, 안쪽벽은 벌집뼈 ethmoid bone의 위아래 머리뼈 결합선에 의해 만들어진다.

머리뼈 중 이마뼈, 광대뼈, 위턱뼈 그리고 눈물뼈가 주로 눈확벽을 형성하고, 뒤쪽에는 나비뼈 sphenoid bone, 벌집뼈 ethmoid bone 그리고 입천장뼈 palatine bone의 일부가 눈확벽을 이루며 이마뼈, 나비뼈, 벌집뼈는 눈확의 양쪽을 형성한다.

위벽은 이마뼈과 나비뼈 작은날개 less wing로 되어 있고, 바깥벽은 광대뼈와 나비뼈 큰

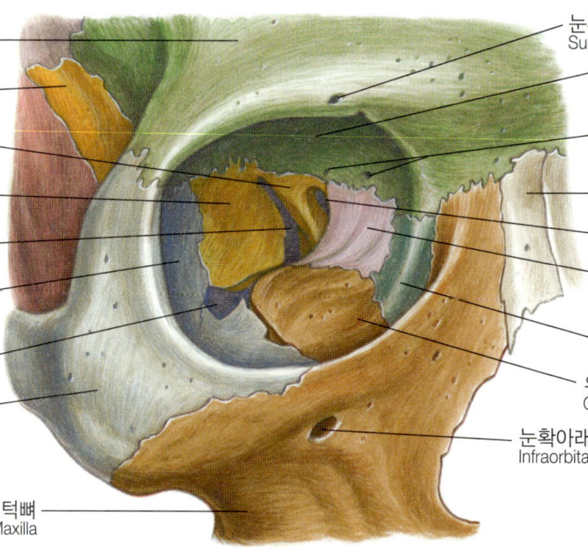

[그림 III. 2-10] 눈확을 구성하고 있는 경골

날개 greater wing 그리고 이마뼈의 일부로 되어 있다. 또한 하벽은 위턱뼈, 입천장뼈, 광대뼈의 일부로 되어 있고, 안벽은 벌집뼈, 눈물뼈로 구성되어 있고, 위로는 이마뼈, 아래로는 위턱뼈가 위치한다.

(1) 위벽 Superior wall

눈확의 상벽은 아주 얇아서 여러 가지 구조물들이 쉽게 통과할 수 있다. 그리고, 위벽을 천정이라고 하며, 그 모양은 삼각형으로 되어 있다. 천정의 구성은 이마뼈의 눈확판과 나비뼈 작은날개 lesser wing에 의해 이루어는데, 이곳은 아주 얇아서 뇌의 이마엽 이랑 sulcus과 고랑 gyrus에 의해 형성된 융기와 함몰은, 광선을 경골에 비춤으로써 확인할 수가 있다. 특히, 나이가 들면서 이곳의 얇은 곳은 잘 흡수가 되며, 그 흔적으로 액화점을 발견할 수 있다.

한편, 눈물샘이 위치하는 눈물샘오목은 천정의 전측각 anteriolateral angle에 있고, 또한 위빗근의 도르래 부착지점이 있는 도르래오목 trochlear pit은 천정의 전중각에 있다.

시각신경관은 나비뼈 작은날개 사이에 존재하고 있으며, 삼차신경의 제1가지인 눈신경이 통과한다. 또한 이것은 뇌막으로 덮여지며, 안쪽 뇌오목에서는 눈동맥과 함께 이루어져 있다.

(2) 바깥벽 Lateral wall

눈확의 바깥벽은 거의 삼각형 형태이고, 직각으로 되어 있다. 바깥벽의 후방부위는 위로는 위눈확틈새와 아래는 아래눈확틈새로서 경계지워져 있으며, 광대뼈와 나비뼈 큰날개 greater wing로 형성되며, 여기에 이마뼈의 일부도 포함된다. 또한 바깥벽에는 여러 개의 작은구멍이 존재하는데, 1개 또는 2개의 광대신경과 1개의 안쪽 뇌막동맥의 눈확가지가 분포하고 있다.

위눈확틈새는 안쪽 뇌와 연결되어 있으며, 눈확꼭지 부근의 위벽과 바깥벽의 사이에 위치한다. 즉, 나비뼈의 큰날개와 작은날개 사이에 존재하며 이마뼈에 의해 옆쪽이 닫혀져 있다.

위눈확틈새는 통과하는 신경과 혈관으로는 눈돌림신경, 도르래신경, 갓돌림신경, 삼차신경의 제1가지인 눈신경의 분지, 위 · 아래눈정맥 그리고 섬모신경절의 교감신경가지 등이 있다.

따라서 눈알로 들어오는 모든 신경, 즉 눈알운동, 동공반사와 수정체의 조절작용, 위눈꺼풀올림근을 지배하는 신경이 모두 위눈확틈새를 지나며, 각막과 홍채, 맥락막, 결막, 눈물 이마부, 위눈꺼풀, 그리고 코 윗부분의 감각을 담당하는 신경이 모두 이곳을 통과한다.

위눈확틈새 중심에는 Zinn 환 annulus of Zinn이 있는데, 6개의 눈바깥근육 중 4개의 곧은근이 시작된다.

아래눈확틈새는 가쪽벽과 아래벽 사이에 존재하는 것으로, 하부 관자오목과 날개입천장오목(익구개와) pterygo-palatine fassa이 연결되어 있다. 또한, 이것은 나비뼈의 큰날개와 아래의 위턱뼈와 입천장뼈 사이에 위치하며 때때로 광대뼈의 전방에 놓일 수도 있다. 이곳으로 삼차신경의 제 2 분지인 위턱신경과 제 3 분지인 아래턱신경 그리고 광대신경, 아래눈확동맥 등이 주로 통과한다.

아래눈확틈새의 길이는 20mm 이상으로 위눈확틈새보다 더 앞쪽까지 뻗어 있으며, 눈확가장자리에서 15~20mm 거리에서 시작해 눈확꼭지에서 앞쪽 바깥쪽을 향하고 있으며, 그 긴 축은 시각신경구멍 방향의 선상에 있고 시각신경관의 긴 축과 일치한다.

눈확근육 또는 눈근육은 민무늬근육으로 구성되어 있으며, 이곳은 해면굴에서 오는 정맥의 영향을 받으나 눈알돌출과는 큰 관계가 없다.

(3) 아래벽 Inferior wall

아래벽은 0.5~1mm 두께의 아주 얇은 경골로 구성되어 있다. 따라서 이들은 아주 쉽게 골절될 수 있으며, 모양은 삼각형으로 눈확 깊이 2/3 정도로 후방에 확대되어 있다. 이곳은 위턱뼈의 눈확판 orbital plate, 광대뼈의 눈확 표면, 입천장뼈의 눈확돌기 orbital process에 의해 형성된다. 여기에는 아래눈확고랑과 관이 있으며, 아래눈확틈새에서 아래눈확구멍과 같은 이름의 신경과 동맥이 지나간다. 또한 아래눈확틈새는 나비뼈 큰날개와 위턱뼈를 분리시킨다.

한편 아래눈확고랑은 아래눈확틈새의 전방을 지나가며, 아래눈확신경과 동맥, 정맥을 통과시킨다. 이들의 구조물은 아래눈확관을 통해서 아래눈확구멍으로 들어가며 안면의 피부쪽에 분포하게 된다. 예를 들어, 눈확 외상 후에 아래눈확신경의 손상에 의한 안면 피부의 감각마비는 눈확바닥의 골절을 의미한다.

코눈물관은 안쪽 가장자리쪽에서 코안으로 연결되며, 아래눈확구멍은 눈확바닥의 앞안쪽각에서 형성되며 코눈물관의 옆쪽으로 열려진다. 아래빗근은 코눈물관의 바로 가쪽의 앞안쪽 방향에서 시작된다.

(4) 안쪽벽 Inner wall

두 눈확의 안쪽벽 medial wall은 서로 평행하며, 벌집뼈, 눈물뼈, 이마뼈, 나비뼈 몸체의 작은 부위로 구성되어 있다. 만약, 오목 fossa이 눈확의 안쪽 가장자리부위로 확장되면, 안쪽벽은 후방 눈물주머니능선에 의해 앞쪽에 제한된나.

앞 · 뒤벌집뼈구멍은 눈확의 바닥과 같이 안쪽벽의 접합부위에 작은 구멍을 내고 있으며, 이곳에서 같은 이름의 신경, 동맥이 전뇌오목으로 연결된다.

중간뇌와의 경질막은 시각신경관을 통해 연결되고, 두 층으로 나누어질 수 있으면, 이곳을 온힘줄고리 common tendon ring가 둘러싼다.

눈확벽을 구성하는 뼈막을 눈확뼈막이라 하며, 따라서 이것은 쉽게 분리된다. 그러나 내부층은 시각신경의 외부초를 형성하고 있으며 근막구 fascia bulbi와 연결된다.

눈확을 구성하는 경골에서 안쪽 아래벽이 가장 연약한 곳으로 골절이 잘 되며, 이곳이 파손되면 파열골절이 되어 환자는 안쪽 아래벽 방향을 주시하면 자각증상이 거의 없으나, 바깥쪽 위벽을 주시하면 시야의 감소와 통증을 느끼게 된다.

4. 눈확꼭지 Orbital apex

눈확꼭지의 구성은 나비뼈로서 눈확가장자리에 상반되는 구역으로 이곳에는 각종 신경, 혈관 등이 눈과 뇌로 연결되는 곳이다. 특히 이곳은 시각신경구멍이 있어 중앙부는 시각신경이 관통하고 망막혈관이 지나간다.

5. 코곁굴 Paranasal sinuses

바깥벽을 제외한 눈확벽은 눈확 주위의 밀폐된 공간인 코곁굴으로 둘러싸여 있는데, 위벽의 안쪽 앞쪽에는 이마굴(전두동) frontal sinus이 있고, 아래벽에는 위턱굴(상악동) maxillary sinus이 있으며, 뒤쪽에는 작은 입천장뼈의 공기가 있는 공간이 있다(표 III. 2-2).

[표 III. 2-2] 코곁굴의 위치

명 칭	위 치
이마굴	이마뼈 내부, 눈확의 상중앙부의 양측
벌집굴	벌집뼈 내부, 눈확의 중앙부
나비굴	나비뼈의 몸체 내부, 눈확의 후방중앙부
위턱굴	위턱뼈 내부, 눈확의 내부

일반적으로 안벽쪽에는 나비굴(접형동) sphenoidal sinus과 벌집굴(사골동) ethmoidal sinuses이 있고 특히, 벌집굴은 위벽이나 아래벽 아래까지 연장되어 있기도 한다.

코곁굴은 이마뼈 frontal, 벌집뼈 ethmoid, 나비뼈 sphenoid, 위턱뼈 maxillary bones에 있는 공기뼈(함기골) 지역 pneumatic area으로서(그림 III. 2-11), 이곳은 코안 nasal cavity의 점액막에 의해 연속된다.

코곁굴은 태생 4개월경 코안 둘레 경골의 침해된 코뼈점막 nssal mucosa의 함입으로 발달되며, 함입되는 점막주머니 mucosal sacs 둘레의 경골의 흡수는 코곁굴로 알려진 공기뼈(함기골)화된 지역을 만들 수 있다. 특히 함입된 이들 지역은 코안과 굴 sinus 사이에 연결되어 있는 작은구멍으로 남아 있으며, 단지 위턱굴은 출생 시에 분명한 공간(강) cavity으로 나타나 있다.

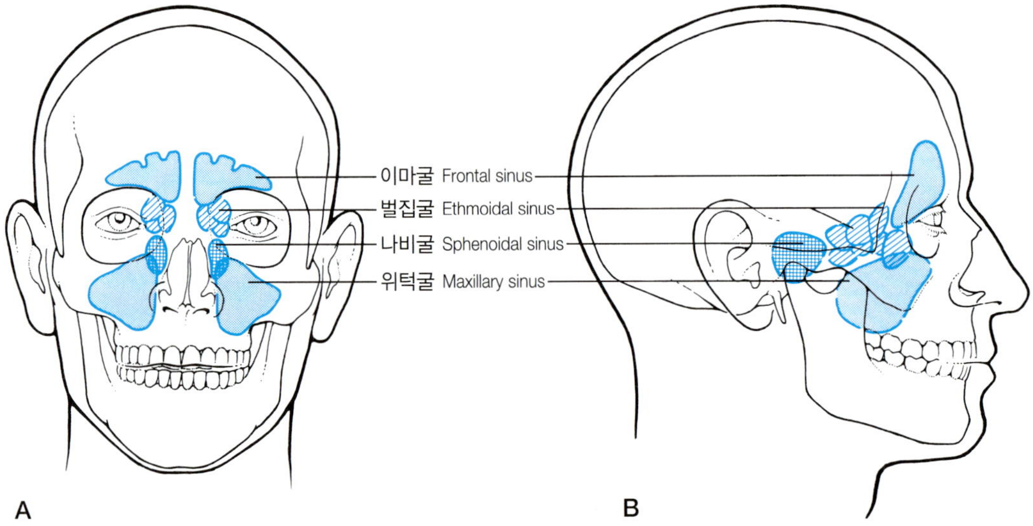

[그림 III. 2-11] 코곁굴 위치

이마굴과 나비굴 등은 6~7세가 되면 방사선 조사로 볼 수 있으며, 다른 굴 sinus들은 사춘기까지는 분명하지 않다가 성인이 되어서야 완전히 발달된다.

코곁굴 전체의 용량은 코안 용량의 두 배 이상을 차지하고 있으며, 이들은 목소리를 위한 공명장치 resonating chambers로서의 기능과 머리뼈의 무게를 감소시키는 기능이 있다. 코곁굴에 세균감염이 되면 축농증을 일으키고, 이 경우 환자는 두통과 안통 그리고 비음을 가지게 된다.

(1) 이마굴 Frontal sinus

이마굴은 이마뼈내 중간선 양쪽과 위섬모체활 superciliary arch의 후방에 대칭으로 위치하며, 또한 격막 septum은 양쪽의 굴을 분리시켜 준다.

머리뼈 cranium의 시상면 sagital 절개에서 이마굴은 대개 삼각형으로 되어 있고, 위섬모체활의 위와 뒤에 큰 수직의 공간을 가지고 있으며, 약 2cm의 큰 전 · 후방 깊이는 이마뼈의 눈확돌기 orbital processes에 놓여 있다. 그리고 이마굴은 가운데콧길(중이도) middle meatus의 전방부위의 빈 공간으로서, 이마코관 front nasal duct의 통로를 통해서 코안과 연결되어 있다.

(2) 벌집굴 Ethmoid sinus

벌집굴은 벌집뼈 측면체의 벌집뼈미로 ethmoidal labyrinth 내에 있는 얇은 벽을 가진 공간으로, 이마뼈, 눈물뼈, 나비뼈, 입천장뼈 그리고 위턱뼈에 의해 완성된다. 또한 세포 수는 3~8개로 구성되어 있으며, 그들의 수가 적을수록 세포의 구멍은 크다. 그리고 세포들은 3부류로 나누어지는데 각 무리들은 코안과 서로 연결되어 있다.

벌집세포의 전방무리들은 반달뼈(반월골) biatus semilunaris의 앞방 깊이에 따라서 개구되어 있다. 벌집뼈포 bulla ethmoidalis는 벌집뼈세포 위의 경골 돌출부로서, 개구부는 통상 그 정점 위에 있으며 후방 벌집뼈세포들은 코의 위콧길 superior meatus로 개구한다.

(3) 나비굴 Sphenoid sinus

나비굴은 약 2cm의 직경을 갖는 입방형의 공간으로 나비뼈의 몸체에서 중앙선 median line의 양쪽에 위치해 있다. 이들 사이에 있는 격막은 가끔 불규칙하며 양쪽의 공간은 비대칭을 이룬다. 그곳에는 나비뼈의 큰날개 또는 날개돌기 pterygoid process와 뒤통수뼈의 바닥부위가 안으로 확장되어 있다.

각 굴(동, 동굴) sinus은 그것의 위앞쪽벽에서 시작되는 곳의 구멍에 의해서 나비벌집돌기에서 개구된다.

(4) 위턱굴 Muxillar sinus

최대 코곁굴으로, 각 위턱굴은 코뼈벽의 가쪽에서 옆면으로 놓여 있고, 위턱뼈의 눈확 표면으로 확장되어 있으며, 그것의 뿌리는 아래눈확관이다. 그 바닥은 위턱뼈의 포상돌기 alveolar process에 의해서 형성되어 있으며, 위턱굴의 평균용량은 약 15cc로서 수직직경은 약 3.5cm, 그 나머지의 직경은 2.5~3cm 정도이다.

코안과 함께 굴의 연결은 위안벽에서 반달형 열공이 하부쪽으로 돌기가 개구되어 있다. 다른 여러 코곁골과 같이 위턱굴의 배출구는 직립 자세에서는 매우 약하며, 굴의 배출구는 두부의 놓인 곳에 따라서 서로 다르게 되며, 코곁굴에서 신경과 혈관의 분포는 특이하다. 즉, 위턱동맥의 인두 pharyngeal 분지와 삼차신경의 위턱분지에 대응되는 가지는 나비굴에 도착하며, 각 굴은 위턱분지의 눈확가지 orbital branch와 삼차신경의 눈확가지의 뒤벌집뼈가지 그리고 날개관 pterygoid canal의 신경에 의해서 공급된다.

또한 위턱동맥의 포상가지 superior alveolar branches와 그것의 아래눈확가지, 삼차신경의 위턱분지들은 위턱굴에 모인다.

6. 시각신경관 Optic canal

시각신경관은 눈확의 첨부에 존재하며, 나비뼈 작은날개의 뿌리에 의해서 형성된다. 길이는 약 8~9mm이고, 중간머리뼈오목(중두개와) middle cranial fossa과 눈확를 연결한다. 또한 안쪽의 관은 나비굴에 의해서 둘러싸여지며, 때로는 후방의 벌집뼈세포에 의해서 둘러싸이기도 하는데, 이곳으로 시각신경과 눈동맥이 통과한다.

7. 눈확안의 구조물

눈확안에는 눈알, 안구근육, 혈관, 신경, 뼈막 periosteum, 눈물샘, 눈물주머니, Tenon 주머니, 결합조직, 지방조직 등이 있다. 이들 중에서 눈알은 전체 용적의 약 1/5을 차지하고 있으며, 나머지는 대개 지방과 근육들로 구성된다.

눈확지방은 생체 내에서 거의 반액체상태로 존재하며, 다른 구조물이 접하고 있지 않는 모든 공간에 꽉 차 있다.

눈확사이막 orbital septum은 눈확의 전방부위를 경계짓는 막으로, 눈확가장자리 orbit margin의 뼈막에서 위눈꺼풀과 아래눈꺼풀의 눈꺼풀판 tarsal plate까지 펴져 있는 얇은 막으로 구성되어 있다. 또한 이것은 눈꺼풀과 눈확의 장벽으로 눈확의 내용물을 보호하는 작용을 한다.

Tenon 낭은 눈알의 주위를 둘러싸는 섬유성 막으로, 전방에서는 각막가장자리에서 2mm 떨어진 곳까지이며, 후방에서는 시각신경의 공막 부착지점까지 관계하는데, 이곳에는 공막과 시각신경집이 부착되어 있다.

8. 눈확의 근막

눈확의 근막 fascia은 눈확골막, 눈알집(안구초) bulbar sheath 그리고 근육막 muscular fasciae으로 되어 있다.

(1) 눈확가로막

눈확의 벽을 형성하는 경골의 골막은 시각신경관 optic canal과 눈확공간에 접한 경골의 골막, 위눈확틈새 superior orbital fissure와 연속으로 관통되어 있다. 주변의 눈확은 역시 눈꺼풀의 위눈꺼풀 근막과 아래눈꺼풀 근막과 함께 눈확구멍 orbital aperture에서 연속되며, 얼굴에 있는 경골의 뼈막과도 눈확구멍에서 연결된다.

눈확위벽을 덮고 있는 뼈막은 매우 얇고, 다른 곳은 두꺼워서 눈확뼈막 모든 곳이 일정한 탄력을 가지고 있는 것은 아니며, 골결합선과 눈확가장자리, 열공부, 도르래오목 등의 부위에서는 눈확뼈막이 매우 단단하게 붙어 있으나, 그 이외의 부분에서는 쉽게 골 표면에서 떨어질 수 있으므로 출혈이나 병적인 원인에 의해 분리되기도 한다.

주변 눈확은 단지 눈확의 경골쪽에 느슨하게 결합되어 있으며, 해부를 하게 되면 경골에서 눈확 내용물의 원추성 피복을 형성하는 것들을 분리할 수 있다. 옆면으로서 눈확 천정의 형태에서 주변 눈확의 구조물들은 눈물샘쪽에 이르게 된다. 안쪽으로 주변의 눈확은 이마뼈의 도르래오목과 trochlear fovea 쪽에 있는 눈의 위빗근에 있는 활차 trochlea 또는 도르래 pulley에 부착된다. 머리뼈안(두개강)에서 골막층 periosteal layer은 경질막 dura mater의 뇌막층 meningeal layer 쪽에 부착되어 있으며, 이들 두 층은 뇌경막 cranial dura mater을 구성하며, 그들은 시각신경관의 눈확벽을 따라서 주행한다.

한편, 경질막 dura mater의 뇌막층은 신경의 연접으로 시각신경과 눈알 위에서 앞쪽으로 연속 되어진다. 또한 그곳에서 눈알막 bulbar fascia과 융합을 하게 된다. 눈확의 공간은 이와 같이 골막과 뇌경막 cranial dura mater의 뇌막층이 있는 곳에서 융합에 의해서 시각신경관 optic canal으로 제한되며, 이것이 눈확과 머리뼈안(두개강) 사이의 완전 분리를 가져 온 결과이다.

(2) 눈알초(Tenon 낭)

눈알초는 눈알의 각막부위를 제외한 각막 주위에서 뒤쪽의 시각신경 입구까지 눈알을 완전히 둘러싸고 있는 탄력성 결제조직의 얇은 막이다.

이것은 눈알과 둘레의 지방, 근육 그리고 다른 조직들을 그들의 편평한 내부 표면에 의해서 분리시켜 주고, 눈알의 움직임을 쉽게 해준다. 또한, 눈알 적출 후 의안을 위한 구멍을 형성하는데 도움이 된다.

시각신경이 들어가는 곳에서 눈알집은, 공막과 시각신경집 optic sheath과 융합을 한다. 이것은 섬모혈관과 시각신경에 의해 관통되는데, 전방의 눈알집은 안구근육의 힘줄 tendon에 의해서 관통되고, 근육들 위에 있는 관상건막 tubular fascia에서 반사된다. 또한 눈알집 sheath은 곧은근 rectus muscles이 닿는 전방에서 눈알결막 bulbar conjunctiva과 융합된다.

눈알집은 눈알과 밀착되어 있으므로 눈확 내용물의 절편에서는 쉽게 확인되지 않으나 당겨보면 뒤쪽 부분의 주머니와 눈알 사이의 공간이 형성된다. 이것은 눈알집과 눈알의 공막 사이 간격으로 알려진 상공막안 episcleral space으로서, 포상결합조직 alveolar connective tissue의 수많은 섬유들에 의해서 큰 잠정적인 공간을 형성하고 있다.

(3) 근육성 근막

눈 근육의 근막은 눈확골막과 그들의 이는곳부위에서 이어진다. 전방에서 눈알건막 bulbar fascia의 광대신장을 가진 굽은 곳은 그들의 힘줄 tendons 위로 굴절을 하게 된다.

근육성 널힘줄에서 섬유성 신장 구조물들은 눈확뼈막에서 끝을 제공해 주고 눈근육의 작용 제한에 대한 제어인대 check ligament로서 작용을 한다. 이는 안구근육 중 특히 안쪽곧은근과 가쪽곧은근에서 잘 발육되어 있어서 눈확의 수평단면에서 잘 관찰된다.

안쪽 제어인대 medial check ligament는 부착을 위해서 안쪽곧은근 medial rctus muscle의 초 sheath에서 눈물뼈의 후방능 posterior crest 쪽으로 방사상으로 되어 있고, 가쪽 제어인대 lateral check ligament도 비슷한 모양으로 형성된다.

위곧은근과 아래곧은근 작용의 억제는 그렇게 명확하지 않다. 아래곧은근의 근막은 두꺼워져 있고, 아래빗근의 근막과 서로 엉켜져 안쪽과 가쪽으로 안쪽·가쪽곧은근의 근막에까지 이어져 있다. 이 팽창부에 의해 눈확벽에 고정되기 때문에 눈알 아래에 두껍게 고정된 띠를 형성하는데 이 띠를 록우드인대 Lockwood ligament라 한다. 현수인대인 이 록우드인대에 의해 위턱뼈 제거 수술시에도 눈알이 떨어져 내려 앉는 일이 없다.

눈확 계량은 용적과 눈확 개구부의 크기, 눈확벽의 길이와 깊이, 그리고 구조결합이 이루는 각에 대한 계측을 의미한다.

눈확의 형태는 인종, 연령, 성별, 개체에 따라 다소의 차이를 나타내지만, 눈확 개구부의 평균 높이는 약 35mm이고 넓이는 약 40mm로 보고 있다. 양쪽 눈확의 가쪽 눈확가장자리까지의 거리 extraorbital width는 남성 99.7mm, 여성 96mm, 아이의 경우는 80.8mm 정도이고, 양쪽 눈확 사이의 거리 interorbital width는 약 25mm이다.

출생시에는 눈확의 높이와 폭이 거의 같지만 자라면서 폭이 더 빨리 길어지는데 이런 변화는 여성보다 남성에서 더 현저하게 나타난다.

눈확의 높이와 폭의 비율을 눈확지수 orbital index로 계산해 표시하기도 하는데 인종에 따라 어느 정도 유사한 경향을 나타낸다.

$$\text{눈확지수} = \text{눈확높이}/\text{눈확의 폭} \times 100$$

눈확지수가 89 이상인 고눈확(큰머리; megaseme)은 황인종에게 많고, 눈확지수가 89~83인 중눈확(중간머리; mesoseme)은 백인종에게 많으며, 눈확지수가 83 미만인 저눈확(작은머리; microseme)은 흑인종에게 많이 나타나고 눈확 개구부는 사각형에 가깝다.

태아의 눈확지수는 100에 가깝고 중국인과 폴리네시아인은 고눈확이 많으며, 네덜란드, 스페인, 에스키모인은 중눈확, 프랑스와 호주인은 저눈확인 사람이 많다.

눈확의 용량 계측은 여러 가지 변수가 있고 연구자에 따라 약간씩 차이를 보이기도 하지만 최근에 들어와 한국인의 평균신장이 커지고 머리가 작아지는 추세를 보이면서 한국인의 눈확지수에도 조금씩 변화가 나타나고 있다.

제2절 눈꺼풀(안검) Eyelid

눈꺼풀(안검) eyelids은 피부의 변형된 중첩으로서 위눈꺼풀(상안검)과 아래눈꺼풀(하안검)으로 나누어지며, 각 눈확의 앞쪽에 존재하고, 섬유성 근육으로 되어 있다.

각 눈꺼풀은 눈의 안쪽과 가쪽의 구석에서 끝나며, 이들의 기능은 눈알의 앞방에 있는 광선과 외부의 환경에 대한 자극물질로부터 눈을 보호하기 위해 닫을 수 있는 변형된 피부가 중첩된 것이다.

눈꺼풀의 순목반사는 눈물막을 개폐하며, 이것이 눈알의 표면에 눈물을 고르게 분포시키는 기능을 하는데, 정상인의 눈깜박임간격은 눈물막 파괴시간(TBUT)보다 짧다. 이런 현상이 각막과 결막의 탈수를 방지하고 눈알의 보호작용을 하게 한다. 위눈꺼풀 upper eyelid의 경계는 눈썹이며, 이것을 경계로 하여 이마부위의 피부와 이어진다. 따라서 위눈꺼풀은 잘 신장되며 아래눈꺼풀 lower eyelid 보다 잘 움직일 수 있다.

위눈꺼풀의 주름은 서양인은 뚜렷하나 동양인은 없는 경우가 많은데 이런 주름은 위눈꺼풀올림근이 피부에 부착되어 형성된 것이다. 그리고 이것이 쌍꺼풀을 형성하는 것으로 우성

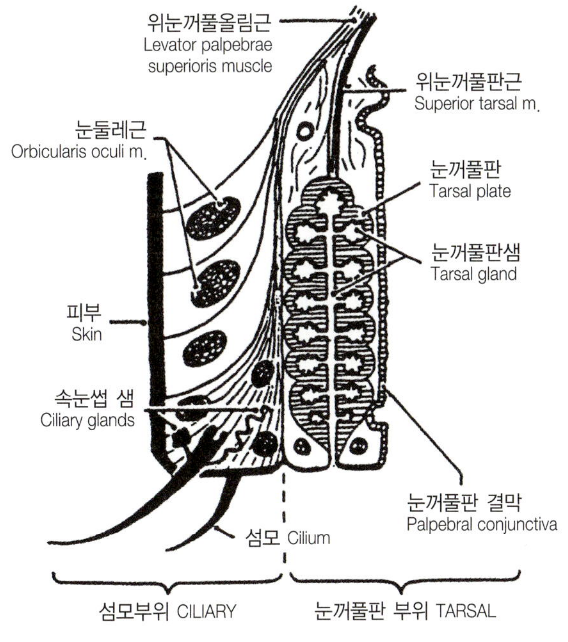

[그림 III. 2-12] 위눈꺼풀의 시상면
눈꺼풀은 외부환경에 대한 자극물질로부터의 손상과 강한 광선으로부터 눈을 보호하기 위한 피부의 움직일 수 있는 중첩.

유전이 된다. 또한 아래눈꺼풀은 뚜렷한 경계없이 뺨의 피부와 연결되며, 위눈꺼풀과 같이 뚜렷한 주름이 없다. 그러나 나이가 들면 피부의 위축에 따른 주름이 형성된다.

눈꺼풀은 외부로부터 안쪽으로, 피부층, 근육층, 눈꺼풀판, 결막으로 구성되어 있다. 눈꺼풀의 피부는 신체의 다른 부위와는 차이가 있으며, 이 부위는 신체의 다른 부위에 비하여 아주 얇고 피부밑조직이 소성으로 되어 있어, 손상시에는 피부가 쉽게 팽윤 swelling되지만, 이런 현상은 빨리 회복된다. 또한 털주머니(모낭) follicle는 적고 피부밑지방도 거의 없다.

눈꺼풀은 조직에서 5개의 주요한 면을 구성하고 있다. 이들의 앞층에서 깊은층으로 들어가면, 피부층, 소성조직, 섬유조직 또는 눈꺼풀판, 점막층, 눈꺼풀판결막으로 구성되어 있다(그림 III. 2-12). 눈꺼풀은 피부에서 속면으로 5개의 층으로 세분될 수 있는데, 즉 피부, 눈둘레근, 눈꺼풀판, Müller 근, 결막으로 되어 있다. 한편, 눈꺼풀의 근육에는 눈둘레근, 위눈꺼풀올림근, Müller 근 등이 있다.

눈꺼풀은 눈알의 보호, 광선의 차단, 눈물의 각막에 대한 고른 분포 그리고 수면 시에 눈알의 노출방지와 눈물의 외부 방출 등의 기능을 담당하고 있다.

1. 눈꺼풀틈새 Palpebral fissure

눈꺼풀틈새(안검열)는 위눈꺼풀과 아래눈꺼풀 사이에 있는 공간이다. 즉 열려진 눈꺼풀의 사이에는 타원형의 열공이 생기며, 이 공간은 위눈꺼풀에 의해 완전히 닫혀진다. 그러나 눈이 닫히게 되면 눈꺼풀틈새는 단순히 틈새로 되며 각막이 보호된다. 이 열공은 눈구석의 안가쪽에서 끝난다.

가쪽눈구석 lateral canthus은 귀쪽에 있는 것으로, 가쪽 눈확가장자리에서 약 0.5cm 떨어져 있으며 예각을 형성한다. 안쪽눈구석 medial canthus은 코쪽에 위치하며, 가쪽 안각보다 더욱 타원형으로 둔각을 나타낸다. 이곳의 안쪽에는 눈물언덕으로서 위눈꺼풀과 아래눈꺼풀의 안쪽이 경계가 되는 곳이다.

안쪽눈구석은 눈물호수를 둘러싸고 있으며, 그 안에는 눈물언덕이라는 황색의 구조물질이 존재한다. 또한 이곳에는 안쪽눈구석에서 5mm 정도의 가쪽부위의 위 · 아래눈꺼풀모서리에 눈물점이 존재한다.

눈의 눈꺼풀틈새를 형성하는 각 눈꺼풀의 속눈썹 부위를 눈꺼풀가장자리라 한다. 눈꺼풀모서리에는 전체 길이에 걸쳐 있는 회백색의 샘이 있다. 이 선의 앞쪽에는 속눈썹이 있으며 뒤쪽에는 눈꺼풀판샘의 배출구가 존재한다.

정상인의 눈꺼풀틈새의 중앙폭을 검열의 폭이라 하는데 통상 8~11mm를 가지나 눈꺼풀처짐(안검하수)인 경우는 폭이 좁고, 안구돌출인 경우는 폭이 높게 나타난다.

(1) 눈물언덕 Lacrimal caruncle

눈물언덕(누구)은 반달형 주름이라 불리는 결막의 중첩에 놓여 있다. 이것은 크게 변형된 땀샘과 기름샘을 포함하는 변형된 피부로 노란색을 띤 융기로서 섬세한 털을 포함하며 털주머니(모낭) hair follicle로 개구된다.

(2) 반달형 주름 Plica semilunaris

반달형 주름은 하등동물 종의 3번째 눈꺼풀의 흔적인 순막 nictating membrane에 속한다. 이것은 결합조직으로 구성되고 민무늬근육섬유를 포함하며 결막상피를 덮는다. 그리고 바깥 표면은 많은 점액세포를 포함한다.

동양인 계통에서 나타나는 안쪽눈구석췌피 epicanthus로 알려진 피부중첩은 눈물언덕 carunicle이 숨은 것이다. 이것은 위눈꺼풀의 안쪽 끝과 아래눈꺼풀의 안쪽 끝을 통과한다. 즉 안쪽눈구석을 덮는 피부중첩이다. 안쪽눈구석췌피는 모든 종족의 어린 유아에서 정상적으로 나타날 수 있다. 이런 경우 눈은 가성 내사시의 모습을 나타낸다. 그러나 코지의 발달로서 사라지나 동양인에게는 일생동안 계속된다. 이런 현상은 위눈꺼풀올림근이 덜 삽입되었기 때문이다. 예를 들면, 21번 염색체가 3개 존재하는 다운증후군에서 뚜렷한 증상을 나타낸다.

2. 눈꺼풀가장자리 Orbital margin

눈꺼풀가장자리(안검연)는 길이가 약 25~30mm이고 폭이 약 2mm이다. 이곳은 눈꺼풀

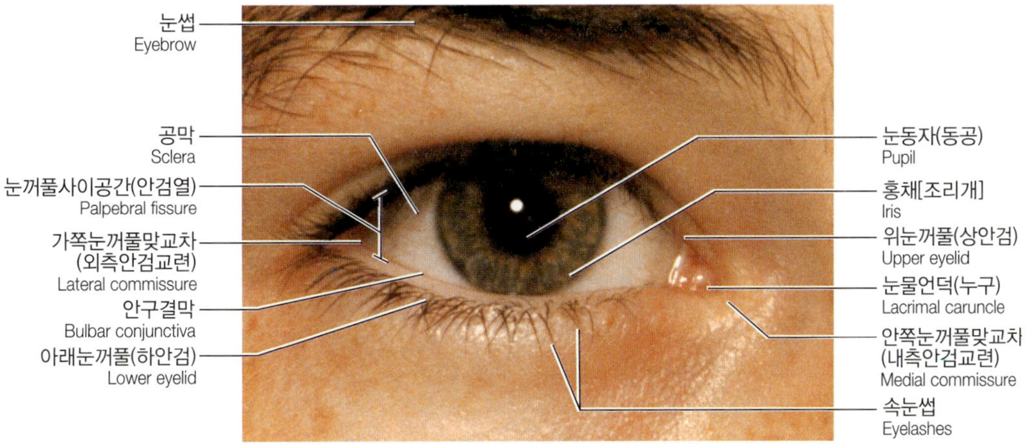

[그림 III. 2-13] 눈과 관련된 해부학적 구조

의 외부지역에 속한다. 이곳은 피부와 점막의 이행부위로서 회색선, 즉 점액부착에 의해서 앞쪽과 뒤쪽 가장자리로 나누어진다.

1) 앞쪽 가장자리

(1) 속눈썹 Cilia

보통 첩모라고도 불리는 속눈썹은 섬모 또는 큰 털이 3~4열로 눈꺼풀모서리에 비스듬하게 배열되어 있다(그림 III. 2-13). 이것은 앞모서리의 가까이에 배열되어 있다. 이들은 눈꺼풀의 가장자리에서 돌출된 것이며 불규칙하게 배열되어 있다. 그 수는 위눈꺼풀에서는 약 100~150개이며, 아래눈꺼풀에는 약 50~75개가 존재한다. 따라서 상부 속눈썹은 하부 속눈썹보다도 길고 수가 많다.

털주머니 follicle는 조직의 깊은 곳에 들어 있다. 또한 눈썹과 연결되는 이곳의 기름샘은 적고, 털세움근 arrector pilli muscle은 없다. 속눈썹의 평균 수명은 100~150일이고 탈락되면 다시 성장한다. 위부위의 속눈썹은 위쪽으로 향하여 있다. 그러나 아래부위 속눈썹은 아래방향으로 향하여 있다.

(2) 자이스(Zeis)샘

자이스샘은 눈썹이 바닥에서 털주머니로 개구된 것으로 적게 변형된 지방샘에 속한다. 생산된 지방물질은 눈물의 일부를 구성한다.

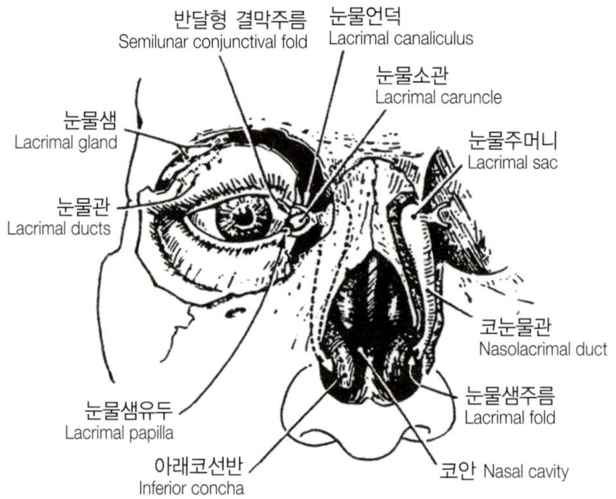

[그림 III. 2-14] 눈물샘 부속기관

(3) 몰(Moll)샘

몰샘은 눈썹의 여포의 후방 또는 사이에 위치하는 특이한 땀샘이다. 끝부위는 곧고, 약간의 코일로 되어 있으며, 관은 털주머니에 개구되어 있다. 또한 관강은 상당히 크며, 과립세포는 편평하다. 한편 이것은 바닥쪽 가까이에 나열된 곳에 개구된 변형된 땀샘으로, 생산된 물질은 눈물의 일부를 구성한다.

2) 뒤쪽 가장자리

뒤쪽 눈꺼풀의 가장자리는 눈알과 인접한 소성 끝부위에 위치한다. 이 가장자리를 따라서 변형된 지방샘으로 눈꺼풀판샘, Meibomian 샘, Tarsal 샘 등이 있다. 이것은 회백선을 통해서 수술절개에서 전방 및 후방체절로 눈꺼풀이 분리된다.

3. 눈물점 Lacrimal punctum

눈꺼풀의 후방 가장자리 안쪽 끝에서 중앙에 작은 개구부를 갖는다(그림 III. 2-14). 각 눈꺼풀의 가장자리는 개구되어 있으며, 이 같은 눈물점의 작은 융기부는 위눈꺼풀과 아래눈꺼풀 위에서 볼 수 있다. 또한 눈물점은 눈물모세관에서 눈물주머니로 눈물을 운반하는 것을 도와 준다.

눈물점은 연령이 증가되면서 폐쇄되어 얼굴로 눈물이 흘러내리는 유루증상이 나타나 눈은 쉽게 충혈되고 이물감을 자주 느끼게 된다.

4. 눈꺼풀의 구조 Eyelid structure

눈꺼풀의 층은 연속으로 구성되어 있다(그림 III. 2-15).

1) 피부와 피부밑조직

눈꺼풀의 피부는 눈꺼풀의 가장 바깥층을 구성하며 매우 얇게 되어 있다. 이곳은 약간의 유두가 있으며, 수많은 짧고 작은 털을 가지고 있다. 또한 이곳에는 땀샘과 기름샘을 가지고 있다. 진피에는 갈색 과립을 갖는 수많은 색소세포가 있다. 피부밑조직은 통상 지방을 갖지 않으며, 성긴 피부밑층은 섬세한 탄성섬유를 가지며, 서양인은 지방이 거의 없다. 그러나 눈꺼풀의 끝은 진피가 치밀하고 많은 유두를 갖고 있으므로 액체 또는 체액은 쉽게 누적될 수 있다.

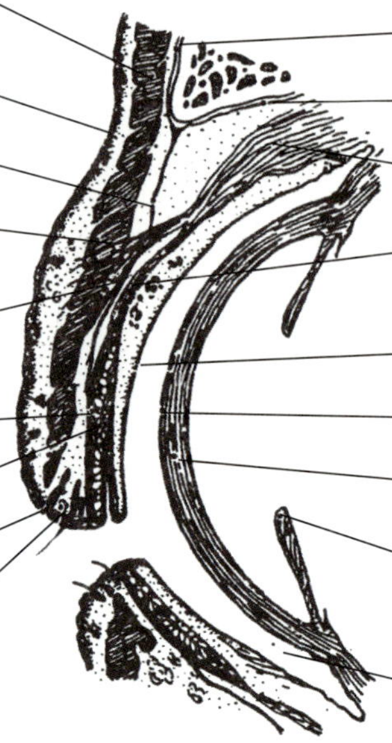

[그림 III. 2-15] 눈꺼풀의 수직단면

2) 근육층

이곳은 눈둘레근과 눈꺼풀올림근이 포함되며 이들은 가로무늬근인 골격근에 속한다.

(1) 눈꺼풀판 Tarsal plate

눈꺼풀의 형태를 유지시키고 지지하는 구조물로서 적은 양의 탄성조직을 갖는 치밀섬유조직으로 되어 있다. 따라서 눈꺼풀판은 단단한 결합조직으로 구성되어 있다(그림 III. 2-16).

내 · 외각눈꺼풀판은 신장되어 바깥쪽 및 안쪽눈꺼풀판인대에 의해서 눈확가장자리에 부착되어 있다.

위 · 아래눈꺼풀판은 위 · 아래눈확가장자리쪽이 얇은 널힘줄(건막)의 응축된 것에 의해서 부착되어 있다. 눈꺼풀판의 앞면은 성긴결합조직이 눈둘레근과의 사이에 있고, 뒷면은 결막에 단단히 부착되어 있나(그림 III. 2-17). 이 얇은 널힘줄은 눈확사이막을 형성한다.

눈꺼풀판에는 기름샘인 Meibom 샘이 존재하는데 Meibom 샘의 분비물은 주로 눈물의 지방층을 형성한다. 또한 이들은 회백선인 눈꺼풀판에 수직으로 한 줄로 배열되어 있고, 상 · 아래눈꺼풀판에 각 20∼30개씩 되어 있다(그림 III. 2-18, 19). 이 밖의 눈꺼풀에 있는 샘은 땀샘인 Moll 샘, 기름샘인 Zeis 샘, 덧눈물샘인 Krause 샘과 Wolfring 샘이 있다. 이들 중에서 Zeis 샘은 속눈썹의 털주머니 hair follicle와 연결되어 있다. 통상 눈꺼풀판이 발달되면, 눈꺼풀의 탄력이 강해져 쌍꺼풀은 형성되지 않는다.

(2) 위눈꺼풀올림근 Levator palpebrae muscle

위눈꺼풀올림근은 눈확의 꼭대기부위에 있는 위곧은근의 이는곳 바로 위에서 시작된다. 이것은 눈확사이막의 바로 옆에서 부챗살 모양으로 넓게 퍼져 널힘줄이 된다. 이 널힘줄은 위눈꺼풀의 피부, 눈꺼풀판의 앞면과 위면, 안쪽과 바깥쪽의 인대 등에 널리 부착된다(그림 III. 2-20, 21).

한편, 이것은 앞쪽으로 가서 위눈꺼풀판의 앞 표면과 위에 놓인 피부쪽으로 삽입된다. 위눈꺼풀올림근의 손상은 눈꺼풀처짐(안검하수) 증상을 가지며, 자각증상으로 상방시야가 좁아지고 약시를 가진다.

(3) Muller 근

이 근육은 눈꺼풀결막의 눈확부 바로 밑에 있는 작은 근육으로 민무늬근육인 평활근섬유로 눈확사이막의 깊은 가장자리에 부착된 곳에 삽입된다. 그리고 이들은 자율신경인 교감신경

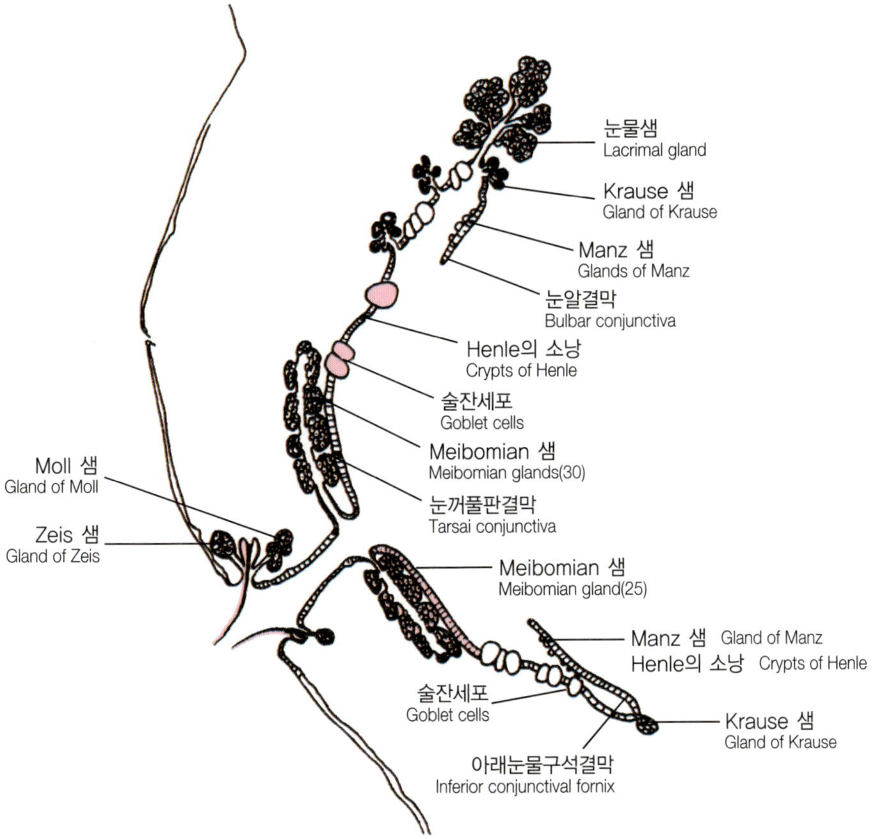

[그림 III. 2-16] 눈꺼풀의 시상면

각막 앞방의 눈물막을 젖게 하는 작용물인 뮤신은 Wolfring & Manz의 샘에 의해서 소량으로 분비, 술잔세포에 의해서 주로 분비. 눈물샘과 Krause 샘은 눈물의 수성 물질을 주로 생산. Meibomian 샘은 눈물막의 지방성 외막층을 생산.

의 지배를 받으며, 이들의 기능은 눈꺼풀틈새를 넓게 하는 것이다. 예를 들면 갑자기 놀라거나 흥분했을 때에 일어난다. 교감신경이 손상되어 뮬러 기능이 마비되는 것을 호르너증후군이라 하고, 이 경우 눈꺼풀은 처지고 약시를 가진다.

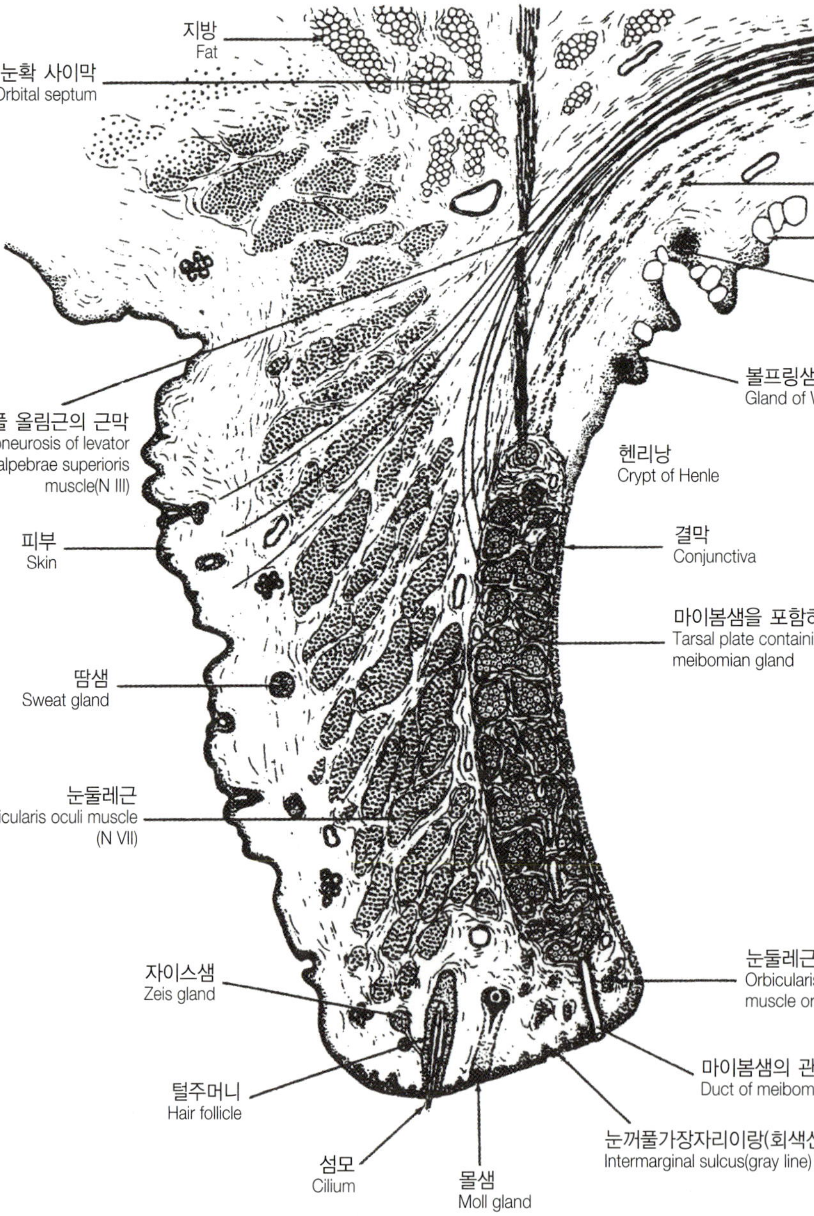

[그림 III. 2-17] 눈꺼풀의 가로 절단면
눈확사이막은 눈꺼풀에서 눈확 내의 내용물을 분리시킨다. 눈사이 틈새는 눈꺼풀판과 눈꺼풀결막에서 눈꺼풀의 앞방 구조를 분리하는 일종의 수술선 제공.

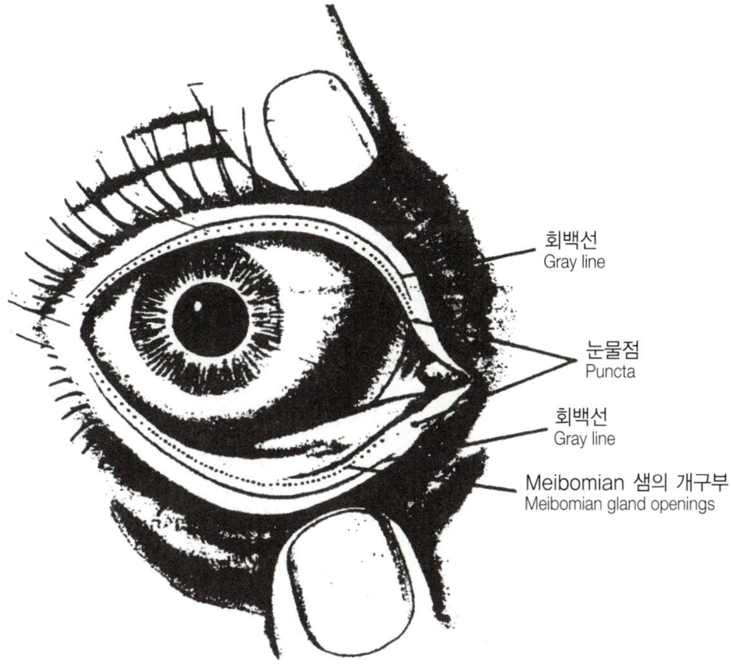

[그림 III. 2-18] 눈꺼풀판샘과 회백선

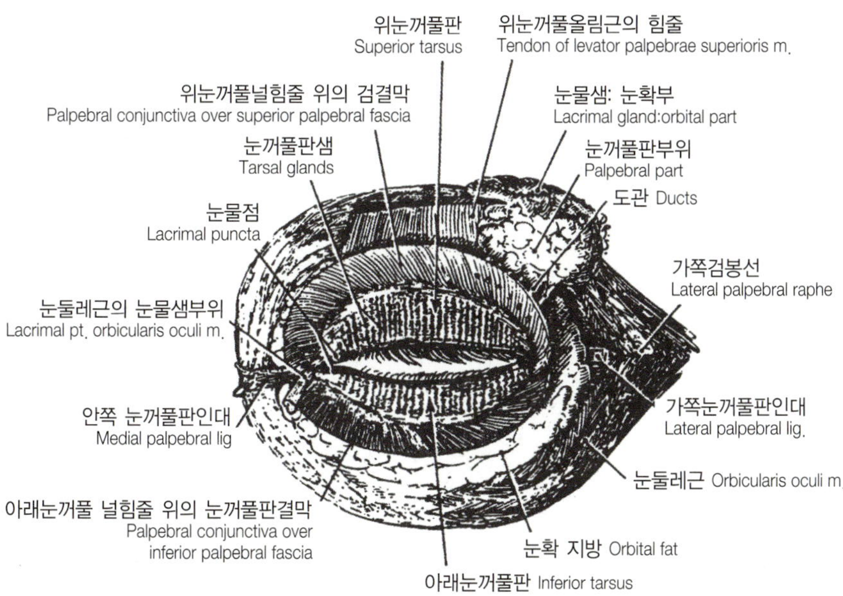

[그림 III. 2-19] 눈꺼풀의 내면

(4) 결막 Conjunctiva

눈꺼풀은 눈꺼풀판쪽에 단단히 부착된 눈꺼풀판 결막인 점막층에 의해서 뒤쪽으로 경계되어진다. 이 곳에는 수많은 상피조직과 술잔세포가 분포되어 점액을 분비하여 눈알과 눈꺼풀의 운동을 원활히 이루어지게 하고, 눈물의 일부를 구성한다. 그리고 눈꺼풀과 부착되어 있는 결막이라 해서 눈꺼풀결막이라고도 한다.

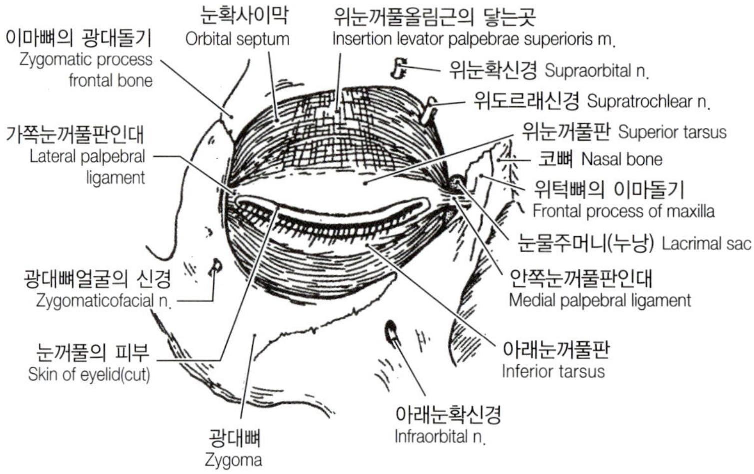

[그림 III. 2-20] 위눈꺼풀 올림근과 주변 구조물

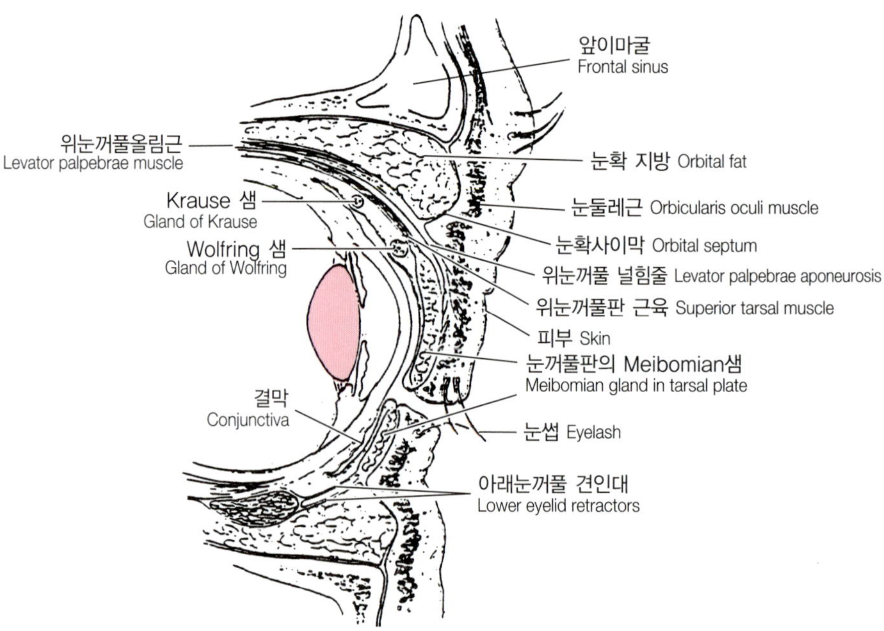

[그림 III. 2-21] 위눈꺼풀의 가로절단면

(5) 눈확사이막 Orbital septum

눈확사이막은 눈둘레근의 후방에 있는 일종의 널힘줄으로 눈확가장자리와 눈꺼풀판 사이에 놓여져 있으며, 눈꺼풀과 눈확 사이의 장벽 역할을 한다. 또한 이것은 눈물샘혈관과 신경, 위도르래동맥과 신경, 위눈확혈관과 신경, 도르래신경, 눈구석정맥과 눈정맥 사이의 문합, 위눈꺼풀올림근에 의해서 관통되어 있다.

위눈확사이막은 위눈꺼풀올림근의 힘줄과 위눈꺼풀과 함께 혼합되어 있다. 한편 Müller 근은 민무늬근육섬유로서 눈확사이막의 깊은곳에 분포한다.

(6) 기타 근육

눈살근육(procerus muscle)은 두눈썹 사이와 코뿌리 그리고 앞면의 근막에 있으며, 기능은 콧잔등에 주름이 지게 한다.

눈썹주름근(후미근)은 눈둘레근의 속에 위치하며, 눈확의 상부에서 눈썹 사이에 세로주름, 대개 근심을 나타낼 때 표현된다. 이마근은 눈둘레근, 눈살근, 눈썹주름근에 이르고, 기능은 호기심 또는 놀랐을 때 이마에 주름이 지게 한다.

5. 눈둘레근 Orbicularis oculi muscle

눈둘레근은 얇고 편평한 수의근으로, 눈꺼풀틈새와 평행하게 배열되어 있다. 이것은 동심원상의 타원형 조임근으로 눈확가장자리 둘레를 둘러싸고 있으며, 안쪽눈꺼풀판인대에서 시작하여 가쪽눈꺼풀인대까지 부착되어 있다. 그리고 눈둘레근은 얼굴신경의 지배를 받고 있으며, 이들의 주기능은 눈꺼풀을 닫게 하는 것이다. 눈둘레근의 마비 시 눈은 안구돌출을 가지며, 눈은 건조상태를 보인다.

눈둘레근은 다음과 같이 나눌 수가 있다.

(1) 눈확부위

이 곳은 눈확의 이마뼈과 위턱뼈의 안쪽 가장자리와 안쪽 눈꺼풀판인대에 부착되어 있다.

이 근육섬유들은 완전한 타원형이며, 옆면에서는 끝남이 없는데 아직도 논쟁의 여지가 있다. 이들의 기능은 주변 눈확부위에서 눈을 의식적으로 강하게 눈을 감을 때 사용하며, 중앙에 있는 눈꺼풀부위는 무의식적으로 눈을 감을 때 주로 사용한다.

(2) 눈꺼풀부위

이 부위는 눈꺼풀이 포함되며, 근육섬유들은 안쪽눈꺼풀인대에서 시작하여 각 눈꺼풀의 눈확사이막과 눈꺼풀판의 전방에서는 옆면으로 지나가며, 가쪽눈꺼풀 둘레를 형성한다.

두 눈꺼풀에서 앞눈꺼풀판섬유는 광대뼈의 눈확결절로 삽입된다. 이들 섬유는 가쪽눈꺼풀판 둘레를 형성하기 위하여 서로 엉켜 있다. 각 눈꺼풀의 가장자리쪽에 가까운 작은 다발은 섬모체다발을 형성한다. 이들은 피부밑근육조직에 따라서 전격막부와 앞눈꺼풀판 부위로 나눌 수 있다.

(3) 눈물샘 부속기 주변 부위

코눈물관은 눈물샘주머니 lacrimal sac의 아래에 놓여 있다(그림 III. 2-22, 23). 또한 이 부위는 눈물뼈의 능선 crest에서 시작되고 각 눈꺼풀의 눈꺼풀판을 가로 지르며, 대개는 측면 눈꺼풀판 안에 삽입된다. 이 근육이 수축하면 눈물이 코눈물관으로 흘러들어 간다. 한편 근육섬유들은 동심원상으로 눈꺼풀틈새를 둘러싸며, 눈확가장자리 둘레에서 짧은 거리로 퍼져 있다. 이들 중에서 일부 뺨과 이마쪽으로 향하며, 눈꺼풀에 있는 근육의 일부는 눈꺼풀부위로 개구되어 있다.

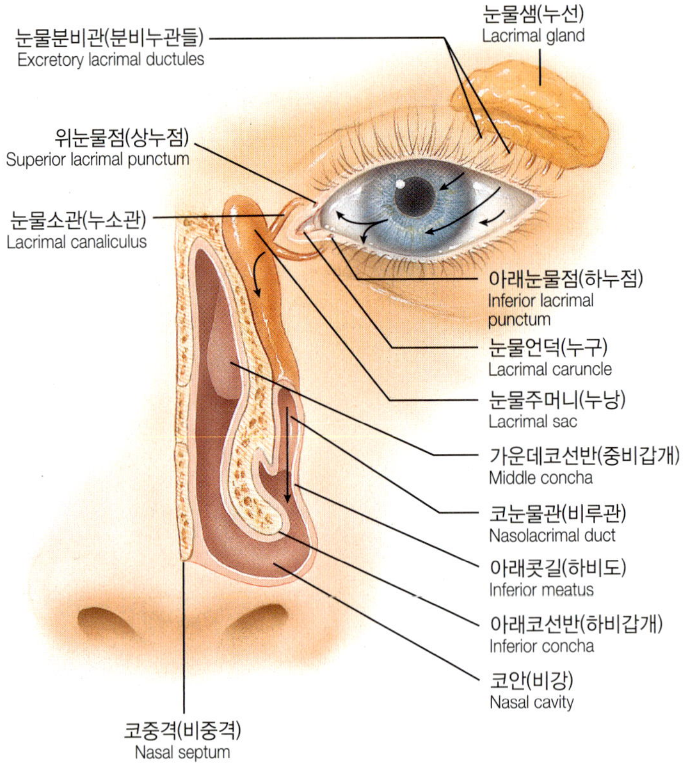

[그림 III. 2-22] 눈물 분비기관

눈물을 분비하는 기관은 눈물샘(눈물을 만들어 낸다)과 연결된 관(이 관을 통해 눈물이 코안으로 흘러 들어간다)으로 구성. 눈물이 분비되어 눈꺼풀 안쪽의 표면과 안구 앞쪽의 노출된 표면을 덮고 있는 결막을 적셔주고 깨끗하게 세척.

(4) 눈확사이막 Orbital septum

눈확사이막 위의 부위를 전격막부라 부른다. 또한 눈꺼풀의 외부체절을 눈확부위라 한다. 피부아래 근육인 성긴조직은 눈둘레근의 깊은곳에 놓여 있으며, 두피의 피부아래 검막층과 연결되어 있다.

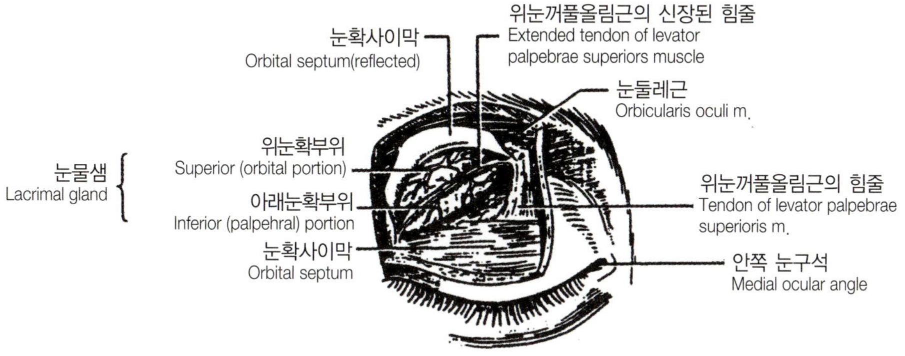

[그림 III. 2-23] 눈물샘과 눈물샘 부속기관

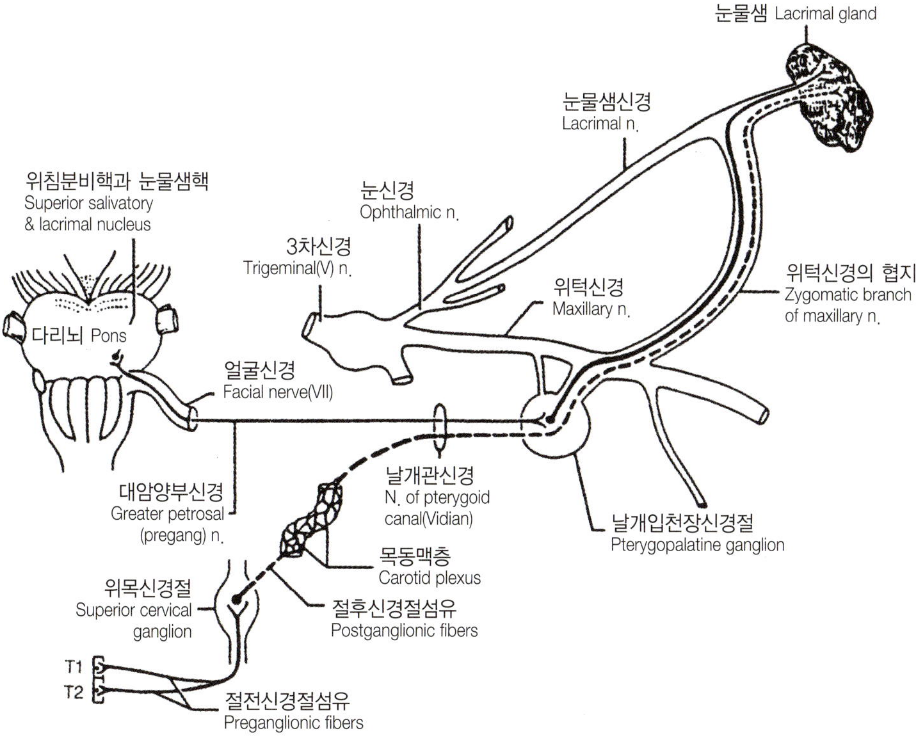

[그림 III. 2-24] 눈물샘에 관계하는 자율신경 분포와 경로

6. 신경지배

눈꺼풀의 감각신경 공급은 삼차신경의 첫번째 가지인 눈신경이 담당하고 있으며, 운동신경은, 얼굴신경이 눈둘레근을 지배하고 있다.

위눈꺼풀올림근은 눈돌림신경이 지배하고 있으며, Müller 근은 교감신경이 지배한다.

눈물샘, 위눈확, 위도르래, 아래도르래, 가쪽 코의 신경은 삼차신경의 가지인 눈신경의 분지이고(그림 III. 2-24), 아래눈확, 광대뼈, 광대뼈관자의 신경들은 삼차신경의 2번째 가지인 위턱신경의 분지에 속한다.

7. 혈관계와 림프 Blood vessel & lymph

1) 혈관계 Blood vessel

눈꺼풀에 공급되는 혈관은 눈동맥에서 나오는 안쪽동맥과 눈물샘동맥에서 나오는 가쪽눈꺼풀판동맥이 있다. 이들은 위눈꺼풀판 상단에서 눈둘레근과 눈꺼풀판을 통해서 눈꺼풀결막에 분포된다. 즉 안쪽 · 가쪽눈꺼풀동맥 사이의 문합은 피부밑근육에 성긴조직이 존재하며, 그곳에서 눈꺼풀활을 형성한다.

눈꺼풀에서 정맥의 유출은 이마와 관자정맥이 앞 · 뒤눈꺼풀판얼기를 형성한다. 이들은 안쪽 · 가쪽눈꺼풀판정맥을 통해서 얼굴 피부밑조직의 안내각정맥을 거쳐 얼굴정맥을 통해 눈정맥으로 연결된다.

2) 림프 Lymph

림프샘은 두 곳의 림프관에 의해서 배출된다. 안쪽의 것은 아래눈꺼풀의 안쪽 2/3 지역과 위눈꺼풀의 1/3 지역에 분포하여, 위턱림프절에 연결된다. 한편 가쪽의 림프는 귀앞림프절에 연결된다. 즉 눈꺼풀의 측면체절에서 림프는 전이개 preoular와 귀밑샘절 parotid nodes로 간다. 눈꺼풀의 안쪽으로 흐르는 림프는 아래턱림프절로 들어가게 된다.

8. 눈꺼풀 작용 Eyelid reaction

눈둘레근은 외부의 강한 광선과 손상에 대해서 보호작용을 한다.

눈꺼풀틈새부위는 눈꺼풀과 함께 눈의 순목작용과 잠을 자는 데 관여한다. 눈꺼풀의 강한 닫힘은 눈확부위와 협력하여 효과적으로 작용한다. 한편 이마, 광대뼈, 뺨의 피부는 눈꺼풀의 안쪽각쪽으로 내려오며, 이것은 눈꺼풀의 측각에서 피부에 방사상 중첩을 가지게 한다.

눈둘레근의 눈물샘부위는 눈물샘에 대한 방출작용은 하지 않는다. 위눈꺼풀올림근과 이마근은 눈둘레근과는 눈깜박임 작용을 하는데, 이들의 작용은 서로 방향이 반대되는 길항작용을 한다. 이런 현상을 순목운동이라고 한다. 이 근육의 마비 시 아래눈꺼풀의 눈꺼풀처짐과 눈물이 쏟아지는 현상이 발생되며, 이같은 증상은 얼굴마비도 일으킬 수 있다.

눈둘레근은 눈물의 순환에도 관여하는데 눈둘레근이 수축하면 눈물주머니의 크기가 커지면서 눈물주머니의 음압이 발생하고, 눈알 표면을 덮고 있던 눈물이 눈물점을 통해 눈물주머니쪽으로 들어간다.

제3절 결막 Conjunctiva

결막은 눈꺼풀의 후방선과 눈알의 전방에 있는 엷은 점액성 막이다. 이것은 눈꺼풀의 후방 표면과 공막의 전방 표면을 덮고 있는 점액성 막의 투명층으로, 눈꺼풀가장자리에서 피부와 연속되고 각막가장자리에서 각막상피와도 연속된다.

결막주머니는 눈꺼풀과 눈알 사이에 존재한다. 이곳은 결막에 의해 선이 되며, 그 사이에 모세혈관이 분포하고 있다. 특히, 이곳은 눈의 다른 조직에 비해 온도가 낮으므로 세균의 번식에 불리한 환경이다.

눈꺼풀틈새는 결막주머니의 입구로, 눈의 열린 정도에 따라서 크기가 달라진다. 결막은 세 부위로 구분되는데, 즉 눈꺼풀판의 뒷면과 붙어 있는 눈꺼풀결막, 눈알의 앞쪽 공막을 덮고 있는 눈알결막, 눈꺼풀결막과 눈알결막을 연결시켜 주는 결막구석이 있다.

1. 결막의 종류

(1) 눈꺼풀결막 Palpebral conjunctiva

눈꺼풀판의 위·아래 가장자리에서 결막은 후방에서 반사되고, 눈알결막이 되기 위해서 상공막조직을 덮는다. 눈꺼풀의 후방 표면에 연결되고 눈꺼풀판쪽에 확고히 부착된다. 이곳은 눈물소관의 개구를 포함하고 있다. 따라서 결막주머니는 코의 아래코선반 inferior meatus과 연결된다.

눈꺼풀결막은 붉고 혈관이 매우 풍부하여 부종이 잘 발생한다. 결막의 위·아래결막구석은 각기 위·아래눈꺼풀에서 결막의 반사에 의해 형성된 주머니이다.

(2) 눈알결막 Ocular conjunctiva

눈알결막은 결막구석에서는 눈확사이막에 느슨하게 부착되며 많은 주름을 가진다. 또한 이 부위는 투명하고 공막이 보이는데, 이때 공막은 흰색을 나타낸다. 이곳에 감염이 있으면 혈관이 확장되어 색깔은 불투명하게 된다. 이들의 주위는 성긴조직으로서 눈알을 자유롭게 움직이게 할 수 있고 결막의 분비 표면을 확대시킨다. 이곳의 중심부위는 각막의 전방상피와 각막가장자리에 연속된다. 이곳은 각막가장자리를 제외하고는 Tenon 주머니와 결막이 약 3mm의 거리로 융합되는 곳으로 눈알결막은 Tenon 주머니와 아래쪽의 공막에 느슨하게 부착되어 있다.

(3) 결막구석 Fornix conjunctiva

결막구석은 눈알결막과 눈꺼풀결막을 연결하는 부위이다. 위결막구석은 눈물샘의 관의 열림을 하게 한다. 특히, 결막구석의 하방은 다른 조직과 느슨하게 부착되어 있고, 많은 주름이 있어 잘 움직일 수 있다. 또한 이곳은 정맥얼기 venous plexus가 발달되어 있다.

반달형 주름은 눈물언덕 lacrimal caruncle의 깊은 곳으로 눈의 내각에 결막이 중첩된 지역이다. 즉 이곳은 부드럽고, 움직일 수 있으며, 눈알결막의 두터워진 중첩으로 내안각에 위치한다. 이런 중첩은 각막에 대하여 외부물질을 들어오지 못하게 하며, 이 물질을 눈물언덕 쪽으로 보내도록 한다. 이것은 하등동물의 순막에 비교된다.

작고 신선한 상피의 구조물인 눈물언덕은 반달형주름의 안쪽부위의 피부밑층에 부착되어 있다. 이곳은 피부밑층과 점막원소를 포함하는 변화가 있는 이행지역이다.

눈꺼풀판하구는 눈꺼풀가장자리에서 약 2mm 떨어진 눈꺼풀결막과 평행한 홈에 속한다. 결막은 조직학적으로 2~5층의 다층원주상피세포와 고유실질층으로 구성되어 있다. 이곳의 종류는 다음과 같다.

① 표면상피세포

둥글거나 난원형의 점액을 분비하는 술잔세포를 가진다. 점액 mucous은 술잔세포 Goblet cell에서 생성되며, 이것은 전체 각막에 눈물막을 적당히 분산시킨다.

② 바닥상피세포

상피세포보다 더욱 깊은 곳에 있으며 각막가장자리 근처에서는 색소를 포함한다.
이 색소세포는 멜라닌을 생산하여 자외선을 차단한다.

③ Adenoid 층

림프조직을 가지며 일부 지역은 배중심 germinal center이 없는 여포같은 구조를 가지며,

생후 2~3개월에 발달된다. 결막염의 타각증상으로 나타나는 여포 follicle는 결막사이질의 아데노이드층에서 생긴 일종의 국소림프 증식 현상인데 주로 아래결막구석부분에서 뚜렷이 나타나며 여러 개의 작고 투명한 물집 모양으로 나타난다. 생후 2~3개월까지는 결막에 아데노이드층이 충분히 발달해 있지 않으므로 이 시기 이전에 결막염이 발생되면 여포는 생기지 않는다.

④ 섬유층

섬유층은 결합조직으로 구성되며, 눈꺼풀판에 부착된다. 이것은 결막의 염증 시 유두작용을 나타내고, 눈알 위에 소성으로 배열되어 있다.

덧눈물샘은 눈물샘을 닮으며, 기질에 위치한다. Krause 샘의 대부분은 위결막구석 upper fornix에 있고 아래결막구석 lower fornix에는 조금 있다. 한편, Worfling 선은 위눈꺼풀판의 상부 가장자리에 있다.

2. 혈액공급과 림프

결막에 분포하는 동맥은 위눈꺼풀판 상단에 있는 위눈꺼풀판 동맥활과 눈꺼풀판의 앞면에서 검연에 가까운 아래눈꺼풀판 동맥활과 앞섬모동맥 등이 있다.

결막동맥은 앞섬모체와 눈꺼풀판동맥들에서 파생된 것이다. 이들 중에서 2개의 동맥들은 자유로이 문합하며, 수많은 결막정맥들과 함께 작용한다.

눈알결막의 혈관은 생체내에서 볼 수가 있다. 이 지역은 주위 눈꺼풀판동맥활에 의해 혈액공급을 받으며, 후방 결막동맥들이 출현되면서 결막구석의 둘레에서 구부러진다. 앞섬모체동맥은 곧은근에 대한 분지에서 일어나며, 이것은 앞쪽으로 통과해서 앞방 결막동맥을 내고, 그후 홍채의 큰동맥륜에 결합한다. 전 · 후 결막동맥들은 각막의 둘레에서 얼기 plexus를 형성한다. 눈꺼풀결막은 눈꺼풀에서 주위 눈꺼풀활에 의해서 공급된다.

후방결막에서 유래된 전각막얼기의 피층혈관은 눈을 문지르거나 각막의 세균감염 또는 외부 이물질의 침입 시에 팽창한다. 눈알결막은 붉은 벽돌 빛으로, 붉은색은 눈물구석쪽으로 갈수록 커지며, 압력에 의해서 색깔이 변화하지는 않는다.

혈관은 대체로 결막에 의해 움직인다. 앞방결막에서 유래된 전각막얼기는 깊은층 혈관에 의해 각막, 홍채, 섬모체에 분포되며 이들 지역에 질환이 있으면 혈관이 확장된다. 그 결과로 결막은 장미빛을 띠게 되며 섬모체의 충혈에 의해 확장된다.

결막에는 외부 이물질에 대한 방어작용을 하기 위한 림프샘이 발달되어 있다. 이 같은 결막림프는 피부층과 깊은층에 배열되어 있으며, 풍부한 림프그물을 형성하기 위하여 눈꺼풀의 림프와 결합한다.

3. 결막 신경지배

결막은 아래도르래, 눈물샘, 섬모체신경을 통해서 눈신경의 지배를 받는다. 안쪽으로는 비섬모신경의 아래도르래신경가지 infra-trochlear branch에 의해 지배를 받고, 가쪽은 눈물샘신경 lacrimal nerve에 의해 지배를 받고 있으며, 이들 신경은 눈꺼풀 피부보다 결막의 넓은 부위에 분포하고 있다. 각막을 덮고 있는 상피와 각막주위 눈알결막의 일부분은 섬모신경 ciliary nerve에 의해 지배를 받고 있다. 이들의 신경섬유 대부분은 자유신경종말에서 끝나며, 통증섬유의 수는 비교적 적게 분포한다.

결막의 종류별 신경지배는 눈알결막은 장모양신경의 지배를 받아 감각을 느끼고, 위눈꺼풀결막의 감각신경은 삼차신경가지인 이마신경과 눈물샘신경의 지배를 받으며, 아래눈꺼풀결막은 눈물샘신경과 위턱신경의 아래눈꺼풀틈새까지 지배를 받는다. 모든 결막은 감각정보를 삼차신경에서 받는다.

제4절 눈물샘(누선) 부속기 Lacrimal appendage

1. 특 징

눈물샘 부속기 lacrimal apparatus는 눈물을 생산하는 눈물샘과 중층편평상피로서 구성된 눈물이 지나가는 눈물관 lacrimal duct의 두 부분으로 구성되어 있다. 이들 중 눈물의 경로에 관계하는 것은 눈물소관 lacrimal canaliculi, 눈물주머니 lacrimal sac, 코눈물관 nasolacrimal duct 등이 있다(그림 III. 2-25).

눈물샘복합체는 눈물을 생성하고 분비하는 눈물샘과 덧눈물샘, 눈물을 배출하는 눈물소관 canaliculi, 눈물을 일시 저장하는 눈물주머니 lacrimal sac 그리고 눈물이 코를 통하게 하는 코눈물관 등이 있다.

(1) 눈물샘 Lacrimal gland

눈물샘은 눈확 중에서 이마엽쪽에 있는 천정의 전측각에 위치한 눈오목 orbital fossa에 있으며, 가쪽곧은근과 올림근 위에 존재한다. 눈물샘은 선상엽의 분지로서 형성된 덩어리로, 6~12 개의 분비관이 있으며, 이들은 위・가쪽 1/4 지역에 개구되어 있다.

눈물샘의 형태는 관포상 tubuloalvelar이며, 끝부위는 일반적으로 큰 관강을 가지며, 불규칙한 주머니 모양으로 팽출되어 있다. 바닥판 basal lamina은 장액성 침샘을 닮은 과립세

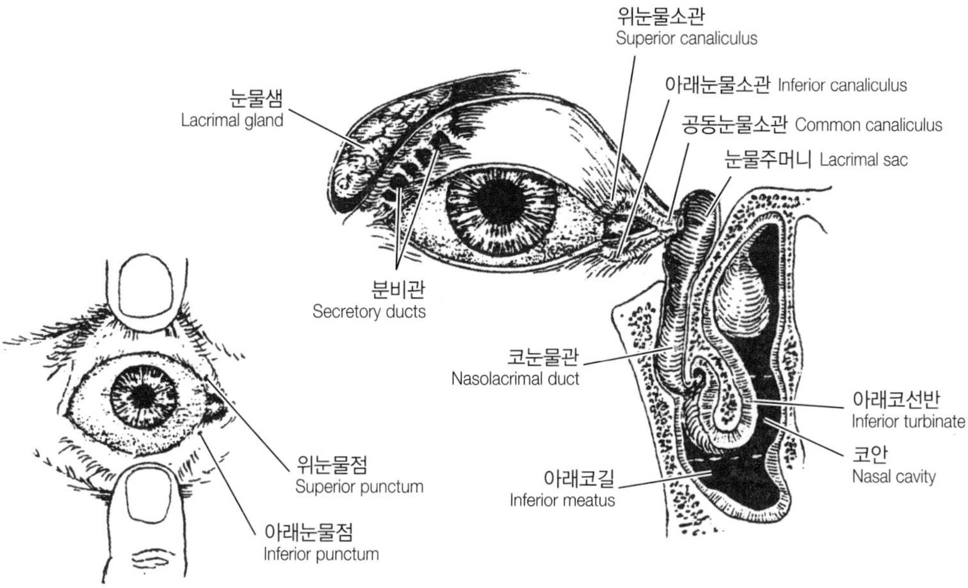

[그림 III. 2-25] **눈물배출계 모식도**

포를 함유하며, 이것은 좁은 원주 모양을 가지며 작은 지질방울과 큰 과립물질이 있다. 이들의 세포들은 분비성 눈물소관을 제공하며, 바닥에는 근상피세포 myoepithelial cell가 발달되어 있다.

눈물샘은 눈확의 위벽 가쪽의 눈물샘오목 lacrimal fossa 안에 있으며, 위눈꺼풀올림근의 널힘줄(건막)에 의해서 눈확부위와 눈꺼풀부위로 구분된다. 한편 덧눈물샘은 위·아래결막구석 superior inferior fornix의 근처에서 발견되며, Krause 샘과 Wolfring 샘으로 구성되어 있다.

눈물샘은 자극에 의한 반사작용을 주로 담당하고 평상시의 눈물분비는 덧눈물샘이 주로 담당한다.

눈물샘은 12개의 널힘줄 aponeurosis의 측부 가장자리 둘레에서 서로 연속되며, 눈물샘과 덧눈물샘에서 주로 눈물이 생산된다. 분비된 눈물의 거의 절반은 증발하고, 나머지는 눈물주머니 안으로 들어간다. 또한 눈물샘은 눈확사이막에 의해 눈확부위와 눈꺼풀부위로 나눌 수 있다(그림 III. 2-26).

눈물은 결막주머니의 위가쪽각의 눈물샘에서 분비된다. 각막을 통과한 후, 눈물은 상아래눈꺼풀에 있는 눈물점으로 들어가며, 눈물점은 눈물소관으로 개구가 되어, 눈물은 눈물주머니 쪽으로 수송된다. 안쪽에서 위·아래눈물소관은 공통눈물소관을 형성하여 눈물을 눈물주머니로 보내게 된다. 또한 눈물주머니로 보내진 눈물은 코눈물관 쪽으로 보내어지는데, 이때 코눈물관은 코의 아래코선반쪽에서 개구된다.

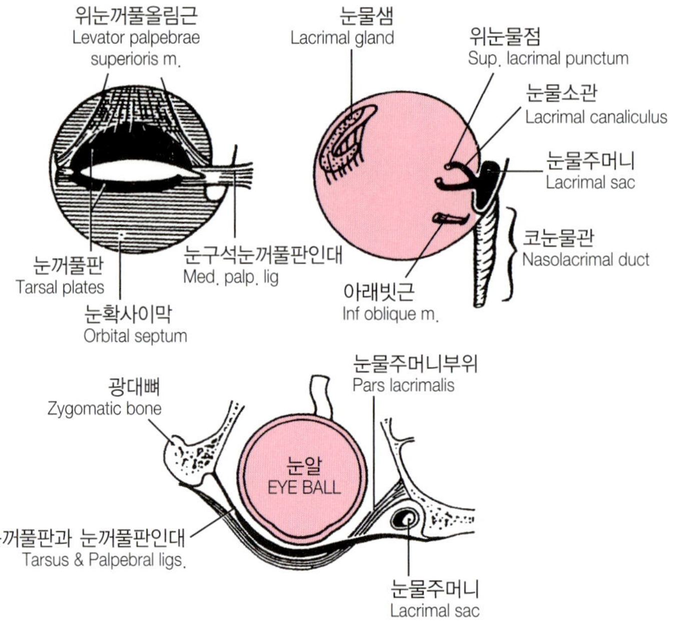

[그림 III. 2-26] 눈물샘 부속기 모식도

① 눈확부위

눈확부위는 눈확의 전방 위관자부 체절에 있는 눈물샘오목에 위치한다. 즉 눈둘레근과 눈확사이막에 의해 전방에 한정된 샘 gland의 주요 부위에 해당된다. 이곳은 아몬드 모양으로 되어 있으며 또한 위눈꺼풀올림근의 측면각에 의해 눈꺼풀판부위와 분리된다. 외과적으로 샘 gland 부위에 도착하기 위해서 피부, 눈둘레근, 눈확사이막을 절개하여야 볼 수 있다.

② 눈꺼풀부위

눈꺼풀부위는 위결막구석의 관자부위의 바로 위에 위치한다. 눈꺼풀의 내부 표면, 특히 위눈꺼풀에는 눈꺼풀판 tarsus의 위쪽 가장자리 근처에 아주 작은 덧눈물샘인 눈꺼풀판 눈물샘이 많이 분포한다. 눈물샘은 대개 10개의 섬세한 구멍에 의해 개구되며, 눈물샘분비관은 눈물샘의 눈확부위와 눈꺼풀판부위를 위결막의 결막구석쪽에 연결된다.

샘의 눈꺼풀판부위의 제거는 연결관의 모든 부위를 중지하게 하며, 이같은 현상은 전체 샘의 분비작용을 못하게 한다. 이 경우 눈은 건조안 증상이 나타난다.

(2) 눈물주머니 Lacrimal sac

눈물주머니는 거짓중층 원주상피세포로 되어 있으며 눈물함몰 lacrimal fossa 위에 놓여 있다. 즉 눈확 중에서 눈물뼈과 위턱뼈의 중간 가장자리에 함몰 fossa되어 있다. 이것은 눈확가장자리

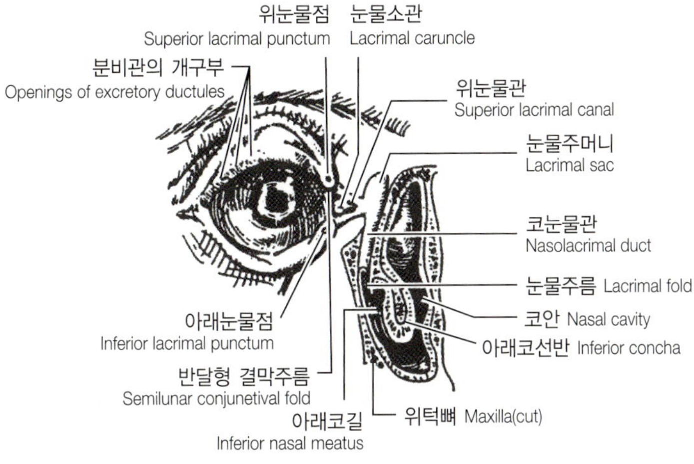

[그림 III. 2-27] 눈물샘 부속기 구조

의 코쪽이며, 앞 · 뒤눈물주머니능선 사이에 있는 눈물주머니 함몰 lacrimal fossa 내에 있는 주머니이다(그림 III. 2-27).

이 지역의 위쪽 부위는 안쪽눈꺼풀인대에 의해 전방에 덮여 있다. 크기는 상하 15mm, 좌우 5mm의 길이이며, 가쪽벽에는 눈물소관 lacrimal canaliculi이 연결되고, 하방에는 코눈물관과 연결된다. 눈물소관은 공통 굴 common sinus을 가지는 것으로 눈물주머니의 옆벽쪽으로 개구되어 있다. 눈물주머니를 위한 오목(와)은 눈물널힘줄에 부착되고 눈물주머니를 덮는 것으로 천정과 옆면을 덮는다. 이것은 앞 · 뒤눈물언덕에 의해 경계된다.

눈물주머니는 눈둘레근의 눈물샘부위에 의해 뒤방에 연결되며 또한 벌집뼈세포와 중간콧길에 의해 안쪽으로 연결된다. 그리고 눈구석맥관은 눈물주머니에 대해 전내측에 위치하고 있다.

(3) 코눈물관 Nasalacrimal duct

코눈물관은 약 15~24mm의 상 · 하길이를 가지며 눈물주머니와에서 하방쪽으로 연속되며, 코의 안쪽 측면 코안의 아래콧길 inferior meatus 안쪽으로 개구된다. 또한 코눈물관은 눈물뼈, 위턱뼈, 아래코선반 inferior nasal concha에 의해 형성된 경골이다. 이 관의 방향은 안쪽눈구석과 같은 측면의 코날개 alar nasi를 연결하는 샘과 일치한다. 이런 관은 관강이 종종 불규칙하고 판과 같이 여러 중첩으로 되어 있다(그림 III. 2-28).

아래콧길쪽으로 관의 개구는 때로 눈물샘 중첩인 점액막의 중첩에 의해 확인된다. 출생시에는 아래코안으로 개구되는 Hasner's 판막이 뚫리게 되는데 출생 후에도 Hasner's 판막이 막혀 있으면 신생아 눈물주머니염의 원인이 될 수 있다. 눈물은 모세혈관의 견인과 중력, 눈꺼풀의 순목반사에 의해 관으로 직접 내려간다.

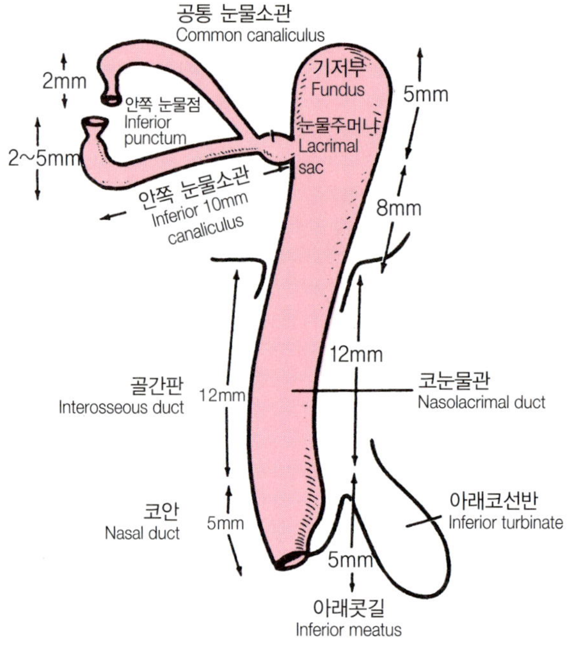

[그림 III. 2-28] 눈물샘관과 코눈물관

(4) 눈물소관 Lacrimal canaliculi

눈물소관은 눈물호수 lacrimal lake의 바닥에 위치한다. 이것은 위눈꺼풀과 아래눈꺼풀에 한개 있으며 길이는 약 1cm이다. 이들은 각각 눈물점에서 시작되며 유두 위에 놓여 있고 눈꺼풀을 뒤집어 보면 관찰이 가능하다. 각 눈물소관은 그 경로에서 구부러져 있고 눈물주머니쪽으로 열려 있다.

눈물은 모세혈관에 의해 부분적으로 눈물소관쪽으로 들어가며, 눈둘레근의 눈물샘부위는 눈물을 배출하는데 중요한 역할을 한다. 눈물소관의 주위에 있는 모세혈관 견인의 결합된 힘, 중력, Horner 근육의 수축, 눈물주머니의 아래쪽에 위치한 눈둘레근의 늘어남 등으로, 눈물의 흐름은 코의 안쪽에 있는 코눈물관쪽으로 흘러내리도록 한다.

눈물점은 안쪽 눈구석에서 약 5mm 떨어져 있는 위눈꺼풀과 아래눈꺼풀의 눈꺼풀가장자리 palperbral rim에 각각 1개씩 있으며, 직경은 약 0.3mm로 작은 구멍으로 되어 있다. 눈물샘에서 생성된 눈물의 분비과정은 눈물점 lacrimal punctum, 눈물소관, 눈물주머니, 코눈물관 등을 지나 코의 아래콧길 inferior meatus를 통해 외부로 배출된다.

(5) 눈물호수 Lacrimal lake

눈물호수는 삼각형으로 두 눈꺼풀을 분리시켜 주는 공간을 형성한다. 이곳은 또한 눈물을 일시적으로 저장한 후에 눈물관으로 눈물을 보낸다.

2. 혈액공급과 림프

눈물샘의 혈액공급은 눈동맥의 가지인 눈물샘동맥에서 형성된다. 이곳에 공급되는 정맥은 눈정맥과 결합된다. 한편 눈물주머니에는 안쪽 눈구석동맥과 안쪽 눈구석동맥이 분포하며, 림프의 유출은 전이개 preauricular 림프절 쪽으로 유출되기 위하여 결막림프와 만난다.

3. 신경지배 Innerration

눈물샘에 대한 분비섬유는 큰바위신경 greater petrosal nerve으로 이것은 얼굴신경의 가지로서 날개입천장관(익구개관) petrygoid canal의 신경에서 유래된다. 이들 신경섬유들은 날개입천장신경절 pterygopalatine ganglio에 연접되고, 신경절의 안가지로서 샘 gland 쪽으로 전도된다. 이것은 눈물샘신경에 대한 광대뼈에 의해 주어진 섬유이다. 교감신경섬유는 위목신경절 superior cervical ganglion에서 나온 것으로 눈물샘동맥과 눈물샘신경의 통로로서 샘 gland에 도착한다.

눈물샘쪽으로 공급되는 신경은 다음과 같다.

① 삼차신경의 첫번째 가지인 눈물샘신경으로 감각신경에 속한다.

② 상타액의 핵에서 나오는 큰피층의 바위신경 petrosal nerve이 있다.

③ 눈물샘동맥과 신경을 동행하는 교감신경이 있다.

그러나 눈물의 분비를 지배하는 신경은 부교감신경이며, 이들 신경의 핵은 넷째뇌실에 존재한다.

4. 연관 구조물

안쪽눈꺼풀판인대는 위 · 아래눈꺼풀판을 눈물주머니에서 내부 눈구석 전방에 있는 앞방돌기가 있는 곳과 연결된다. 인대의 하방에 있는 눈물주머니부위는 눈둘레근의 많은 섬유들에 의해 덮여 있다. 이러한 신경섬유들은 눈물주머니의 팽창과 장력에 약간의 저항을 제공한다.

안쪽눈꺼풀판인대의 아래 지역에 팽창이 나타난다. 그리고 눈물구멍 fistula은 이 지역에서 공통으로 개구되며, 눈구석정 · 동맥은 피부의 깊은곳에 놓여 있고 안쪽눈구석의 코쪽에서 약 8mm에 위치한다. 또한 피부 절개 시에 눈물주머니 위에서 수술을 진행할 때에 이러한 맥관을 피하기 위하여 안쪽눈구석의 코쪽에서 약 2~3 mm로 떨어지게 된다.

5. 눈물 Tear

눈물은 눈물샘과 덧눈물샘, 술잔세포 Goblet cell 그리고 눈꺼풀판샘의 Meibomian 샘에서 분비된 물질이 혼합된 것이다. 정상적인 순환에서 눈물은 각막과 결막상피를 덮는 7~10μm 두께의 얇은층을 형성한다.

1) 눈물 기능 Tear function

눈물은 불규칙한 상피조직의 표면을 고르게 하여 편평한 광 표면의 각막을 만든다(그림 III. 2-29). 또한, 각막과 결막의 상피세포 표면을 젖게 하여 상피세포의 손상을 막는다. 그리고 눈물의 물리적인 방출은 눈물의 이물질을 세척하고, 눈물에 있는 독성물질을 희석하며, 눈물에는 또한 항생물질의 존재로 결막과 각막에 미생물의 성장을 억제 및 식균기능을 시키고, 각막에 필요한 산소와 양분을 제공한다.

덧눈물샘에서 생산된 눈물의 양은 전체량의 약 1/10 정도를 차지한다.

2) 눈물 구성 Tear composition

정상인에서 눈물의 양은 각각의 눈에 약 7±2μL 정도를 차지한다. 이들 중에서 약 1.2μL/min가 교체된다. 이것은 다시 전체 각막의 눈물막에 1.1μL와 주위 눈에 2.9μL, 맹관 cul-de-sac에 4.5μL를 차지한다.

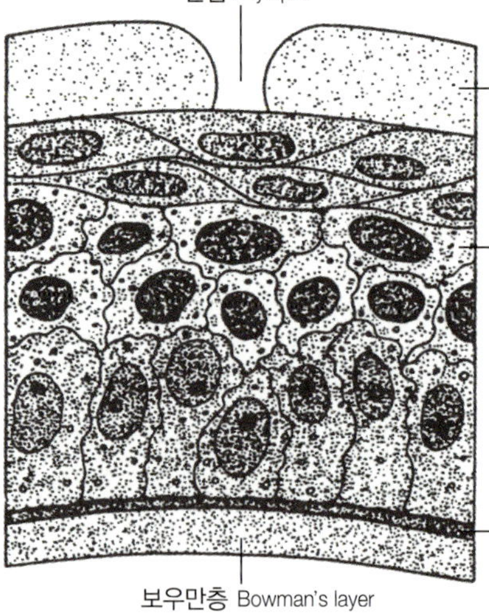

[그림 III. 2-29] 눈물막과 각막의 표면

눈물에는 고농도의 단백질이 존재하며, 단백질의 종류로는 albumin, globulin, lysozyme 등으로 구성되어 있다. Albumin은 전체 단백질의 60%를 차지하며, 나머지는 각각 동등한 양으로 분포된다. Gamma globulin은 면역성 단백질로서, IgA, IgG, IgE 등으로 구성되어 있다. 특히, IgA는 다른 장기에 비슷하게 또는 많은 농도를 차지하고 있으며, 혈청에서 발견되는 것과는 다르다. 따라서 이것은 혈장세포 plasma cell에서 생산된 것으로 생각된다. IgE는, 결막염과 같이 선천성 알레르기가 있는 곳에서 많이 증가하며, lysozyme은 전체 눈물의 단백질 중에서 약 21~25%를 차지한다. 이것은 다른 gamma globulin과 같이 세균 또는 바이러스 감염에 대하여 중요한 방어작용을 담당한다.

최근에는 betalysin이라는 물질이 발견되었는데 이것은 가장 강력한 항생작용을 하는 것으로 보고되고 있다. 그 밖에도 눈물에는 포도당의 농도가 평균 5mg/dL이 있다. 또한 눈물은 0.04mg/dL 정도의 요소가 적은 양으로 존재한다. 특히, K^+, Na^+, Cl^- 등은 다른 부위의 혈장보다도 훨씬 농도가 높다. pH는 7.35로 중성에 가까운 약알칼리성이나, 개체에 따라 약간의 차이가 있을 수 있다. 눈물은 등장액 isotonic solution이면서, 삼투압 osmolity은 295~309m osm/L이 된다.

3) 눈물층 Tear layer

각막과 결막을 덮는 눈물막은 3층으로 구성된다(그림 III. 2-30).

(1) 표면 지질층 Surfase lipid layer

지방층은 대부분 눈꺼풀판샘 Meibomian gland에서 생산되며 단층으로 구성되어 있다. 이들의 기능은 수성층의 증발을 막아 주고, 눈물이 눈꺼풀가장자리쪽으로 넘쳐 흐르는 것을 막

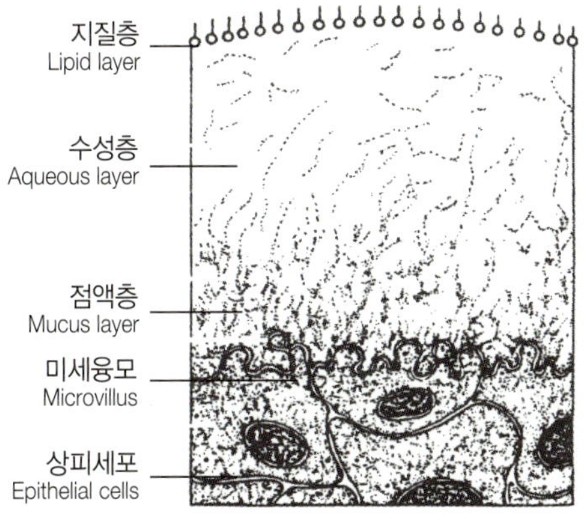

[그림 III. 2-30] 각막의 표면상피층을 덮는 눈물막

아준다. 지질층의 파괴는 건조안을 가지게 된다.

(2) 중간 수성층

수성층은 눈물샘과 덧눈물샘에서 생성된 것이다. 주로 물과 염 및 단백질을 함유하고, 여러 층으로 되어 부피가 가장 크다. 특히, 이것은 외부의 자극에 대하여 반응이 빠르며, 수면과 마취 때에 분비가 감소된다. 한편 수성층의 부피가 감소되면 눈은 건조안을 나타낸다.

(3) 깊은 점액층 Deep mucin layer

주요 구성물질은 당단백질 glycoprotein, 뮤신 mucin으로 되어 있으며, 각막과 결막의 상피조직 표면을 직접 덮고 있다. 상피세포막은 지질단백질 lipoportein로 구성되어 있으며, 소수성 hydrophnbic 상태를 유지하고 있다(그림 III. 2-31).

Mucin은 표면을 젖게 하는 중요한 기능을 한다. 이같이 표면은 수성층과 섞이지 않는다. 이 물질은 특히 각막상피세포로 흡수가 잘 되고, 표면상피세포의 미세융모 microvilli에 의해 정착이 잘 된다. 또한, 이것은 수성층의 눈물을 잘 퍼지게 하기 위해 친수성 hydrophilic의 표면을 제공해 주며, 그 결과 표면은 눈물의 표면장력 surface tension을 낮게 해 준다. Mucin은 결막의 술잔세포 Goblet cell에서 생산되며, 최근에는 눈물샘에서도 생산되는 것이 입증되고 있다.

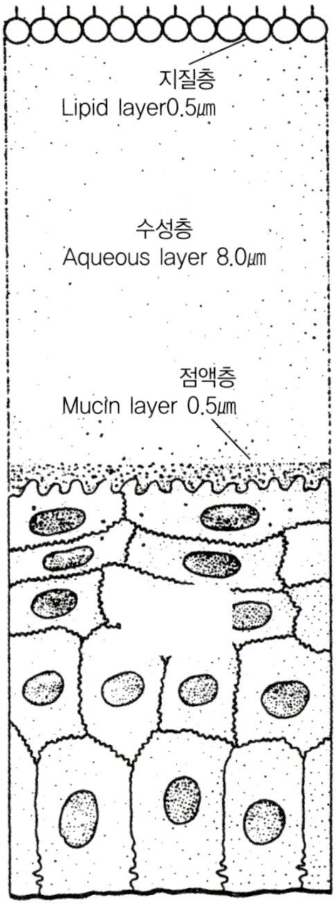

[그림 III. 2-31] 각막의 앞 눈물 필름

점액층은 눈물층파괴시간(TBUT)과 밀접한 관련이 있는데 점액성분의 감소는 TBUT가 짧아지는 원인이 된다.

눈물막의 주기적인 재형성은 눈깜박임 작용 blinking reaction에 의해 수행된다. 따라서 이런 작용이 각막의 건조를 방지해 준다. 또한 정상적인 눈에서 순목반사는 눈알의 표면 위에 계속되는 눈물막을 유지하는 데 중요한 작용을 해 준다.

제 5 절 안구근육(외안근) Extraocular muscles

눈알을 움직이는 주요 근육은 4개의 곧은근과 2개의 빗근으로 구성되어 있다(그림 III. 2-32). 이 근육을 안구근육 또는 외부근육이라 부른다.

근육의 특징은 골격근 성분의 가로무늬근(횡문근)으로 수의신경인 뇌신경의 지배를 받는다(표 III. 2-3).

[표 III. 2-3] 안구근육의 작용과 신경지배

근육명	신경지배	이는곳	주작용	보조작용
가쪽곧은근	VI	공통건초림	눈알 벌림	–
안쪽곧은근	III	공통건초림	눈알 모음	–
위곧은근	III	공통건초림	눈알 올림	눈알 모음, 내회선
아래곧은근	III	공통건초림	눈알 내림	눈알 모음, 외회선
아래빗근	III	위턱뼈 안쪽	외회선	눈알 올림, 눈알 벌림
위빗근	IV	나비뼈작은날개	내회선	눈알 내림, 눈알 모음
위눈꺼풀올림근	III	위곧은근 주변	위눈꺼풀 올림	–
눈둘레근	VII	눈꺼풀인대	눈꺼풀 닫음	–

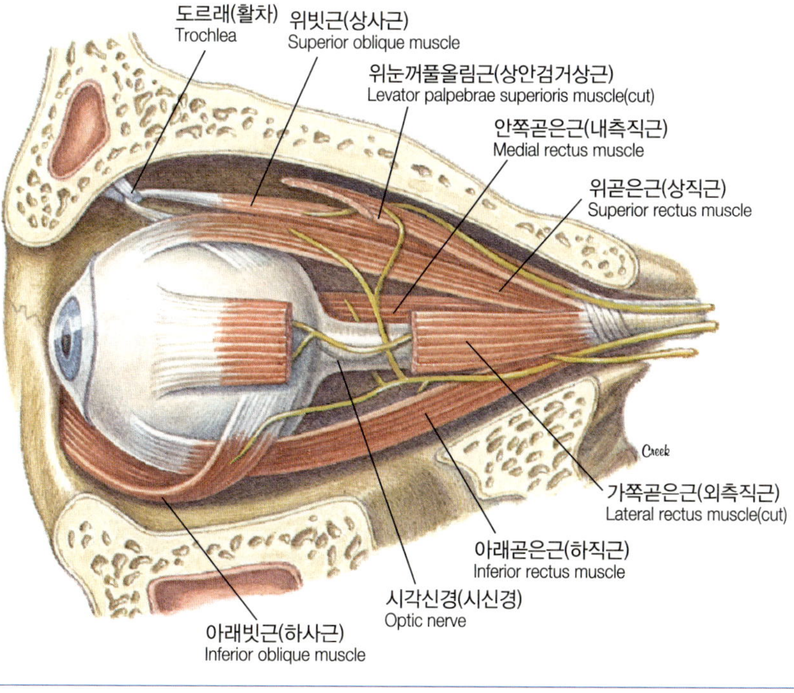

[그림 III. 2-32] 오른쪽 눈의 바깥근육

1. 신경지배 Innerration

제III뇌신경인 눈돌림신경은 분지하여 안쪽곧은근, 아래곧은근, 위빗근과 아래빗근의 근육을 지배한다. 제IV뇌신경인 도르래신경은 위빗근을 지배하고, 제VI뇌신경인 갓돌림신경은 가쪽곧은근을 지배한다.

2. 혈액공급 Blood supply

안구근육에서 혈액공급은 눈동맥의 안쪽·가쪽 분지에서 시작되며, 이들은 후에 근육성 가지로 다시 세분되어 담당한다.

가쪽분지는 가쪽곧은근, 위곧은근, 위빗근 그리고 위눈꺼풀올림근에 영양을 공급하고, 안쪽분지는 안쪽곧은근, 아래곧은근, 아래빗근에 양분을 공급한다. 후자의 근육은 2개의 앞섬모동맥이 분포하고 가쪽곧은근은 1개의 앞섬모동맥이 있다. 위빗근은 눈동맥이 분포하고, 아래빗근은 눈동맥과 아래눈확동맥이 있다.

가쪽곧은근과 아래빗근은 각각 눈물샘동맥과 아래눈확동맥이 분지된 곳에서 혈액공급을 받는다.

3. 곧은근 Rectus muscles

4개의 곧은근은 눈확의 후방에 있는 시각신경관을 둘러싸는 위눈확틈새의 일부 지역에 있다. 즉 시각신경 둘레에 있는 섬유성분의 Zinn 고리인 온힘줄고리에서 시작한다. 곧은근의 길이는 평균 약 40mm이며, 각막가장자리에 삽입되는 곳의 약 4~6mm에서 시작되며 힘줄의 부착부위는 약 10mm의 폭을 가진다(그림 III. 2-33, 표 III. 2-4).

이들 눈확에 들어가는 모든 구조물들은 시각신경관을 통과한다. 위눈확틈새의 인근 부위는 곧은근의 원추 내에 처음으로 놓여진다.

곧은근은 눈알의 적도면의 앞쪽에 있는 눈알 공막 표면에서 안쪽, 가쪽, 아래쪽, 위쪽에 삽입

[표 III. 2-4] 각막가장자리에서 곧은근 부착지점까지 거리

근육명	곧은근 부착 지역	
	평균 ±표준편차(mm)	범위(mm)
안쪽곧은근	4.7 + 0.6	3.0 ~ 6.4
아래곧은근	5.9 + 0.7	3.0 ~ 7.6
가쪽곧은근	6.4 + 0.6	4.8 ~ 7.9
위곧은근	6.7 + 0.6	5.0 ~ 8.0

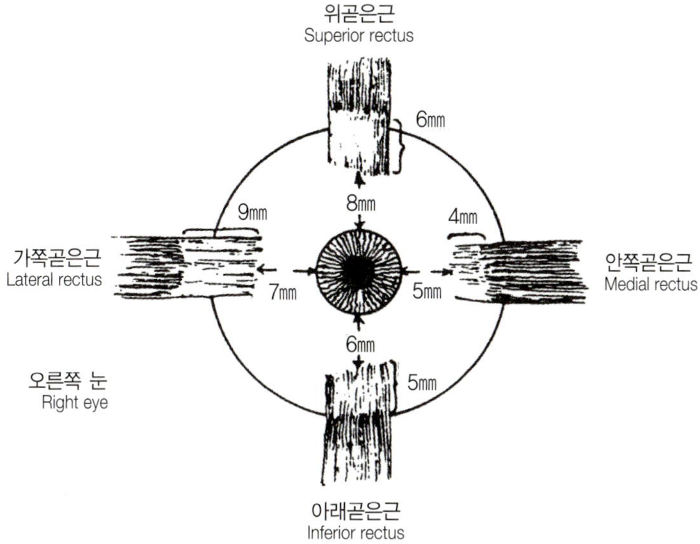

[그림 III. 2-33] 각막가장자리에서 곧은근의 힘줄까지의 길이

되어 있다. 이것은 빗근에 비하여 공막의 후방에 들어간다. 이들은 삽입된 곳의 이름을 붙혀서 안쪽곧은근, 가쪽곧은근, 아래곧은근 그리고 위곧은근이라 한다(그림 III. 2-34).

이들 4개의 곧은근섬유들은 성긴결합으로 되어 있고 무딘 해부에서도 쉽게 분리된다. 안쪽곧은근과 가쪽곧은근은 단지 한 가지 작용을 한다. 즉 안쪽곧은근은 눈알의 모임작용을 하고 가쪽곧은근을 벌림작용을 한다.

위곧은근과 아래곧은근은 1차(주작용)와 2차(보조작용) 작용을 한다. 즉 위곧은근은 눈의 올림과 모임을 시키고 안쪽휘돌림(내회선)작용에 관여한다. 한편 아래곧은근은 눈의 내림과 모임을 하면서 바깥쪽휘돌림(외회선)작용에 관여한다.

수직곧은근과 시축이 이루는 각은 약 23° 이다(그림 III. 2-35). 한편 곧은근과 곧은근 간의 거리는 곧은근의 폭보다는 좁게 나타난다(표 III. 2-5).

이들 상호관계는 상당히 중요하며, 특히 사시로 인한 수술에서 많이 적용된다.

[표 III. 2-5] 곧은근 상호간의 거리관계

근육명	거리관계	
	평균 ±표준편차	범 위
안쪽곧은근－아래곧은근	5.0～0.8	4.5～8.9
아래곧은근－가쪽곧은근	8.0～0.8	4.1～9.6
가쪽곧은근－위곧은근	7.1～0.8	5.0～9.6
위곧은근－안쪽곧은근	7.5～0.8	5.6～9.5

(1) 안쪽곧은근 Medial rectus muscle

안쪽곧은근은 온힘줄고리의 코쪽에서 이는곳을 형성하며, 이는 눈알의 안쪽에 있고 각막가장자리에서 5mm 떨어진 공막에서 닿는다. 이 근육은 광축의 방향과 일치한다.

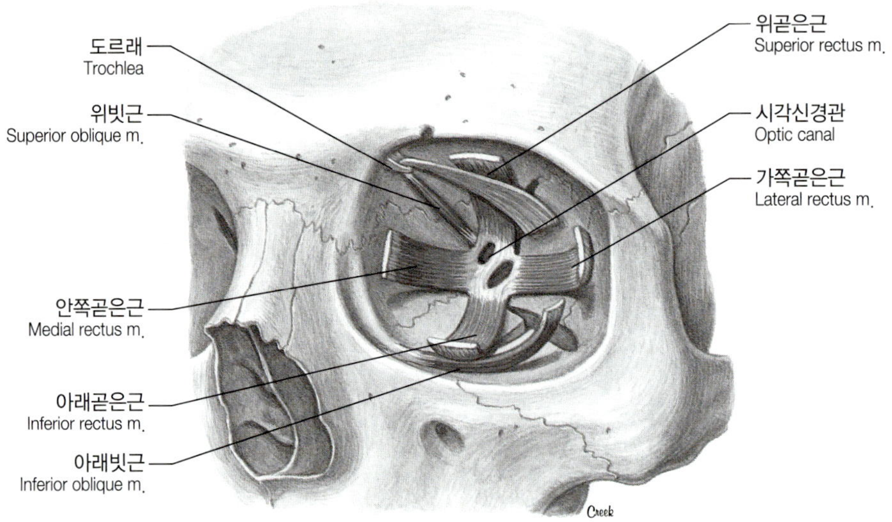

[그림 III. 2-34] 눈알근육(왼쪽)

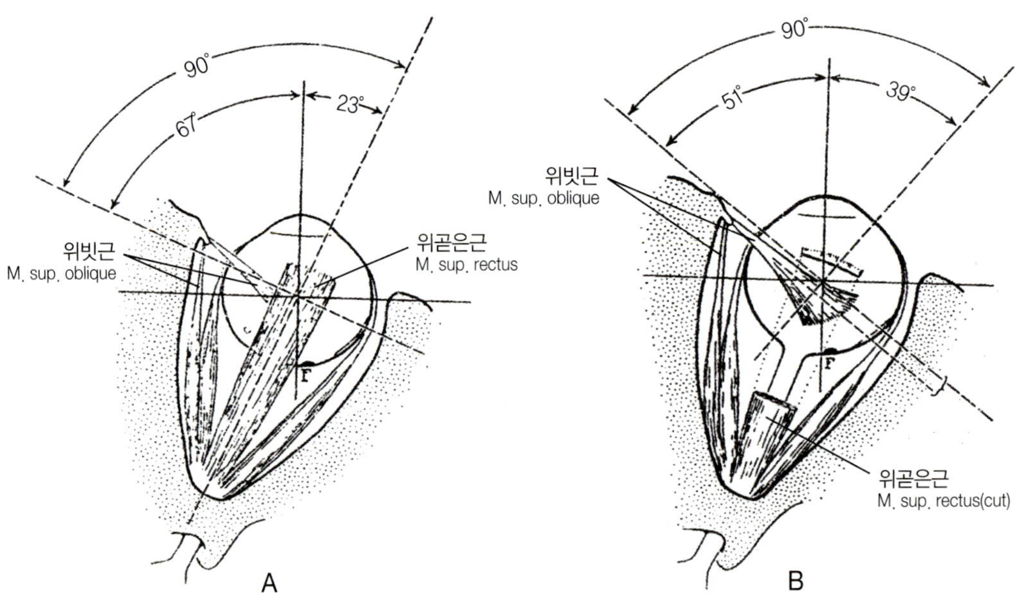

[그림 III. 2-35] 위곧은근과 위빗근의 광축

(A) 위빗근과 광축은 23°.

(B) 위빗근의 힘줄과 광축은 51°.

(2) 가쪽곧은근 Lateral rectus muscle

가쪽곧은근은 온힘줄고리 common tendon ring의 귀쪽에서 이는곳을 형성하여 눈알의 가쪽인 각막가장자리에서 약 7mm 떨어진 공막에서 닿는다. 즉 위눈확틈새에 회전하여 공통 온힘줄고리의 부위에서 시작된다. 이 근육은 광축의 방향과 일치한다.

(3) 위곧은근 Superior rectus muscle

온힘줄고리의 상부에 이는곳을 형성하여 위눈꺼풀올림근의 아래 외방향으로 나아가서 눈알 상부의 각막가장자리에서 8mm 떨어진 공막에 부착한다. 이 근육은 눈알의 광축과 23°의 각을 이룬다.

(4) 아래곧은근 Inferior rectus muscle

아래곧은근은 온힘줄고리의 하방에서 이는곳을 형성하여 외하방을 지난 후 눈알의 하부인 각막가장자리에서 6mm 떨어진 공막에 닿는다. 가쪽곧은근과 안쪽곧은근은 같은 수평면에 놓여 있으며, 위곧은근과 아래곧은근은 같은 수직면에 놓여 있다.

이상의 4개 곧은근 중에서 각막에서 근육의 부착지점까지의 거리는 안쪽곧은근이 5mm로 가장 가깝고, 다음으로 아래곧은근이 6mm이며, 가쪽곧은근은 7mm이고 위곧은근은 8mm로 가장 멀다(그림 III. 2-36).

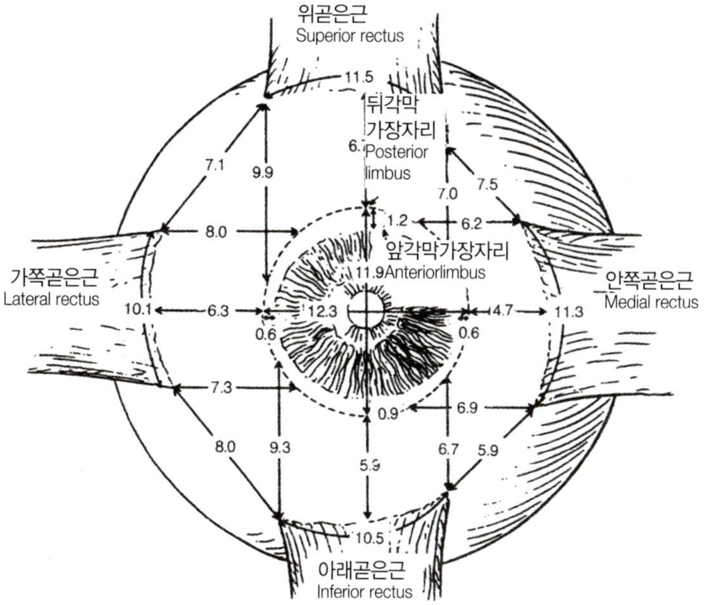

[그림 III. 2-36] 공막에 삽입된 곧은근

4. 빗근 Oblique muscles

빗근은 2개로서 주로 눈알운동의 회선작용을 한다. 또한 제 1 안위에서 위 · 아래빗근은 안축과 약 51~54° 를 이룬다.

(1) 위빗근 Superior oblique muscle

위빗근은 안구근육 중에서 가장 길고 얇다. 이 근육은 눈확꼭지의 신경구멍 optic foramen의 위와 안쪽에서 이는곳을 형성한다. 즉 위빗근의 주요 몸체는 위곧은근이 이는곳을 형성하는 바로 위의 Zinn 고리에서 시작한다. 또한 위에는 나비뼈에서, 안쪽은 시각신경관 optic canal 쪽에서 이는곳을 형성한다. 그후 눈확의 위벽과 속벽 사이를 지나 눈확가장자리 부근의 도르래를 통과한 후 외하방으로 꺾여 위곧은근의 아래를 지나서 눈알의 적도면 뒤 위가쪽 공막에 부착된다. 특히 이 근육은 위눈꺼풀올림근의 기원과 중첩된다. 특히 근육은 얇고, 방추형으로 근육의 전체 길이는 60mm이나 도르래 trochlea까지의 길이는 약 40mm가 된다.

근육은 도르래 또는 도르래라 불리는 유리연골 hyaline cartilage 성분의 힘줄의 형성 앞쪽에 위치한다. 이 도르래는 위눈확가장자리의 코쪽에 있다. 또한 힘줄은 도르래를 통해 옆쪽으로 갑자기 돌아 후방으로 가서, 하방으로 내려오면서 위곧은근을 덮는 공막의 뒤쪽에 삽입된다. 이것은 위곧은근 아래에 있는 공막에서 부채 모양으로 부착하기 위해 뒤쪽과 아래쪽에 영향을 미친다.

도르래는 눈확가장자리의 이마뼈의 3mm 쪽에 부착된 연골성 구조물이다. 위빗근힘줄집은 윤활집에 둘러싸여 있으며 도르래를 통과한다. 이 같은 도르래는 근육의 기능적 기원이 된다.

이 근육이 삽입되는 곳에서 위빗근과 같은 수직면에 아래빗근이 놓이게 된다.

위빗근은 눈을 옆쪽과 아래쪽으로 작동하게 한다. 또한 눈알의 광축과 도르래를 지난 근육의 힘줄이 이루는 각은 약 51° 이다(그림 III. 2-35b).

(2) 아래빗근 Inferior oblique muscle

근육은 아래눈확가장자리 아래의 눈확벽의 코쪽과 코눈물관 nasolacrimal duct의 옆쪽에서 기원된다. 이것은 아래곧은근의 아래를 통과한다. 특히 아래곧은근을 지날 때에는 눈알을 돌아서 가며, 이 근육과 아래곧은근의 근초 muscle sheath는 합쳐서 Lockwood 인대를 형성한다. 그리고 후에 근육은 짧은 힘줄과 함께 공막 위에서 삽입하기 위하여 가쪽곧은근 아래를 통과한 후 부착된다. 삽입은 눈알의 뒤관자부로 들어가서 근육성 지역 바로 위로 간다. 그리고 중심오목의 가쪽에서 눈알의 뒤가쪽의 약 1/4 지역에 삽입을 한다. 한편 근육의 부착부위는 힘줄이 없다.

눈알의 광축과 근육이 이루는 각은 약 51° 이다. 한편 근육은 길이가 35~37mm로서 안구근육 중 가장 짧고 그 작용은 눈을 상부와 옆면으로 움직이게 한다.

5. 위눈꺼풀올림근 Levator palpebral superioris muscle

위눈꺼풀올림근은 시각신경구멍의 위와 앞에 있는 나비뼈의 작은날개 lesser wing 바로 아래에 있는 짧은 힘줄과 함께 발생한다. 올림근 힘살 levator belley은 앞쪽으로 통과해서 널힘줄을 형성하고, 모양은 부채와 같이 펼쳐진다. 근육은 눈둘레근의 섬유를 통과해서 위눈꺼풀 주름의 아래지역에서 눈꺼풀의 피부에 삽입된다. 이것은 역시 위눈꺼풀, 즉 Müllers 근의 전방 또는 안쪽 표면에 삽입되거나 결막의 상부 결막구석쪽에 삽입된다.

위눈꺼풀널힘줄의 2개의 가지는 안쪽 및 가쪽각으로 불린다. 안쪽각은 얇고, 이마눈물뼈 봉합의 아래와 안쪽눈꺼풀판인대 medical palpebral ligament에 부착된다. 한편 가쪽각은 눈확과 눈물샘의 눈꺼풀판 부위 사이를 지나서 눈확결절과 가쪽눈꺼풀판인대에 삽입된다.

위눈꺼풀올림근의 초는 안쪽으로는 위곧은근에 부착되어 있다. 힘살(근복) muscle belly과 널힘줄(건막)의 연결부에서 상부 표면의 도르래에서는 안쪽에 부착되고 가쪽눈확벽에서는 가쪽으로 부착되는 두터운 띠를 형성한다. 이 띠는 근육의 Check 인대를 형성한다. 또한 띠는 흰색의 인대로도 알려져 있다.

위눈꺼풀올림근은 눈돌림신경의 위가지에 의해 지배를 받으며 Müller 근은 교감신경에 의해 지배를 받는다. 위눈꺼풀올림근에 공급되는 혈액은 눈동맥의 가쪽근육가지에 유래된 것이며, 위눈꺼풀올림근은 위눈꺼풀의 올림에 관여하고, 지배신경은 눈돌림신경이다. 눈둘레근의 눈꺼풀판부위는 올림근눈꺼풀판의 대항근(길항근) antagonist으로 작용을 한다.

6. 눈알의 근육작용

눈은 눈확의 근막과 지방으로 된 곳에 위치하는 섬세한 구조물이다. 보통 눈알과 건막구는 눈확지방과 함께 움직인다. 눈알은 위치에서 거의 변동이 없으며, 눈알의 수학적 중심에서 뒤로 약 2mm에서 움직이는 것으로 둘레에서 약간 흔들린다.

눈의 휴식상태의 자세는 정면을 똑바로 응시했을 때이며, 이때의 눈의 위치를 일차 안위라고 한다. 또한, 눈의 균형은 모든 눈알 근육들에 의행 유지되며, 1개의 근육은 실질적으로 1개의 신경이 작동하고, 모든 근육들은 눈의 각 움직임에 관여한다.

눈알의 움직임들은 근육의 한 세트의 음조 증가에 의해 일어나고, 대항근(길항근)의 작용에 의한 감소에 의해서도 이루어진다. 머리의 움직임 자체도 시각에 중요한 영향을 미친다. 눈알의 움직임은 서로 직각으로 만나는 3개의 축 둘레에서 일어난다.

각막의 중심은 수직축 둘레의 옆쪽 또는 안쪽으로 움직이며, 바깥쪽 둘레에서는 위쪽 또는 아래쪽으로 움직인다. 이 같은 두축은 눈의 적도면에 위치한다. 더욱 다른 운동과의 연결

[표 III. 2-6] 쌍으로 된 눈근육의 작용

근 육	작 용
골격근 skeletal muscle	
안쪽곧은근 medial rectus	눈알을 안으로 돌림
가쪽곧은근 lateral rectus	눈알을 밖으로 돌림
위곧은근 superior rectus	눈알을 상 · 내방으로 돌림
아래곧은근 inferior rectus	눈알을 하 · 내방으로 돌림
위빗근 superior oblique	눈알을 하 · 외방으로 돌림
아래빗근 inferior oblique	눈알을 상 · 외방으로 돌림
눈둘레근 orbicularis oculi	아래눈꺼풀을 닫음, 눈꺼풀틈새의 닫음
위눈꺼풀올림근 levator palpebrae	위눈꺼풀을 올림, 눈꺼풀틈새의 열림
민무늬근육 smooth muscle	
섬모체근	수정체의 부유대인대의 장력을 완화
	조절 accommodation
홍채 모임근(동공조임근)	동공 축소(축동)
홍채 확대근(동공확대근)	동공 확대(산동)
뮬러근	눈꺼풀을 들어올림(눈꺼풀틈새 확대)

에서 눈은 앞 · 뒤축 둘레에 회전할 수 있다. 그래서 각막의 상부는 가쪽 또는 안쪽으로 움직인다(그림 III. 2-37, 표 III. 2-6).

두눈운동에서 같은 방향으로 작용하는 근육을 공액근 yoke muscle 또는 동향근이라 한다(표 III. 2-7).

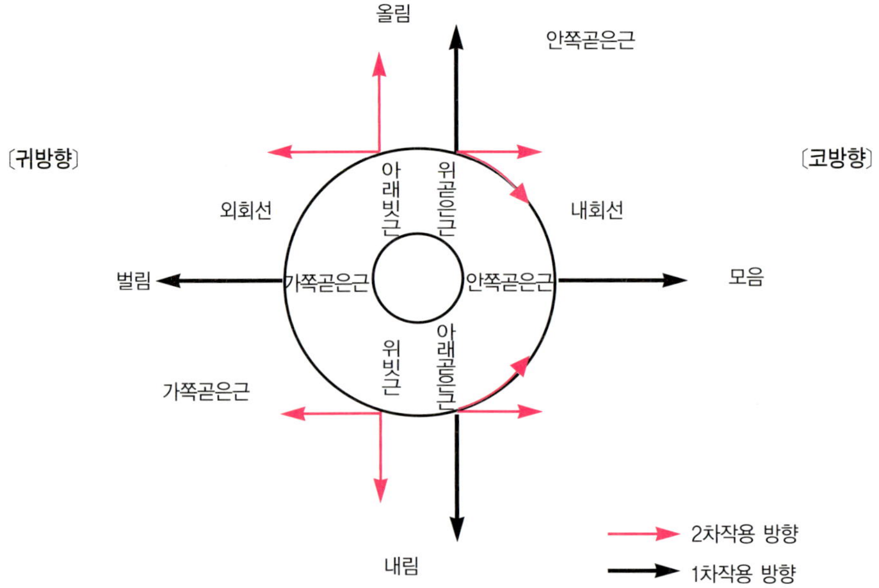

[그림 III. 2-37] 제1안위에서 안구근육 운동(오른 눈)

[표 III. 2-7] 공액근의 관계

주시에서 기본 방향	공액근
눈의 상부, 우방향	오른눈 위곧은근과 왼눈 아래빗근
눈의 우방향	오른눈 가쪽곧은근과 왼눈 안쪽곧은근
눈의 하방, 우방향	오른눈 안쪽곧은근과 왼눈 위빗근
눈의 하방, 좌방향	오른눈 위빗근과 왼눈 안쪽곧은근
눈의 좌방향	오른눈 안쪽곧은근과 왼눈 가쪽곧은근눈
눈의 상방, 좌방향	오른눈 아래빗근과 왼눈 위곧은근

아래곧은근과 아래빗근은 외회선 작용을 하고 위곧은근과 위빗근은 내회선작용을 한다. 따라서 이들은 일종의 협력근으로 작용한다. 가쪽곧은근과 안쪽곧은근은 순순히 각각 벌림과 모임작용을 한다. 그리고 다른 4개의 근육작용은 더욱 복잡하게 되어 있다.

눈알의 근육마비는 마비된 근육작용의 시야에서 눈 움직임의 한계에 의해 주시되며 두 가지 상의 생산은 물체의 시야를 마비된 근육을 사용할 때에 최대의 분리에 의해서 일어난다.

눈의 정상과 비정상적 움직임은 아주 복잡하다. 즉 두 눈은 같은 방향으로 움직일 때에 예를 들면, 오른쪽으로 볼 때 오른쪽 눈의 가쪽곧은근과 왼쪽 눈의 안쪽곧은근이 작용을 한다. 그러나 눈은 두눈모임의 경우에 서로 반대방향으로 움직인다. 따라서 만약 오른눈안쪽곧은근이 수축하면 왼눈 안쪽곧은근도 동시에 같은 강도로 수축해서 눈알이 안으로 수렴하게 한다.

이와 같은 현상을 이명성 운동이라 한다. 한편, 역으로 작용방향이 되는 것을 두눈벌림이라 한다.

7. 눈알의 근육과 신경지배

4개의 곧은근은 눈확 후방에서 공막 앞으로 신장된다. 그러므로 가쪽곧은근과 안쪽곧은근은 각각 벌림과 모임을 나타낸다. 한편 위곧은근과 아래곧은근은 각각 상향과 하향을 나타낸다. 위빗근의 도르래는 그 기능적인 기원에서 작용을 찾을 수 있다(그림 III. 2-38).

2개의 빗근은 눈확의 앞에서 공막의 후방으로 신장된다. 그러므로 위빗근과 아래빗근은 각각 하향과 상향을 나타낸다. 그들의 가쪽 경로들 때문에 2개의 곧은근의 축은 눈의 외전의 전방축과 일치한다. 이 같은 지점에서 위곧은근과 아래곧은근은 각기 상향과 하향을 나타낸다. 반면에 아래빗근과 위빗근은 그렇게 되지는 않는다. 대조적으로 2개의 빗근축은 눈알 내전의 전후방축과 일치한다. 이 지점에서 아래빗근과 위빗근은 각기 상향과 하향을 나타내나 위곧은근과 아래곧은근은 그렇지 못하다.

위눈꺼풀올림근은 시각신경관 위에 있는 나비뼈의 작은날개에서 눈확으로 시작한다. 이것은 앞방에 가서 위곧은근 위를 지나 근막에서 끝난다. 이것은 아래쪽으로 확대하여 위눈꺼풀

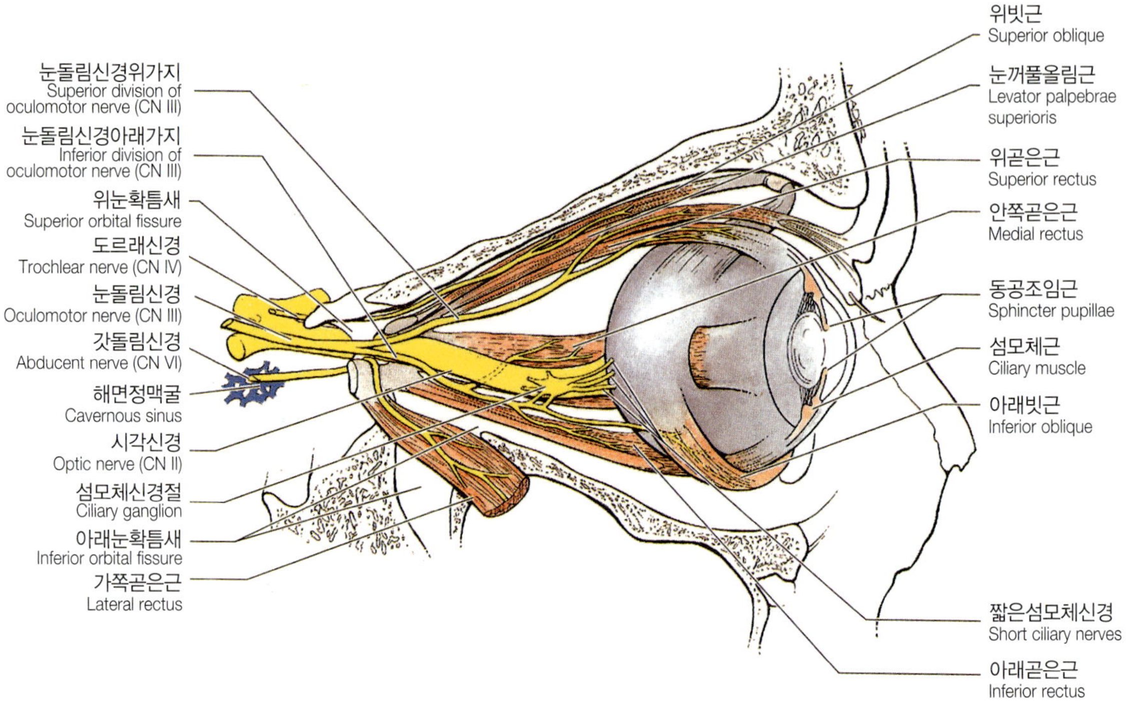

[그림 III. 2-38] 안구운동 근육을 지배하는 뇌신경(가쪽면)

으로 가서 위눈꺼풀의 피부와 눈꺼풀판의 앞방에 삽입되며, 위눈꺼풀올림근육에 의해 눈꺼풀판의 위쪽 가장자리까지 간다.

아래눈꺼풀은 특수한 상향이나 하향이 없다. 위눈꺼풀올림근은 눈돌림신경에 의해 지배를 받으며, 위눈꺼풀을 위로 들어 올린다. 그래서 각막과 공막의 일부를 노출시킬 수 있다. 이 근육의 길항근은 눈둘레근이다. 위눈꺼풀올림근의 마비는 위눈꺼풀의 아래눈꺼풀처짐증을 일으킨다.

8. 안구근육의 주변 구조물 (그림 III. 2-39)

(1) 섬유층 Fibrous layer

이것은 눈확사이막과 눈꺼풀판으로 나누어진다. 눈확사이막은 눈확가장자리 전체에 부착된 엷은 섬유성 막에 속하며, 주위 눈확에 정착된다. 이것은 위눈꺼풀에서 위눈꺼풀올림근으로 확장되며, 또한 아래눈꺼풀에선 눈꺼풀판에 들어간다.

눈꺼풀판은 각 눈꺼풀을 튼튼하게 하는데, 이것은 얼마의 탄성섬유와 함께 치밀섬유조

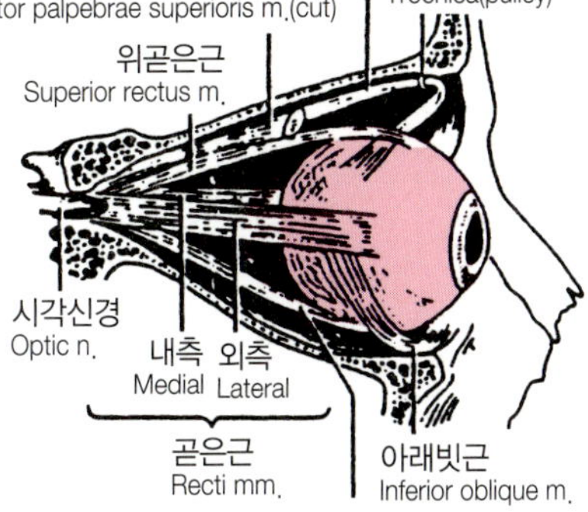

[그림 III. 2-39] 안구근육과 주변 구조물

직으로 구성되어 있다. 각 샘은 결막을 통해 노란 줄무늬를 나타낸다.

위 · 아래눈꺼풀판의 가쪽과 안쪽 끝은 외내눈꺼풀판인대에 의해 눈확의 가장자리쪽으로 정착된다. 안쪽인대는 분명히 하부 가장자리를 나타낸다. 그러나 안쪽눈꺼풀인대는 눈물언덕의 상부의 전방에 놓이며, 이것은 적어도 전방 눈물주머니에 부착되어 있다. 그래서 자주 눈물함몰를 포용하기 위하여 찢어진 것으로 보인다.

위 · 아래눈꺼풀판근육은 위 · 아래눈꺼풀에서 발견되는 민무늬근육이다. 위눈꺼풀판근육은 눈꺼풀판의 상부 가장자리에서 위눈꺼풀올림근과 연결된다. 한편 아래눈꺼풀판근육은 덜 발달되어 있다. 이들 두 근육들은 교감신경섬유들에 의해 지배되며, 이들은 눈꺼풀틈새를 넓힌다. 목신경교감신경 간의 장애는 위눈꺼풀처짐의 결과를 가져오는데, 이런 증상을 Horner's 증후군이라 부른다.

(2) 점액막 Muscus membrane

눈꺼풀의 점액은 결막의 눈꺼풀틈새로 부른다. 눈꺼풀의 끝 가장자리에서 이곳은 피부와 연속된다. 이들은 아주 투명한 조직으로 되어 있으나, 질병 때에는 혈관이 충혈되어 여러 가지 색깔로 나타난다. 위눈꺼풀의 눈꺼풀결막 palpebral conjunctiva은 눈꺼풀을 손가락 또는 면봉으로 둘레를 외반할 수가 있다.

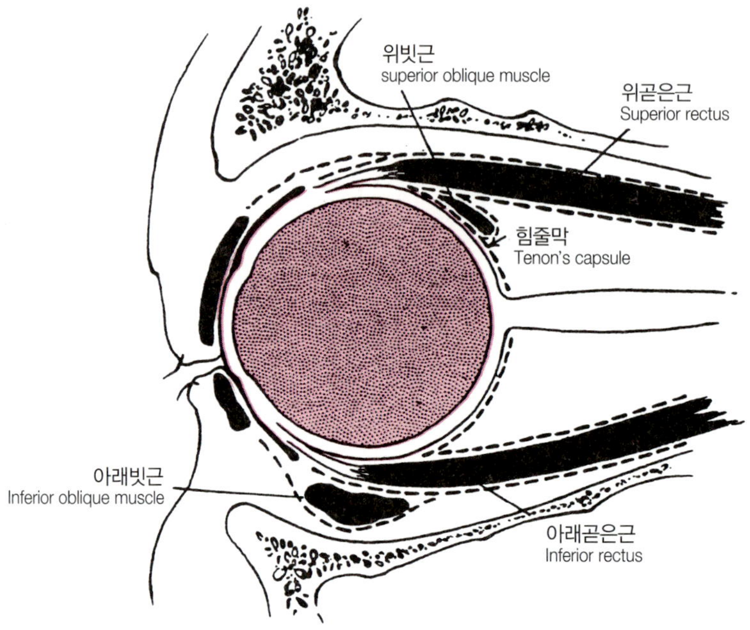

[그림 III. 2-40] 눈근육과 눈알 근막

(3) 근막 Fascia

곧은근과 빗근은 근막에 의해 둘러싸여진다(그림 III. 2-40). 이들은 근육이 닿는곳의 근처에서 근막은 공막과 결막의 사이에 있는 결합조직인 Tenon's 주머니와 연속된다. 이 같은 눈확의 구조는 인근 근막에 대한 응축이 안구근육을 위한 Check 인대의 작용과 눈알회전을 제한한다(그림 III. 2-41).

(4) 인대 Ligament

눈알과 관계되는 인대는 크게 2가지가 있다.

먼저, 제어인대 check ligament는 눈알의 운동이나 안구근육의 작용을 제어하는 기능을 가지고 있다고 되어 있으나, 실제 증명된 것은 거의 없다. 이들은 곧은근 모두에 분포하고 있으며, 특히 안쪽곧은근과 가쪽곧은근에 좀더 많이 발달되어 있다.

적도 부근 앞방에 근막으로부터 테논낭을 지나 주변 눈확벽에 부착되어 있다. 그러나 어떤 손상에 의해 이 부위가 반흔으로 남으면, 눈알운동에 이상을 가져올 수 있다.

한편, Lockwood's 인대는 그물모양의 침대를 형성하는데, 이들은 특히 아래곧은근과 아래빗근의 하방에 밀집하여 있다. 이들은 이들 근육과 같이 근막과 테논주머니에서 눈확의 안벽과 바깥벽으로 연장되어 그물모양을 만들며, 이들의 기능은 아직 분명하지 않다.

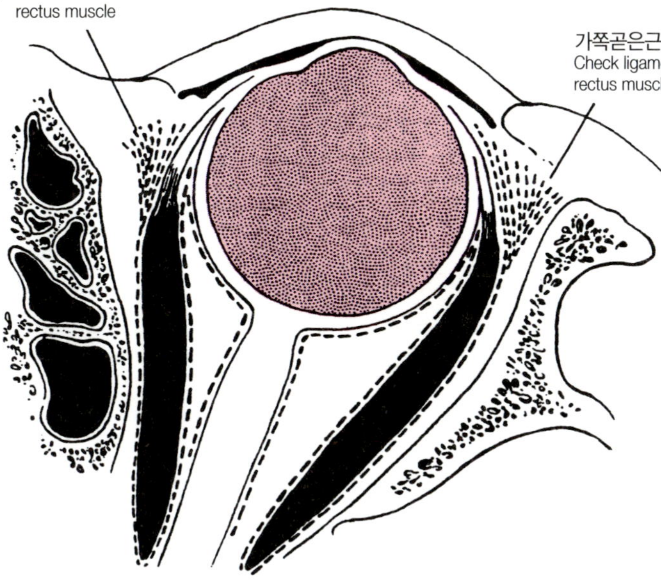

[그림 III. 2-41] 안쪽곧은근과 가쪽곧은근의 check 인대(오른 눈)

(5) 테논주머니 Tenon's capsule

테논주머니는 치밀한 결합성 조직으로 각막가장자리의 후방 3mm 떨어진 곳의 근간막과 혼합된 곳에서 시각신경까지 분포되어 있다. 이들은 눈알을 후방지역에 둘러싸고 있다. 특히, 적도 후방에서는 공막과 근추 내의 지방을 분리시켜 주고, 눈알과 주변 구조물을 분리시켜 준다. 따라서 일종의 눈알보호 역할을 한다.

(6) 근원추 Muscle cone

근원추는 눈알의 적도 후반부에서 외간근, 근막, 근간막이 형성하는 원추 모양을 하고 있는 지역이다. 특히 온힘줄고리는 곧은근의 부착 지역에서 그 형태를 보고 명칭이 붙여졌다.

(7) 지방조직 Adipose tissue

눈확공간 내에서 가장 많은 부피를 차지한다고 할 수 있으며, 이들은 근원추의 밖과 안쪽에 모두 채워져 있는데, 테논주머니에 의해서 공막과 분리되어져 있다. 주 기능은 눈알의 충격에 대한 보호, 충격완화 및 일부 에너지 제공을 할 수 있다.

통상 연령이 증가되면 지방조직은 감소되어 눈알 위축현상을 일으킨다. 즉 눈알함몰을 가진다.

연습문제 IV

I. 다음 중 적당한 답을 선택하시오.

1. 다음 지배신경이 바르지 못한 것은 어느 것인가?
   1) 바깥곧은근—갓돌림신경 2) 위곧은근—동안신경 3) 아래곧은근—동안신경
   4) 위빗근—도르레신경 5) 내직근—동안신경

2. 다음 눈물의 점액성분을 생산하는 세포는 어느 것인가?
   1) 멜라닌세포 2) 술잔세포 3) 상피세포
   4) 내피세포 5) 실질세포

3. 위빗근과 위곧은근이 이루는 편차각은 몇 도인가?
   1) 23도 2) 51도 3) 54도 4) 74도 5) 90도

4. 다음 눈꺼풀에 있는 근육은 어느 것인가?

가: 뮬러근	나: 위눈꺼풀올림근	다: 눈둘레근	라: 속눈근육

   1) 가, 나, 다 2) 가, 다 3) 다, 라 4) 라 5) 가, 나, 다, 라

5. 눈물주머니를 구성하는 눈뼈는 어느 것인가?
   1) 위턱뼈 2) 코뼈 3) 눈물뼈 4) 이마뼈 5) 광대뼈

6. 주누선이 위치하는 눈확은 어느 것인가?
   1) 위턱뼈 2) 벌집뼈 3) 눈물뼈 4) 이마뼈 5) 광대뼈

7. 코눈물뼈관 구성에 관계하는 눈확은 어느 것인가?
   1) 위턱뼈 2) 코뼈 3) 나비뼈 4) 이마뼈 5) 광대뼈

8. 부누선을 지배하는 신경은 어느 것인가?
   1) 부교감신경 2) 교감신경 3) 삼차신경 4) 없음 5) 갓돌림신경

9. 코결굴을 구성하는 뼈는 어느 것인가?

가: 이마뼈구멍	나: 나비뼈	다: 벌집뼈	라: 코뼈

   1) 가, 나, 다 2) 가, 다 3) 다, 라 4) 라 5) 가, 나, 다, 라

10. 속눈썹의 특징이 아닌 것은 어느 것인가?
   1) 재생 2) 필터기능 3) 위눈꺼풀이 아래눈꺼풀보다 많은 숫자를 가짐
   4) 털세움근 발달 5) 멜라닌 색소 분포

Ⅱ. 다음을 자세히 기술하시오.

1. 눈확(안와)을 구성하는 경골의 명칭을 쓰고 그 숫자를 적으시오.

2. 위눈확틈새를 지나는 구조물의 명칭을 적으시오.

3. 눈꺼풀에 있는 샘의 종류를 쓰고 기능을 적으시오.

4. 안구운동에 관계하는 근육과 신경을 적으시오.

5. 결막의 종류를 쓰고 기능을 적으시오.

6. 눈물막의 층을 쓰고 각 기능을 적으시오.

7. 순목반사에 관계하는 근육과 신경의 명칭을 적으시오.

8. 눈꺼풀에 있는 근육과 신경을 적고 기능을 적으시오.

9. 눈물의 생산장소와 배출경로를 적으시오.

10. 속눈근육의 종류를 쓰고 기능을 적으시오.

정답: 1(5), 2(2), 3(4), 4(1), 5(3), 6(4), 7(1), 8(4), 9(1), 10(4)

제 3 장

신경계통

Nervous system

신경계통은 인체의 각 기관과 조직들의 기능을 통합, 통제 및 조절하여 신체의 내부 및 외부 환경의 변화에 대해 적절한 반응이 일어나도록 한다. 신경계통은 중추신경계 central nervous system와 말초신경계 peripheral nervous system로 나뉘며 중추신경계는 신경계통의 통합과 조절중추로서 말초신경계가 수용한 자극을 받아서 이것에 대한 반응을 일으킨다.

중추신경계는 뇌 brain와 척수 spinal cord로 이루어져 있으며, 말초신경계는 뇌와 뇌줄기 brain stem에서 이는곳을 형성하는 12쌍의 뇌신경 cranial nerve과 척수에서 이는곳을 형성하는 31쌍의 척수신경 spinal nerve으로 이루어져 있다. 말초신경계는 기능적으로는 감각신경과 운동신경으로 나뉘는데 감각신경은 말초의 감각기관에서 중추로 감각정보를 전달하는 들(구심성)신경원 afferent neuron이며, 운동신경은 중추의 흥분을 근육이나 샘 gland과 같은 효과기 effector로 전달하는 날(원심성)신경원 efferent neuron이다.

말초신경계는 체성신경계 somatic system와 자율신경계 automatic system로 나뉜다. 체성신경계는 중추신경계로부터 골격근으로 흥분을 전도시키며 이때의 뼈대근육의 수축은 개체의 의식적 조절이 가능하므로 수의신경계 voluntary nervous system라고 한다. 자율신경계는 흥분을 민무늬근육, 심장근육 및 샘으로 전달하는 내장운동신경세포로 이루어지며 체성신경계와는 달리 의식적 조절이 불가능하므로 불수의신경계 involuntary nervous system라 한다. 이는 다시 기능적으로는 교감신경 sympathetic nerve과 부교감신경 para sympathetic nerve으로 구분된다.

제1절 신경계통의 구성

신경조직은 구조적 및 기능적으로 다른 2가지 세포로 이루어져 있다. 전기적 흥분충동의 전달 및 분비작용을 담당하는 신경원 neuron과 흥분충동은 전달하지 못하지만 신경원을 지지하고 신진대사를 담당하는 신경아교 neuroglial로 구성되어 있다.

1. 신경원 Neuron

신경원은 신경계통의 구조와 기능적인 단위이다(그림 III. 3-1). 물리적 · 화학적인 자극에 반응하여 다른 조직에 정보를 전달하는 세포로 크기와 모양은 매우 다양하다. 기본 구조는 세포체 cell body, 가지돌기 dendrite, 축삭 axon의 3부분으로 이루어진다(그림 III. 3-1b).

세포체에는 인을 가지고 있는 핵이 있으며 골지장치, 용해소체, 미토콘드리아와 같은 세포소기관을 포함하고 있다. 가지돌기는 세포체에서 분지된 가지로 자극에 반응하여 세포체에 자극의 정보를 전달한다. 신경원 종류마다 가지돌기의 수와 분포형태가 다양하다. 축삭은 세포체로부터 뻗어 나와 다른 신경원으로 정보를 전달한다. 축삭의 수는 1개로 그 길이는 수 mm에서 약 1m가 넘는 것까지 다양하다.

신경원의 연접 synapse은 연접이전신경원 presynaptic neuron의 축삭과 연접이후신경원 postsynaptic neuron의 가지돌기나 세포체가 만나서 이루어진다. 축삭말단 axon terminal에는 수많은 연접소포가 존재하며 이곳에 신경전달물질이 함유되어 있다. 활동전위가 축삭말단에 도달하며 소포의 일부분이 방출되고 다음 신경원을 자극하게 된다.

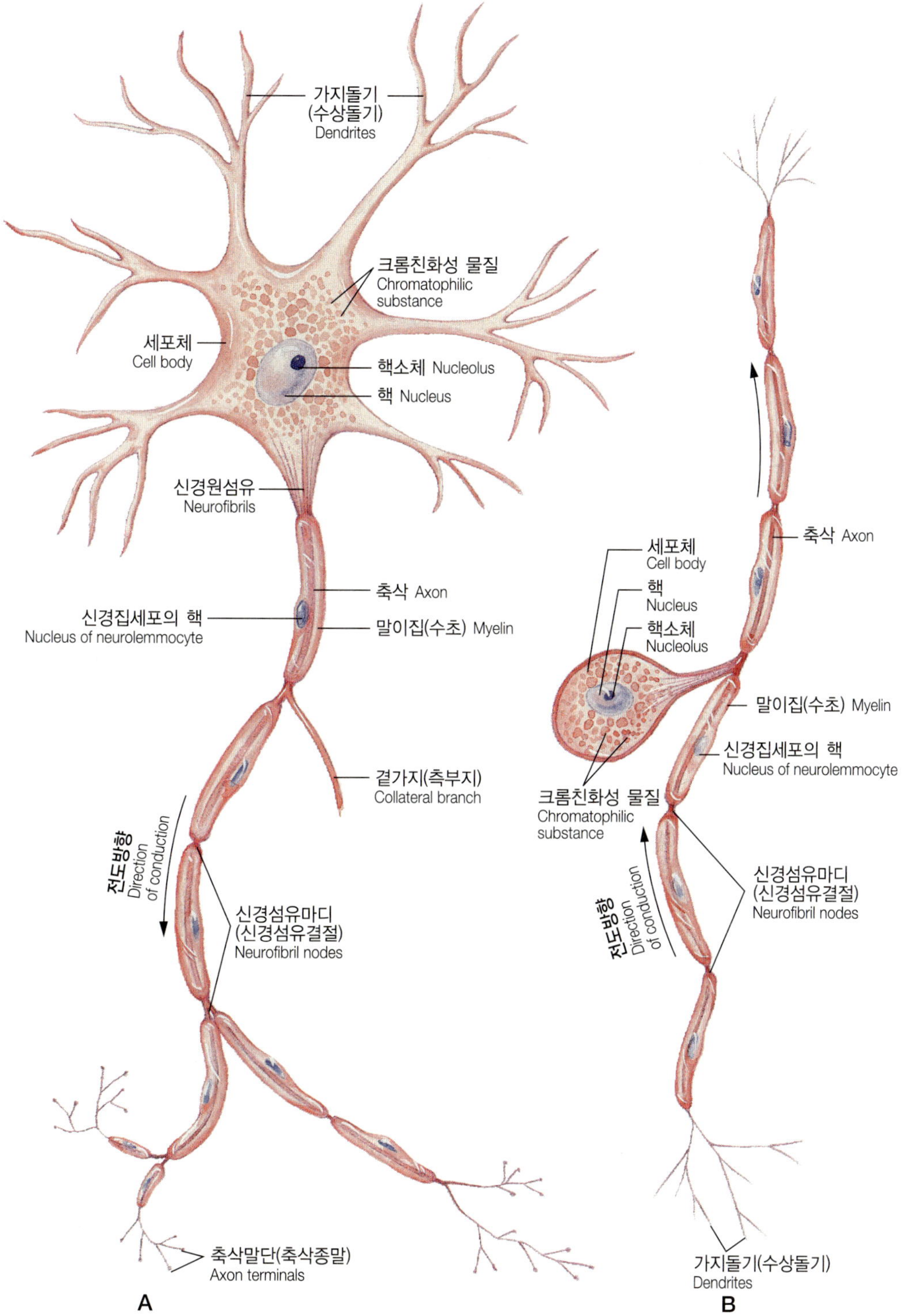

[그림 III. 3-1] 신경세포 구조

(A) 운동신경세포는 중추신경계로부터 자극을 전도, (B) 감각신경세포는 중추신경계로 자극을 전도.

2. 신경아교 Neuroglia

뇌와 척수의 약 90%를 차지하고 있으며 신경원의 기능을 도와준다. 말초신경계에서 말이집(수초)를 형성하는 슈반세포, 중추신경계에서 말이집을 형성하는 희소돌기아교세포, 죽은 신경조직을 포식하는 미세아교세포, 혈액으로부터 뇌까지 부자들의 수송을 조절하는 별아교세포 이외에 뇌실막세포, 신경절아교세포가 있다(그림 III. 3-2).

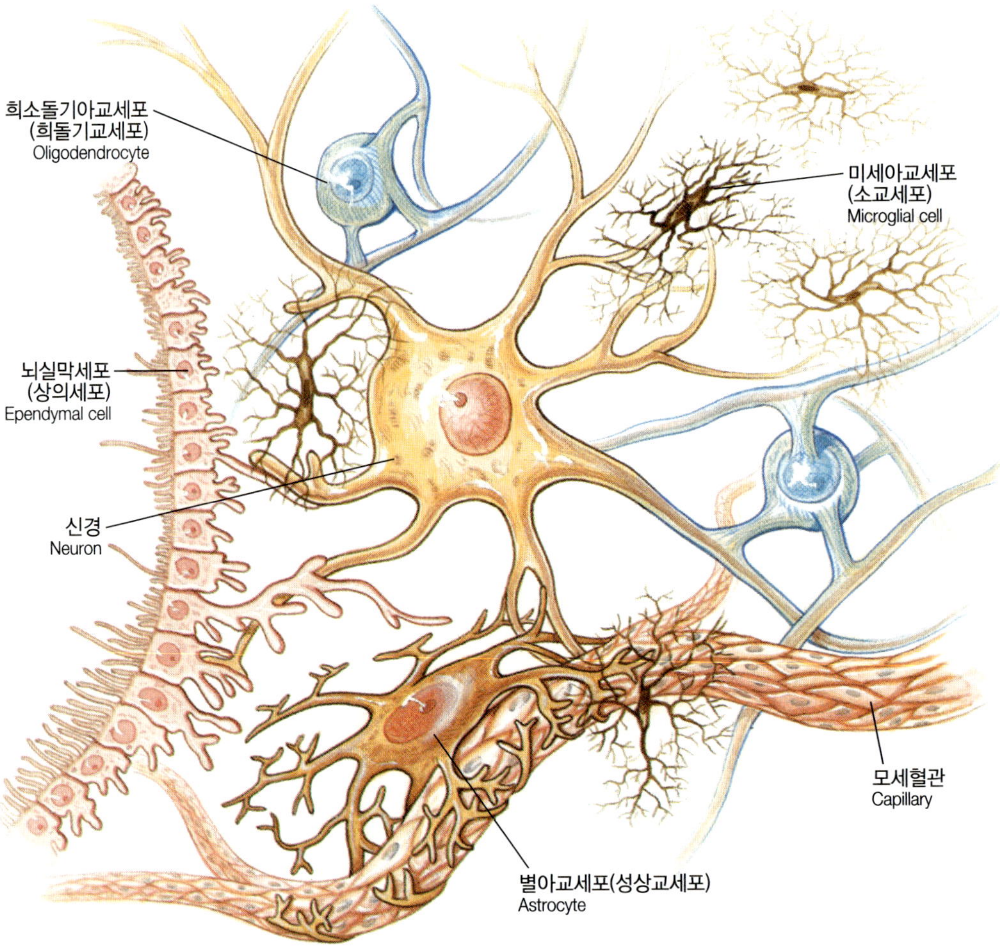

[그림 III. 3-2] 중추신경계에 분포하는 신경아교세포

제2절 뇌의 구조

뇌 brain는 중추신경계로서 인체의 신경계통 중 가장 중요한 기능을 담당하는 곳이며, 머리뼈안 내에 위치하고 있어서 머리뼈에 의해 보호받고 있다. 성인의 뇌는 약 1,000억 개의 신경과 1조 개의 신경아교로 이루어져 있고, 약 1.5kg의 무게를 갖는다. 숨을 쉬고 배고픔을 느끼고 신체 평형을 유지하는 등의 일련의 과정들이 뇌의 여러 다른 부위에서 이루어진다.

뇌의 구성을 기능적으로 나누어 살펴보면 대뇌 cerebrum, 소뇌 cerebellum, 사이뇌 diencephalon, 뇌줄기 brain stem의 4부분으로 나눌 수 있다. 사이뇌는 시상 thalamus과 시상하부 hypothalamus를 포함하며, 뇌줄기는 중간뇌 midbrain, 다리뇌 pons, 숨뇌 medulla oblongata로 구성되며 대뇌와 소뇌 및 척수의 연결부 역할을 한다(그림 III. 3-3, 표 III. 3-1).

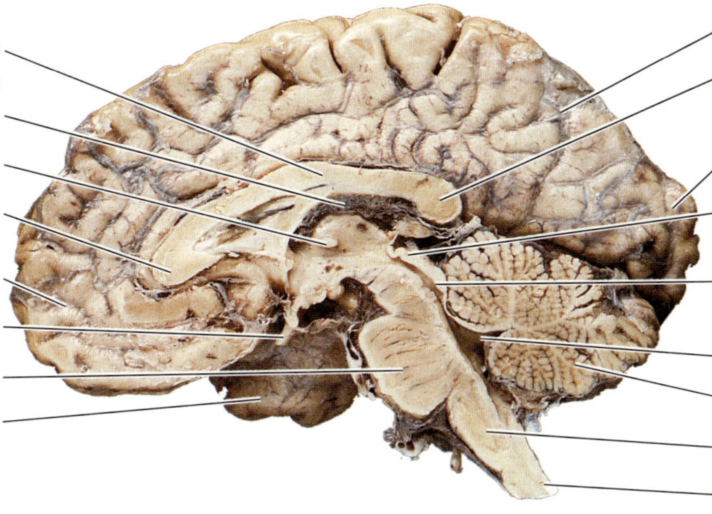

[그림 III. 3-3] 뇌의 시상면

[표 III. 3-1] 뇌의 종류와 기능

종 류	기 능
대뇌	감각과 운동기능 조절, 기억, 학습사고, 둘레계통 기능
사이뇌	시상: 연계중추 통증에 대한 자율신경적 반응 시상하부: 삼킴, 체온, 심장박동 조절 뇌하수체: 내분비성 물질 생산기능
중간뇌	상구: 시각반사 하구: 청각반사 대뇌각: 반사조정
소뇌	신체평형과 조정
다리뇌(교뇌)	연계중추
숨뇌(연수)	내장자율중추, 생명중추

뇌의 조직은 회백질 gray matter과 백색질 white matter로 구성되어 있으며 회백질은 신경원의 세포체로 구성되어 있고 백색질은 신경원의 축삭으로 구성되어 있는데 대부분은 말이집에 의해 싸여 있다. 대뇌겉질의 경우 회백질은 겉질부위에 있고 백색질은 속질부위에 있으나 척수의 경우는 반대로 되어 있다. 중추신경계의 일부인 사이뇌에는 신경세포체와 수많은 말이집섬유가 포함되어 있어서 회백질과 백색질이 혼합되어 있다.

1. 대뇌 Cerebrum

대뇌는 뇌 전체 무게의 80%를 차지하고 있으며 대뇌의 오른쪽과 왼쪽이 세로틈새 longitudinal fissure에 의해서 나뉘어 대뇌반구 cerebral hemisphere를 이룬다. 두 개의 대뇌반구는 뇌들보 corpus callosum에 의해 연결되어 있다. 대뇌반구의 표면은 회백질로 구성되어 있으며 대뇌겉질 cerebral cortex이라고 한다. 겉질은 표면적을 넓히기 위해서 수많은 주름인 이랑 gyrus과 고랑 sulcus으로 되어 있다. 대뇌속질 cerebral medula은 백색질로 되어 있는데 겉질의 다른 세포들과 연결을 갖는 섬유가 여러 방향으로 진행하고 있어서 진행방향과 기능에 따라 표 III. 3-1과 같이 구분된다. 대뇌는 각 부위의 머리뼈 부분의 이름에 따라 이마엽 frontal lobe, 마루엽 parietal lobe, 관자엽 temporal lobe 그리고 뒤통수엽 occipital lobe으로 구분된다. 섬 insula은 대뇌의 깊은곳에 있어 외부에서는 보이지 않는다.

이마엽은 운동중추로 주로 수의근을 조절하며, 마루엽은 감각정보의 수용과 평가에 관계한다. 이들 두 지역은 중심이랑 central sulcus에 의해서 나누어진다. 관자엽은 청각중추이며 뒤통수엽은 시각정보의 수용과 통합기능을 하는데, 다른 엽과의 구분이 뚜렷하지 않다(그림 III. 3-4).

[표 III. 3-2] 대뇌겉질의 기능적 영역

주요 영역	기능
운동영역	뼈대근육의 수의적인 조절
몸감각영역	온각, 냉각, 촉각, 압각, 통각 등의 인지
시각영역	시각의 인지
미각영역	미각의 인지
청각과 후각영역	청각, 후각의 의식적 인지
연합영역	감각의 통합, 운동활동의 과정과 개시

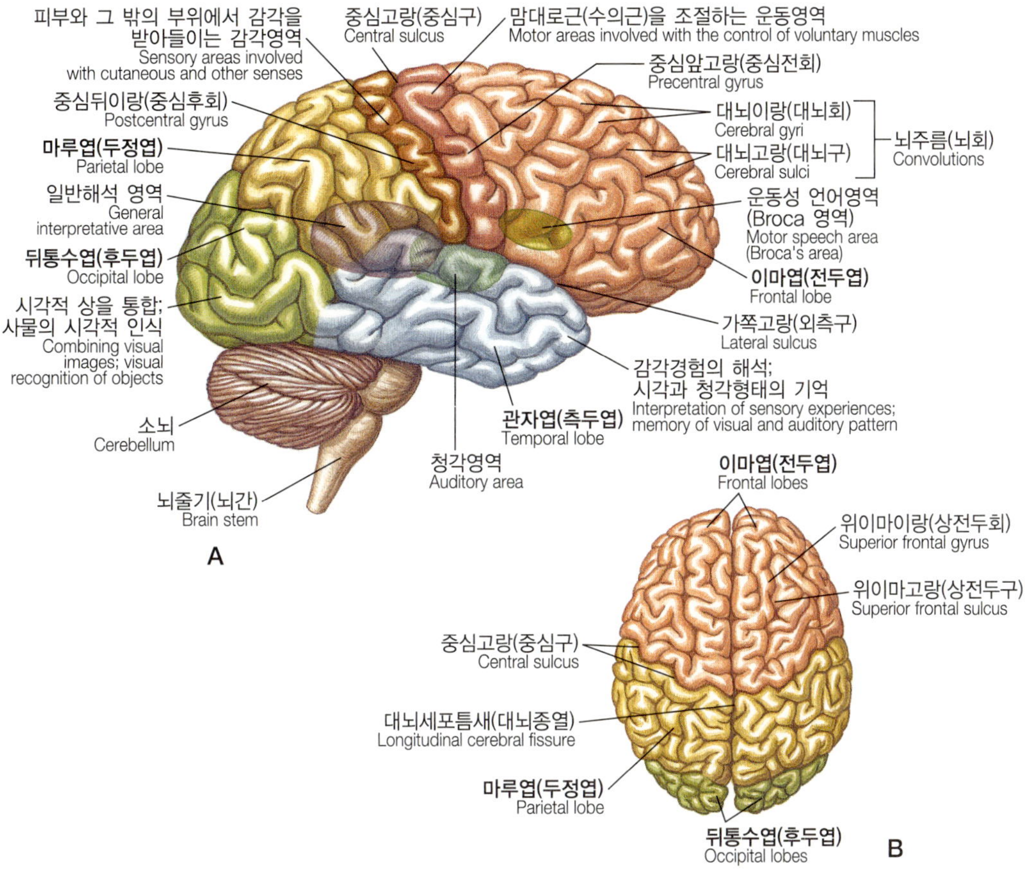

[그림 III. 3-4] 대뇌엽
(A) 가쪽면. (B) 윗면(대뇌엽은 색깔과 굵은 글씨로 표시).

1) 대뇌겉질 Cerebral cortex

대뇌겉질은 표면과 평행하게 6층으로 구성되어 있는데 각 층의 신경세포는 겉질의 부위에 따라 구성이 다르므로 Brodmann은 겉질을 52개의 영역으로 구분하였다. 또한 겉질의 각 부위는 각기 다른 기능을 담당하고 있다. 대뇌겉질은 모든 정신적인 기능과 주요 운동, 감각 및 내장기능을 담당하고 있다(표 III. 3-2).

(1) 운동영역 Motor area

운동영역은 운동성 겉질이라 하며 중심고랑 바로 앞에 있는 중심앞고랑 precental gyrus에 있다. 온몸 뼈대근육의 운동을 지배 통제하는 곳이다.

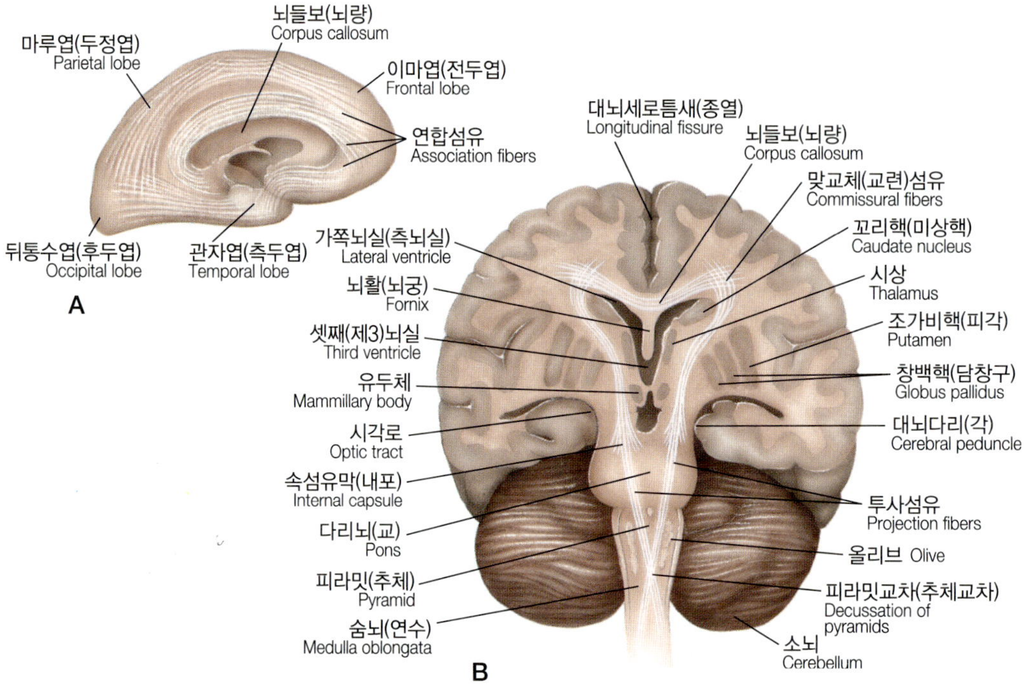

[그림 III. 3-5] 대뇌와 관련된 백색질 속의 섬유

(A) 반구 안의 연합섬유. (B) 대뇌반구를 연결하는 맞교차섬유와 대뇌반구를 중추신경계의 다른 구조와 연결하는 투사섬유(숨뇌에서 투사섬유의 교차를 주시할 것).

(2) 감각영역 Sensory area

감각영역은 감각의 중추이며 중심구 뒤쪽 중심뒤고랑 postcental gyrus이 1차 감각영역이다. 피부의 일반감각인 온각, 냉각, 촉각 및 압각 등의 감각 흥분과 근육이나 관절의 운동 감각 흥분 등을 주재한다.

(3) 시각영역 Visual area

시각영역은 뒤통수엽에 위치하며 Brodmann 제17영역을 제1차 시각영역, Brodmann 제18, 19영역을 제2차 시각영역이라 한다.

제1차 시각영역은 망막에 결상된 영상의 물체의 색, 크기, 모양 등을 인지한다. 같은쪽 망막의 귀쪽과 반대쪽 망막의 코쪽으로부터 온 구심성 시각섬유를 가쪽무릎체로부터 받는다. 따라서 시야와 대뇌반구는 교차되어 나타난다. 즉 시야의 오른쪽은 좌반구의 시각영역에 의해 나타난다.

제2차 시각영역은 대뇌반구의 안쪽과 가쪽에 있으며 제1차 시각영역을 둘러싸고 있다. 이곳의 기능은 1차 시각영역에서 정보를 받고, 또한 시각정보를 과거의 경험과 연관시켜 물체를 인식하는 시각적 언어(읽기) 및 시각의 연합과 관계가 있는 시각연합영역이다. 또한 시야에 보이는 상태를 분석하고 판단한다.

(4) 청각영역 Auditory area

청각영역은 관자엽 위안쪽에 있으며 양쪽 귀에서 오는 청각정보를 받는다.

(5) 미각영역 Gustatory area

미각영역은 마루엽의 뒤쪽 중심고랑 아래에 있다.

(6) 후각영역 Olfactory area

후각영역은 이마엽 아랫면의 후각뇌 부위에 있다.

(7) 연합영역 Association area

연합영역은 대뇌겉질의 3/4 이상이 이 영역에 해당되며, 감각영역과 운동영역 사이에 존재하는 복잡하고 고등한 기전을 담당하는 영역으로 의지, 이해, 판단, 기억, 언어, 상상, 학습, 이성, 성격 등의 기능을 주재하고 여러 가지 감각을 통합하는 총괄적인 기능을 담당한다.

2. 소뇌 Cerebellum

소뇌는 인체의 뇌 중에서 두 번째로 크며 위에는 다리뇌 pons가 있고, 앞에는 숨뇌 medulla oblongata가 있다. 상부 표면은 다소 편평하며 하부 표면은 볼록하며 중간에는 애벌레 모양의 벌레(충부) vermis가 있으며, 양쪽에는 2개의 측엽이 반구를 구성하고 있다. 특히 위쪽 표면에는 틈새 fissure가 발달되어 있다.

소뇌는 3쌍의 섬유속인 위 · 중간 · 아래 소뇌다리 cerebellar peduncel에 의해 뇌줄기와 연결되어 있다.

소뇌는 회백질로 이루어진 외부의 겉질과 백질로 이루어진 내부의 속질로 구성되어 있다. 속질 내에는 치아핵, 둥근핵, 마개핵 및 꼭지핵인 4쌍의 소뇌핵이 들어 있다.

[표 III. 3-3] 소뇌 구조와 기능

구 분	기 능
겉질(회색질)	평형유지, 근육상태 조절
소뇌핵	수의근 운동의 조절
속질(백질)	소뇌겉질과 뇌줄기 사이의 연락 중계

소뇌의 기능은 신체의 균형, 자세유지, 운동속도 조절, 눈운동 등 운동기능을 조절하므로 소뇌가 손상되면 평형을 잃고 신체운동이 거칠어지며, 운동 간의 조정이 잘 되지 않아 걸음걸이가 불안정해지고 근육상태가 이완되는 등 마음대로운동이 부정확하게 된다(표 III. 3-3).

3. 사이뇌 Diencephalon

사이뇌는 대뇌와 중간뇌 사이에 위치한다. 사이뇌는 시상 thalamus을 중심으로 시상상부 epithalamus, 시상하부 hypothalamus 그리고 뇌하수체 pituitary gland로 이루어져 있다.

(1) 시상 Thalamus

시상은 사이뇌를 구성하는 부분 중 가장 커서 사이뇌 무게의 약 4/5를 차지하며 많은 신경핵 무리로 구성되어 있으며 셋째뇌실의 옆벽에 상당한다.

시상은 전신의 피부감각, 심부감각, 미각, 시각, 청각 등 모든 감각전도로의 중계소 역할을 한다. 대뇌, 소뇌, 시상하부로부터 신경섬유를 받으며 받은 정보를 대뇌겉질에 전달하는 중계역할을 한다. 시상후부의 안쪽무릎체 medial geniculate body는 청각기관에서 신경을 보내고 가쪽무릎체 lateral geniculate body에는 시각기관의 정보가 전달된다.

(2) 시상하부 Hypothalamus

시상하부는 사이뇌의 가장 내부에 있으며, 이 곳은 대뇌의 바닥을 이루고, 아래는 뇌하수체와 연결되며, 시상의 배쪽에 위치한다. 여러 개의 신경핵과 시상으로부터 오는 많은 신경섬유와 척수 및 숨뇌로부터 오는 흥분을 받을 수 있는 많은 신경섬유들이 있다. 시상하부로 들어가는 들신경(구심성 신경)은 후각계, 시상, 해마, 편도핵, 창백핵, 숨뇌 등으로부터 오며 날신경(원심성 신경)은 시상, 중뇌덮개, 숨뇌, 뇌하수체로 향한다(그림 III. 3-6).

시상하부는 생명 및 종족보존 유지에 필수적인 본능적 행동, 즉 음식 및 물의 섭취행위 및 성행위 그리고 감정적 행위에 중요한 역할을 한다.

(3) 시상상부 Epithalamus

시상상부는 사이뇌의 가장 배측부이며 고삐핵 habenular nucleus과 솔방울샘 pineal body이 있다. 고삐핵은 감정 및 후각과 관계 있으며, 솔방울샘은 사춘기의 시작 및 일주기 circadian rhythm의 조절에 관여한다. 즉 솔방울샘은 성장을 억제하고, 생체주기를 조절한다.

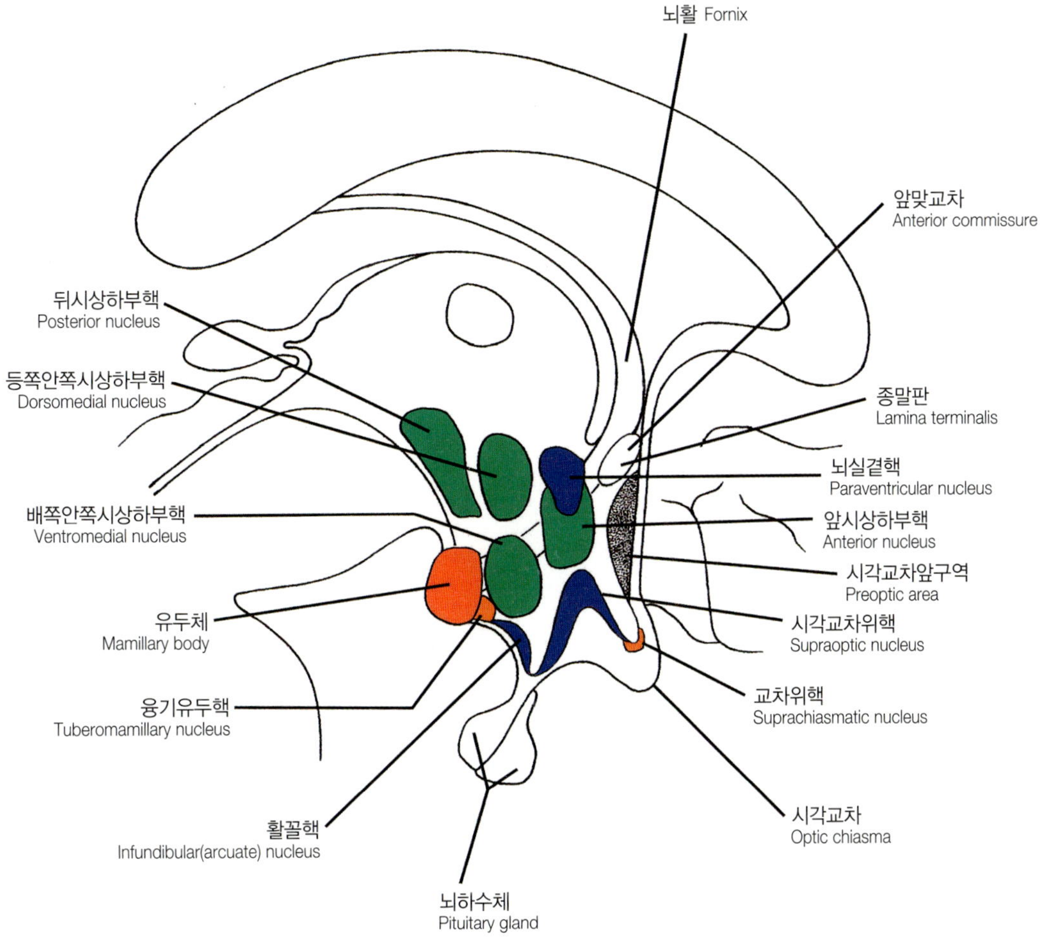

[그림 III. 3-6] 시상하부를 구성하는 신경핵

(4) 뇌하수체 Pituitary gland

샘뇌하수체, 신경뇌하수체라고 하는 부분으로 구분되며 내분비기능으로 호르몬을 생산하는 곳이다.

4. 뇌줄기 Brain stem

뇌 중에서 숨뇌 medula oblongata, 다리뇌 pons 및 중간뇌 midbrain를 합하여 뇌줄기 brain stem이라 하며, 기능적으로는 하나로 작용한다.

뇌줄기는 척수와 뇌의 나머지를 연결하며 생명유지에 필요한 반사를 포함한 많은 중추가 모여 있다(그림 III. 3-7). 12개 뇌신경들 중 제1뇌신경과 제2뇌신경을 제외하고 모두 뇌줄

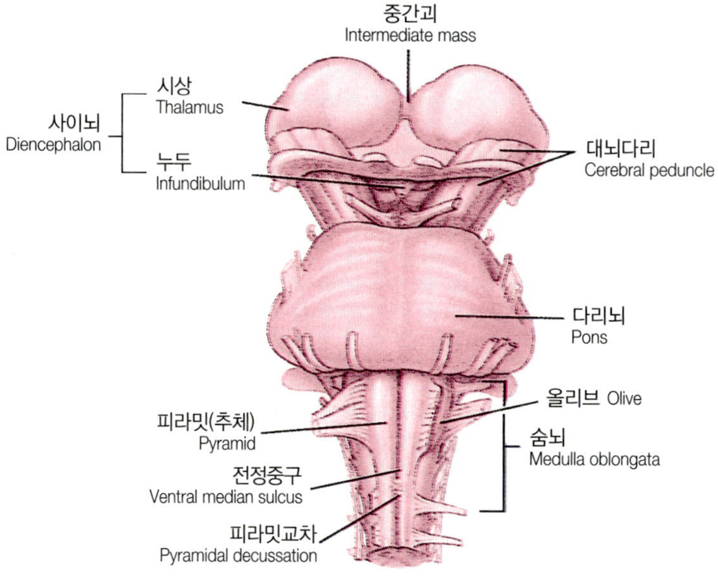

[그림 III. 3-7] 뇌줄기의 모습

기를 통해서 뇌로 들어가고 나온다.

(1) 숨뇌 Medula oblongata

숨뇌는 길이 약 3cm, 폭 약 2cm, 두께 약 1.25cm로 뇌줄기의 가장 아랫부위에 속하며 위로는 다리뇌에, 아래로는 척수의 속면으로 연속되고, 척수와 같이 회백질이 안에 있고 백색질이 바깥에 있다.

숨뇌의 회백색질에는 생명에 직접적으로 관여하는 많은 중추와 핵들이 있는데 숨뇌의 핵으로는 혀인수신경, 미주신경, 더부신경, 혀밑신경의 뇌신경의 기시핵이 있다. 중추로는 생명유지에 기본이 되는 호흡중추, 심장중추, 혈관운동중추, 발한중추, 호흡에 관여하는 중추, 눈의 보호작용을 하는 중추 등이 있다.

숨뇌의 백질에는 척추와 뇌 사이를 주행하는 상행 및 하행섬유로가 있는데 이들 전도로는 숨뇌에서 반대쪽으로 교차하여 피라밋교차로 pyramidal decussation를 형성한다. 따라서 오른쪽 대뇌반구는 신체 기관의 왼쪽을, 왼쪽 대뇌반구는 신체 기관의 오른쪽을 지배하게 된다.

(2) 다리뇌 Pons

다리뇌는 소뇌의 앞, 중간뇌와 숨뇌 사이에 있으며 좌우 대뇌반구를 연락하는 교량과 같은 부분이다.

다리뇌에는 대뇌와 숨뇌로 달리는 신경섬유가 많아 부피가 커져 있으며 마치 뇌줄기를 둘러싸고 있는 모양을 하고 있다.

다리뇌에는 상행신경로와 하행신경로가 있으며, 또한 많은 핵들이 있다. 특히 전방부위에 위치한 다리뇌핵은 대뇌와 소뇌 사이의 정보를 전해준다. 다리뇌의 등쪽 dorsal portion에는 감각 및 운동의 전도로가 있고 약간의 뇌신경도 있다. 다리뇌의 바닥 basal portion은 뇌줄기의 특수한 지역에 속하는데 이들의 기능은 대뇌반구의 겉질 사이를 연결해 주는 기능을 한다.

다리뇌에는 4쌍의 뇌신경, 즉 삼차신경, 갓돌림신경, 얼굴신경, 안뜰청각신경의 뇌신경이 이는곳을 형성한다.

(3) 중간뇌 Midbrain

중간뇌는 다리뇌와 사이뇌 사이에 위치하며 뇌줄기 중에서 가장 작으며 마지막에 분화한다. 그 기능은 대뇌, 척수, 소뇌를 연락하는 여러 가지 전도로의 통로와 중계소 역할을 한다. 또한 시각과 청각의 반사중추이며 눈운동과 동공반사의 운동중추가 된다. 중간뇌는 등쪽의 시개 tectum, 중앙의 피개 tegmentum, 배쪽의 대뇌섬유다리 cerebral peduncle로 되어 있다. 시개에는 4개의 혹 모양을 한 사구체 corpus quadrigemin가 있는데 이들 중 위둔덕 superior colleculi는 시각전도로의 중계소로 시각반사, 동공반사, 초점조절 기능을 갖는다. 아래둔덕 inferior colliculi은 청각전도로의 중계소로 청각반사를 담당한다. 피개에는 대뇌로 들어가는 구심성의 감각신경섬유들이 지나가며, 제 3, 4 뇌신경의 기시핵과 적색핵 및 흑색질이 있다.

적색핵은 소뇌 및 척수의 중추와 연락을 취하며 자세유지와 관련된 반사기능을 갖는다. 대뇌각은 대뇌에서 소뇌 및 척수로 가는 운동섬유의 중계소 역할을 한다. 피개와 시개의 연결사이에는 사이뇌의 제3뇌실과 다리뇌와 숨뇌의 제4뇌실을 연결시켜 주는 좁은 관인 중간뇌수도관 cerebral aquduct이 있다. 또한 중간뇌에는 눈돌림신경과 도르래신경의 신경핵이 위치하고 있다.

5. 그물체 Reticular formation

뇌줄기의 피개 중앙부에는 회백질과 백색질 어느 쪽에도 속하지 않는 부분이 있는데 이 부위는 신경섬유다발이 신경세포를 마치 그물처럼 감싸고 있는 형태로 나타나기 때문에 그물체라고 한다. 그물체는 생명의 유지에 중요한 역할을 한다. 그물체의 신경원은 거의 모든 감각계에서 곁가지를 통해 직접 또는 간접으로 정보를 받는다. 또한 신경원의 축삭은 중추신경계의 거의 모든 부분에 투사섬유를 보낸다. 그물체는 수명과 각성, 의식 등 대뇌겉질 기능의 조절이나 호흡 및 심장혈관 기능과 관계된 내장기능의 조절, 감각전달의 조절, 뼈대근육 운동기능의 조절 등 여러 가지 중요한 기능에 관여한다.

경보기의 소리, 갑작스런 밝은 빛의 노출 그리고 얼굴 위에 차가운 물을 끼어 얹는 자극들은 의식을 깨울 수가 있다. 역으로 시각 또는 청각자극의 제거는 졸음 또는 수면을 일으킨다. 예를 들면 어두운 강의실에서 단조로운 강의를 듣게 되면 이러한 현상이 올 수가 있다. 특히 그물계의 세포 손상은 혼수상태를 일으킬 수 있다.

6. 뇌막과 뇌실

(1) 뇌막 Menings

모든 중추신경계는 3층의 결합조직층, 즉 경질막 dura mater, 거미막 arachnoid 및 연질막 pia mater의 뇌막으로 싸여 있다.

뇌막의 가장 바깥층은 가장 두껍고 강인한 경질막으로 머리뼈안의 안쪽에 부착되어 있으므로 머리뼈의 안쪽 뼈막을 이루며 많은 혈관과 신경을 갖고 있다. 경질막정맥굴은 특수한 혈관으로 뇌로부터 오는 혈액의 대부분을 속목정맥으로 유입시킨다. 경질막으로부터 이는 곳을 형성한 여러 격벽들은 머리뼈안을 구획짓고 뇌를 머리뼈안에 잘 고정되도록 해서 뇌의 움직임으로 인한 손상을 방지한다.

거미막은 얇은 그물 모양의 막으로 이 막과 경질막 사이의 공간을 거미막밑공간이라 한다.

가장 안쪽층의 뇌막은 연막으로 뇌의 표면 위에 매우 단단히 덮여 있으며 혈관과 신경을 갖고 있다. 거미막과 연질막 사이는 거미막밑공간으로 뇌척수액으로 가득 채워져 있다.

(2) 뇌실 Cerevral ventricle

신경계의 발생과정 중 신경관의 빈 곳은 확장되어 뇌실이 된다. 대뇌반구에는 오른 · 왼 가쪽뇌실 lateral vcntricle, 사이뇌에는 제3뇌실 third ventricle, 중간뇌에는 중간뇌수도관 및 다리뇌와 소뇌 사이에 제4뇌실 forth ventricle이 있다. 2개의 가쪽뇌실은 제3뇌실과 통하고 제3뇌실은 중간뇌수도관에 의해 제4뇌실과 연결된다. 각 뇌실에서는 맥락막얼기라는 모세혈관그물이 있어서 이 곳에서 뇌척수액이 생산된다.

제 3 절 뇌신경 Cranial nerve

뇌신경은 뇌에서 출발하는 말초신경을 말하며 주로 두부에 분포되어 운동과 감각을 맡는다.

1. 뇌신경의 분류

뇌신경 중에서 특수감각을 나타내는 후각신경 olfactory nerve, 시각신경 optic nerve 및 안뜰달팽이 vestrbulocochlear nerve은 들(구심성)신경섬유 afferent fibers에 속하는 신경이다. 날(원심성)신경섬유 efferent fibers로는 눈돌림신경 oculomotor nerve, 도르래신경 trochlear nerve, 갓돌림신경 abducent nerve, 더부신경 accessory nerve 그리고 혀밑신경 hypoglossal nerve이 있다. 또한 들섬유와 날섬유를 모두 가지는 혼합신경섬유는 삼차신경 trigerminal nerve, 얼굴신경 facial nerve, 혀인두신경 grossopharyngeal nerve 및 미주신경 vagus nerve이 있다(그림 III. 3-9). 날섬유의 세포체는 운동신경핵 motor nucleus에 위치한다. 들섬유의 세포체는 말초신경절에서 시작된다. 이 신경세포의 중심성 돌기는 뇌에 들어가 그곳의 감각핵이라 불리는 신경세포들의 무리에서 끝난다. 뇌신경에는 척수신경 spinal nerves에서 발견되는 4가지의 기능적 성분들이 포함되어 있다. 즉 체성 들신경섬유, 내장성 들신경섬유, 내장성 날신경섬유 그리고 체성 날신경섬유 등이 있는데, 이런 4가지 형을 일반성분이라 한다. 그러나 어떤 뇌신경에서는 특수신경이 존재한다(표 III. 3-4).

특수 들섬유들로는 시각, 청각, 평형감각, 후각, 미각과 내장반사섬유들이 있으며 시각, 청각, 평형감각은 체성이며 나머지는 내장성으로 분류된다.

2. 뇌신경의 종류

뇌신경은 뇌에서 나가는 순서에 따라 앞에서부터 로마숫자로 표시한다.

(1) 후각신경 Olfactory nerve(CN. I)

후각신경은 후각에 관여하는 감각신경이다. 이것은 코안(비강)의 상부점막에 있는 감각상피인 후각세포 olfactory cell에서 나오는 무수신경섬유로서 벌집뼈의 벌집체판을 관통해서 대뇌의 후각망울까지 이른다.

(2) 시각신경 Optic nerve(CN. II) (그림 III. 3-8)

시각신경은 망막의 광수용체세포에 자극된 결상체를 대뇌의 시각겉질까지 시각 자극을 전도하는 감각신경이다. 망막의 신경절세포의 축삭 axon으로 이루어지며 시각신경유두에 모여 눈알의 뒤벽을 관통한 뒤 눈확의 시각신경관을 지나 머리뼈안으로 들어간다. 머리뼈안에서 오른 · 왼 시각신경은 시각신경교차 optic chiasma를 이루고 다시 시각로 optic tract

[표 III. 3-4] 뇌신경의 특징

신경명	뇌 이는곳	뇌의 출구	세포의 분포	주요 기능
Ⅰ. 후각신경(감각)	대뇌	벌집뼈구멍	코점막	후각
Ⅱ. 시각신경(감각)	사이뇌	시각신경관	망막(신경절세포)	시각
Ⅲ. 눈돌림신경(운동)	중간뇌	위눈확틈새	중간뇌	눈알운동(MR, SR, IR, IO)
				축동과 조절, 개안
Ⅳ. 도르래신경(운동)	중간뇌	위눈확틈새	중간뇌	눈알운동(SO)
Ⅴ. 삼차신경(혼합)	다리뇌			
눈신경		위눈확틈새	삼차신경절	각막, 이마, 두피 감각 등
위턱신경		원형구멍	삼차신경절	비점막, 얼굴, 입천장 감각
아래턱신경		타원구멍	삼차신경절	혀, 아래턱, 피부 감각 등
Ⅵ. 갓돌림신경(운동)	다리뇌	위눈확틈새	다리뇌	눈알운동(외전)
Ⅶ. 얼굴신경(혼합)	다리뇌	붓꼭지구멍	다리뇌	표정
				눈물과 침 분비
			무릎신경절	미각
Ⅷ. 속귀신경(감각)	다리뇌	속귀길(내이도)	안뜰신경절	균형
			나선신경절	청각
Ⅸ. 혀인두신경(혼합)	숨뇌	목정맥구멍	숨뇌	인두상승
			숨뇌	침의 분비
			아래신경절	혀와 인두의 감각
				장기반사, 미각
				가운데귀와 바깥귀감각
Ⅹ. 미주신경(혼합)	숨뇌	목정맥구멍	숨뇌	후두운동
			숨뇌	가슴, 배 장기의 운동과 분비
			아래신경절	인두, 후두, 가슴, 복부의 장기감각
				장기반사, 미각
			위신경절	바깥귀의 감각
XI. 더부신경(혼합)	숨뇌	목정맥구멍	숨뇌	인두와 후두운동
			척수	두부와 어깨운동
			숨뇌	가슴과 복부 장기의 운동과 분비
XII. 혀밑신경(혼합)	숨뇌		숨뇌	혀운동

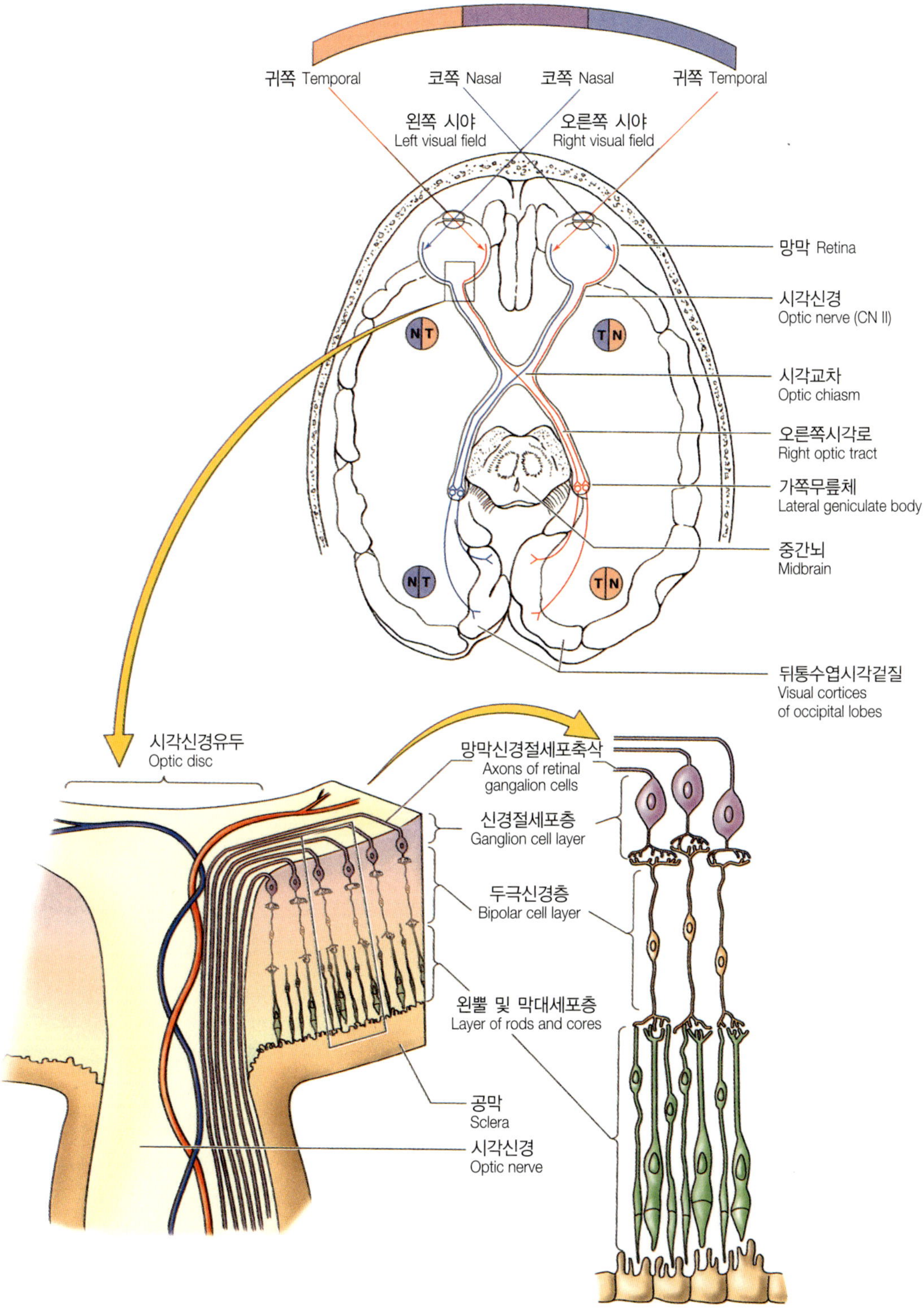

[그림 III. 3-8] 시각신경

가 된다. 시각로는 사이뇌 시상 후부의 가쪽무릎체서 신경섬유를 교체하여 시각로부챗살(optic radiation)이 되어 대뇌 뒤통수엽의 시겉질인 Brodman의 제17영역에 도달한다. 시각신경이 손상되면 시각기능상실로서 맹을 나타내나, 시각신경 교차부가 손상되면 양이측 반맹을 나타낸다.

(3) 눈돌림신경 Oculomotor nerve(CN. III)

눈돌림신경은 중간뇌의 전방 부위에서 나와 위눈확틈새를 통과한 후에 눈확에 들어오며 운동섬유로서 눈알을 움직이게 하는데 관여한다. 바깥눈둘레근 중 안쪽곧은근, 아래곧은근, 아래빗근, 위곧은근, 눈꺼풀올림근에 분포한다. 또한 Edinger Westphal 핵에서 나오는 부교감신경을 포함하고 있어서 눈의 동공조임근과 섬모체근에 작용한다. 눈돌림신경이 손상되면 눈운동장애와 동공과 수정체 조절기능이 이루어지지 않는다.

(4) 도르래신경 Trochlear nerve(CN. IV)

도르래신경은 중간뇌의 후방 부근에서 나와서 아래둔덕 inferior colliculus의 아래를 통과 후에 위눈확틈새를 지나서 눈확에 들어가서 위빗근에 분포한다. 뇌신경 중에서 가장 작은 신경이며 눈알의 위빗근의 안구운동에 관계하는 운동신경섬유이다. 도르래신경의 손상은 눈알이 상사시 모습을 가진다.

(5) 삼차신경 Trigerminal nerve(CN. V)

다리뇌의 측방에서 나오는 뇌신경 중에서 가장 큰 혼합신경으로 감각성 섬유는 주로 얼굴의 피부, 코안과 입안의 점막, 치수 pulp 등에 분포하고, 운동성 섬유는 주로 턱주위의 아래턱뼈에 분포하는 씹기근육, 턱목뿔근, 두힘살근 등에 분포한다. 이 신경은 피라밋몸통의 앞위쪽부위에서 삼차신경절을 만들며, 이 신경절은 관자뼈의 바위부위(petrous part)에 있으며, 신경의 말초분지는 눈신경, 위턱신경, 아래턱신경으로 나누어진다.

① 눈신경 ophthalmic nerve

눈신경은 위눈확틈새를 거쳐서 눈확으로 들어가는 얼굴 위부위의 감각신경으로 각막, 공막, 위눈꺼풀, 이마, 콧등, 점막 등에 분포한다. 즉 삼차신경의 제1가지로 눈물샘신경, 이마신경, 코섬모체신경으로 나뉜다.

② 위턱신경 maxillary nerve

삼차신경의 제2가지로서 나비뼈의 원형구멍 foramen rotundum을 나와 날개입천장오목을 지난다. 그 후에 광대신경, 날개입천장신경, 눈확아래신경 등으로 분지된다. 얼굴 중앙부위, 즉 볼, 코, 아래눈꺼풀, 윗입술, 윗니와 잇몸, 코점막, 코곁굴의 점막 및 수막 등에 분포하는 감각신경섬유이다.

③ 아래턱신경 mandibular nerve

삼차신경 중 가장 크며 운동 및 감각섬유로 되어 있는 혼합신경에 속한다. 운동신경은 씹기근인 깨물근, 관자근, 안쪽날개근, 가쪽날개근을 지배하게 된다. 이것은 씹기근으로 가면서 분지가 되어 볼신경 귀바퀴관자신경, 혀신경, 아래이틀신경 등으로 갈라진다. 감각신경은 외이, 뺨, 아랫입술, 구강점막, 아랫니, 턱, 혀의 전방 2/3 등에 분포한다. 특히 아래이틀신경은 아래턱신경의 끝가지로서 아랫니에 감각신경을 내며 혀의 바깥쪽 아래방향을 따라 혀끝까지 가서, 전방 2/3 부위의 감각을 지배한다. 또한 얼굴신경의 분지인 고실끈신경 chorda tympani과도 교통하며 혀의 미각을 담당하고 턱밑샘, 혀밑샘 등을 지배하여 침 분비에 관여한다.

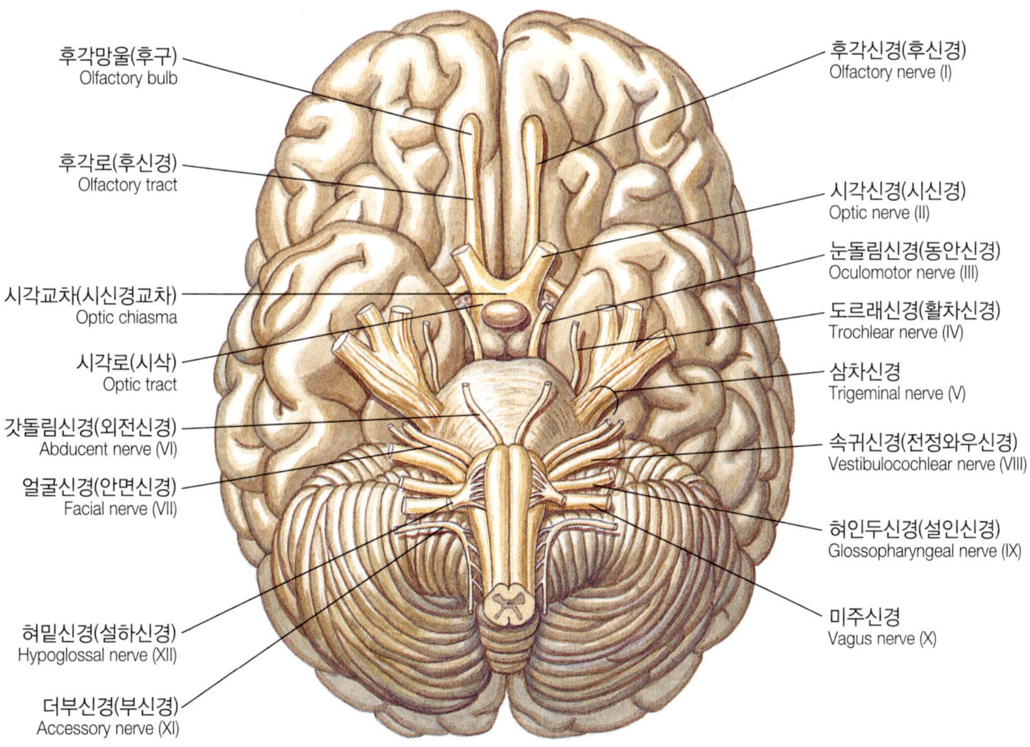

[그림 III. 3-9] 뇌신경

후각신경을 제외한 각 뇌신경은 신경섬유다발로 구성.

(6) 갓돌림신경 Abducens nerve(CN. VI)

숨뇌 근처의 다리뇌에서 나와 위눈확틈새를 통해 눈확에 들어가 눈알의 가쪽곧은근에 분포하는 운동신경이다. 눈운동에 관여하는 신경 중 그 경로가 길어 손상받기 쉬운 신경이다. 주 작용은 눈알의 외전운동에 관계한다. 갓돌림신경의 손상은 눈알이 내사시 모습을 가진다.

(7) 얼굴신경 Facial nerve(CN. VII)

다리뇌의 하방에서 시작하여 안면의 옆면에서 부챗살 모양으로 얼굴의 표정근에 분포한다. 운동신경으로서 얼굴의 표정근과 눈꺼풀의 눈둘레근을 지배하며, 일부는 감각신경섬유가 섞여 혼합신경으로서 침샘과 눈물샘에 주로 분포한다. 또한 혀의 전방 2/3의 미뢰에 분포하여 미각을 담당한다.

얼굴신경의 손상 시에 눈을 감는 데 지장이 생기고, 얼굴은 무표정 상태를 나타낸다.

(8) 속귀신경(안뜰달팽이신경) vestibulocochlear nerve(CN. VIII)

다리뇌의 아래모서리에서 나와 속귓길을 거쳐 안뜰신경과 달팽이신경으로 나뉜다. 이것은 속귀에 분포하는 특수감각신경섬유에 속한다. 달팽이신경은 속귀의 달팽이에 분포하여 청각을 담당한다. 한편 안뜰신경은 속귀의 세반고리관에 분포하여 몸의 균형과 평형감각을 지배한다.

(9) 혀인두신경 Glossopharyngeal nerve(CN. IX)

숨뇌의 뒤가쪽에서 나와 혀와 인두에 분포하는 혼합신경이다.

인두, 편도 및 혀의 후방 1/3에서 오는 충격을 뇌로 보내는 감각신경과 인두벽근을 자극하여 입 속의 물질을 삼키도록 하는 운동신경으로 혼합신경이다. 또한 침분비신경도 함유하고 있다.

(10) 미주신경 Vagus nerve(CN. X)

숨뇌의 앞가쪽에서 시작하여 목을 통해 가슴과 배로 내려가면서 퍼져 있다. 머리부위를 벗어난 유일한 뇌신경으로 광범위한 부위를 지배한다. 운동, 감각 및 부교감신경이 혼합된 혼합신경이다. 운동신경섬유는 대체로 후두근, 인두, 물렁입천장 등에 있는 근육을 지배하며 일반적인 감각신경섬유는 후두, 인두, 기관지, 심장, 허파, 배장기 점막의 감각을 지배한다. 특수감각섬유는 후두덮개 부근의 혀에 분포하여 미각을 지배하며 부교감섬유는 가슴, 배장기의 민무늬근육, 샘 gland에 분포하며, 심장으로 가는 위・아래 심장신경을 지배한다.

(11) 더부신경 Accessory nerve(CN. XI)

숨뇌와 척수의 뒤가쪽구멍에서 나오는 운동신경으로 삼킴, 발성 및 머리와 목의 운동에 관여한다. 이들은 인두, 후두, 물렁입천장, 등세모근, 목빗근 등의 근육에 분포를 하는 운동신경에 속한다. 숨뇌에서 시작하는 숨뇌근은 주로 미주신경과 합하여 물렁입천장, 인두, 후두 등에 분포하고 척수에서 나온 척수근은 등세모근에서 시작하는 목빗근을 지배한다.

(12) 혀밑신경 Hypoglossal nerve(CN. XII)

숨뇌의 앞가쪽구멍에서 시작하여 혀의 운동을 담당하는 신경으로 혀의 바깥쪽 아래방향을 따라서 혀끝까지 간다. 혀의 외래혀근과 고유혀근으로 가는 운동섬유와 이들로부터 오는 감각섬유를 낸다.

제 4 절 눈에 관여하는 신경

눈에 관여하는 뇌신경은 운동신경, 감각신경 및 혼합신경이 모두 포함된다(표 III. 3-5, 표 III. 3-6).

이들 중 특수감각 신경인 시각신경은 제5절 신경안과에서 설명하겠다.

[표 III. 3-5] 눈과 관련되는 신경

신경 분류	신경 명칭
특수감각신경	시각신경 optic nerve
운동신경	눈돌림신경 ochlomotor nerve
	도르래신경 trochlear nerve
	갓돌림신경 abducens nerve
혼합신경(감각 및 운동)	삼차신경 trigerminal nerve의 제1지
	얼굴신경 facial nerve

1. 눈신경 Ophthalmic nerve

눈신경은 삼차신경 중에서 가장 상부에 위치하는 첫번째 가지이며 눈, 결막, 눈물샘, 눈물주머니, 코점막, 이마굴, 코, 눈꺼풀, 이마 그리고 두피를 지배하는 들신경에 속한다(그림 III. 3-10).

이들은 해면굴 측벽의 경질막에 있는 삼차신경절 trigerminal ganglion에서 형성되어 나온 신경가지이다.

[표 III. 3-6] 눈과 연관된 뇌신경

뇌신경 명칭	이는곳	닿는곳	기 능
II(시각신경)	망막신경절세포	가쪽무릎체	시각
II(눈돌림신경)	중간뇌	안쪽곧은근	눈 내전
하분지		아래곧은근	눈 하전
		아래빗근	눈 외회전
		섬모체신경절	조절, 동공 축동
III (눈돌림신경)	중간뇌	위곧은근	상전
상분지		위눈꺼풀올림근	개안
IV (도르레신경)	중간뇌	위곧은근	눈 내회전
V (삼차신경)	감각신경끝	삼차신경절	지각, 촉각, 온도감각
VI (갓돌림신경)	다리뇌	가쪽곧은근	눈알 외전
VII (얼굴신경)	다리뇌	이마근, 눈둘레근	얼굴표정, 폐안, 눈물샘 분비

1) 눈신경의 가지

눈신경은 위눈확틈새 superior orbital fissure 부근에서 3개의 가지, 즉 눈물신경, 이마신경, 코섬모체신경으로 나뉜다. 이 3개의 신경들은 위눈확틈새를 통과하여 눈확로 들어가면서 그 곳에서 분지가 된다. 눈물신경과 이마신경은 눈알의 근육 위에 놓여지며, 코섬모신경은 근육의 원추 내에서 눈확으로 들어간다. 눈신경 중 일부는 섬모체신경절 ciliary ganglion을 통해 짧은섬모신경이 되어 눈알의 맥락막, 홍채, 각막 등에 분포한다.

(1) 눈물신경 Lacrimal nerve

눈물신경은 위눈확틈새의 위가쪽을 통해 눈확으로 들어가며 눈물동맥과 같이 주행한다. 눈물신경은 눈신경의 가지 중 가장 작으며 아래곧은근의 위쪽 가장자리를 따라 가면서 눈물샘, 눈물샘 주변의 결막, 위눈꺼풀의 피부에 가지를 내며 이곳에 분포하고 눈확의 전방에서 끝난다. 특히 끝부위는 눈확사이막을 통과하며 그 후 얼굴신경, 아래눈확신경의 분지와 교통하고 위눈꺼풀의 피부 및 피부밑조직에도 분포한다. 눈물신경은 위턱신경의 광대관절신경과 상호 연결되어 눈물샘에 대한 약간의 분비섬유로서의 기능도 수행한다. 또한 이 신경은 큰비위 pteryopalatine 신경절에서 분비운동에 관계하므로 부교감신경으로서의 기능도 한다.

(2) 이마신경 Frontal nerve

이마신경은 눈신경의 가장 큰 분지이며, 눈확의 위벽으로 가서 전두부와 그 주위 피부에 주로 분포한다. 이 신경은 눈물신경과 도르래신경 사이에 끼어 위눈확틈새를 통해 눈확 내로 들어가 온힘줄고리의 가쪽에 위치하며 눈확 내에서는 위눈꺼풀올림근 위쪽에서 앞으로 진행한다. 한편 Zinn 고리를 가로질러 눈확의 안쪽으로 올라간 것은 후에 다시 위눈확신경과 위도르래신경으로 갈라진다. 위눈확신경은 위눈확패임 또는 위눈확구멍 supra orbital foramen을 통해 눈확을 떠나서 이마, 두피, 위눈꺼풀, 이마굴 등에 분포한다. 위도르래신경

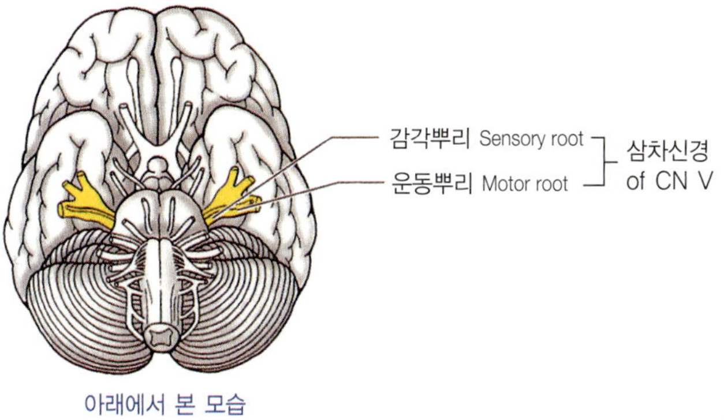

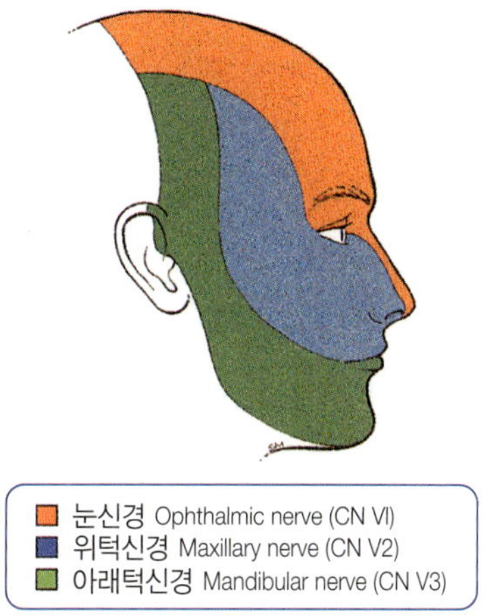

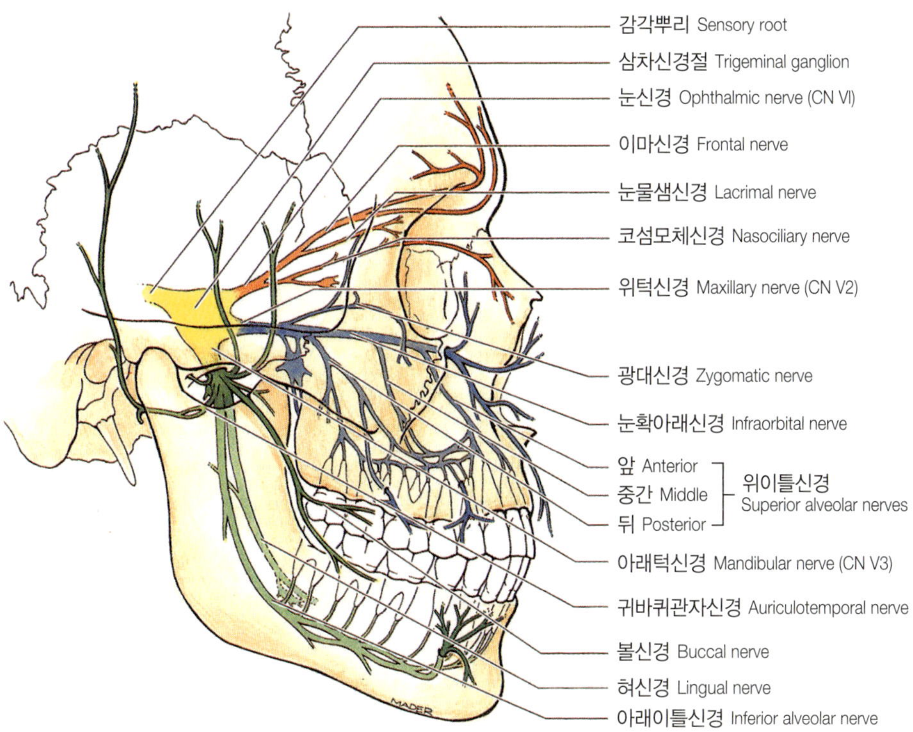

[그림 III. 3-10] 삼차신경과 주요 신경가지의 분포

은 매우 작은 신경으로 도르래 위를 넘어 앞쪽으로 나가 도르래아래신경과 교통하며 후에 눈확사이막을 관통해서 눈확을 나와 위쪽의 눈둘레근과 이마근에 도달한다. 이마와 위눈꺼풀의 피부와 결막에 분포하여 눈썹 주위와 이마에 감각을 제공한다.

(3) 코섬모체신경 Nasociliary nerve

코섬모체신경은 시각신경과 위곧은근 사이로 나와 눈알에 감각지를 내어 코점막의 상부, 눈꺼풀, 코의 등쪽의 피부 그리고 코곁굴공간 점막 등에 분포하고 있는 눈의 감각신경이다. 눈신경의 3번째 분지에 속한다. 눈물신경과 이마신경보다 낮은 곳에 있으며 눈돌림신경의 2개의 분지 사이에 위치하고 있다. 처음에는 시각신경의 가쪽에서 앞쪽으로 진행하다 눈동맥과 함께 시각신경을 가로질러 눈확의 안쪽벽에 도달하여 안쪽곧은근과 위빗근 사이를 앞쪽으로 나가며 종말은 앞벌집신경이 된다.

코섬모체신경은 4개의 분지, 즉 섬모체신경, 긴섬모체신경, 도르래아래신경 및 뒤벌집신경의 연결가지를 제공한다.

① 섬모체 신경절과의 연결가지

섬모체 신경절과의 연결가지로서 코섬모체신경이 눈확으로 들어간 직후에 분지해서 시각신경의 가쪽을 따라 바로 섬모체신경절에 도달한다. 이 연결가지는 섬모체신경절에서 짧은 섬모신경을 경유해 눈알로 들어가며 눈알의 지각신경으로 작용한다.

② 긴섬모신경 long ciliary nerve

긴섬모신경은 코섬모체신경이 시각신경과 교차하는 곳에서 분지해서 보통 2개가 된다. 섬모체 신경절로부터 온 짧은섬모체신경과 함께 앞으로 전진해서 시각신경 부근에서 공막을 관통해 섬모체, 홍채, 각막에 분포한다. 긴섬모신경은 동공확대근을 지배하는 교감신경의 절후섬유와 각막의 감각섬유를 포함한다.

③ 도르래아래신경 infratrochlear nerve

도르래아래신경은 코섬모체신경으로부터 앞벌집굴 부근에서 분지해 안쪽곧은근의 위가장자리를 따라 전진해 도르래위신경과 교통한다. 도르래아래신경은 눈물주머니, 결막, 눈꺼풀과 코의 피부에 분포한다.

④ 뒤벌집신경 posterior ethmoidal nerve

드물지만 나비굴과 벌집굴에는 뒤벌집신경이 분포한다.

2. 눈돌림신경 Oculomotor nerve

눈돌림신경은 제 3 뇌신경으로 위빗근과 아래곧은근을 제외한 눈확 내의 모든 안구근육에 분포하는 중요한 운동신경이다(그림 III. 3-11). 이 신경은 눈돌림신경부핵(Edinger-Westphal 핵)에서 나오는 부교감신경섬유를 포함하고 있어서 통해 홍채의 동공조임근과 섬모체근도 지배한다.

1) 눈돌림신경의 분포

눈돌림신경은 중간뇌의 안쪽각의 대뇌각 cerebral peduncle 사이에서 이는곳을 형성한다. 눈돌림신경은 작은 팔과 커다란 다리로 나누어져 온힘줄고리 common tendinous ring 내에서 위눈확틈새를 통과해 눈확 내로 들어간다. 상지는 도르래신경의 곁에 있으며 zinn 고리 내에 분포한다. 이들은 위곧은근의 중앙 1/3의 근위 끝부분에서 근육으로 들어가며 그 후 위눈꺼풀올림근에 분포하고 끝난다.

눈돌림신경의 하지는 3개의 지류로 나뉘어 안쪽곧은근, 아래곧은근, 아래빗근에 분포한다. 안쪽곧은근과 아래곧은근은 근의 중앙 1/3의 근위 끝부분에서 신경이 통과하며 하지의 가장 긴 분지는 아래빗근의 뒤 끝부분에서 근육으로 들어간다. 아래빗근으로 향하는 신경가지는 짧고 굵은 가지를 섬모체신경절로 분지하며 섬모체신경절 내에서 부교감신경과 연결

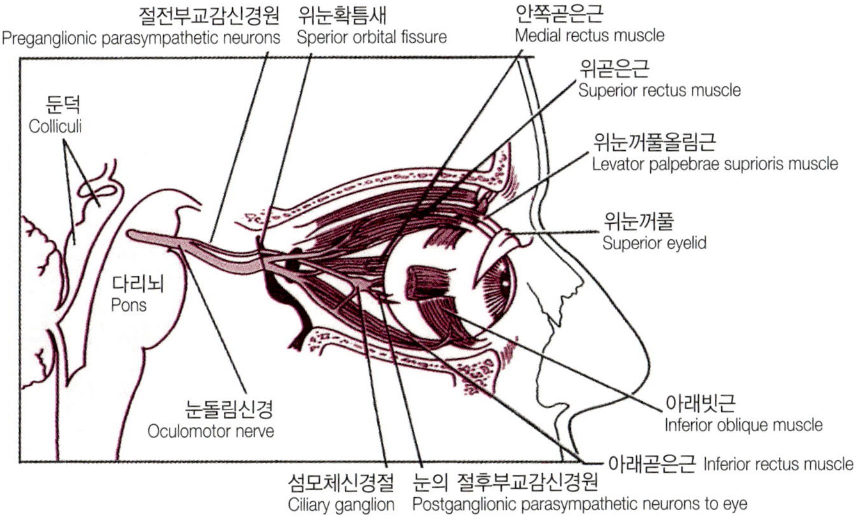

[그림 III. 3-11] 눈돌림신경

된다. 섬모체신경절에서 눈신경으로부터는 감각교통가지를, 속목동맥 주위의 교감신경얼기로부터는 교감신경가지를 받는다. 이것의 절후각신경은 짧은섬모체신경으로 동공조임근과 섬모체근을 지배하게 된다. 따라서 눈돌림신경은 운동신경, 고유신경, 부교감신경, 교감신경섬유를 모두 가지고 있다.

2) 눈돌림신경핵

눈돌림신경은 2개의 운동핵을 갖는다. 하나는 주 운동핵이고, 다른 하나는 부교감신경핵이다. 주운동핵은 중간뇌수도관을 둘러싸는 회색질에 위치하고 부교감신경핵인 Edinger-Westphal 핵은 주운동핵의 뒤에 위치한다.

주운동핵은 여러 개의 아핵으로 되어 있고 위눈꺼풀올림근의 지배 핵을 제외하고 모두 쌍으로 되어 있다. 신경지배 방식은 위곧은근을 제외한 모든 근은 같은쪽의 핵으로부터 비교차성 지배를 받는다. 눈돌림신경핵의 운동신경원 중 그 축삭이 안쪽종속을 지나 도르래신경과 같은쪽 혹은 반대쪽의 갓돌림신경핵들로 가는 것이 있는데 이는 핵간 신경원이며 눈운동을 할 때 대항근(길항근)의 억제를 중개한다.

부교감신경핵은 주 눈돌림신경핵의 앞쪽 2/3의 배측에 있으며 신경섬유는 섬모체신경절에서 연접하고 그 절후각신경섬유는 짧은섬모체신경이 되어 동공조임근과 섬모체근에 분포한다.

3) 눈돌림신경의 기능

눈돌림신경은 안구근육 중 위곧은근, 안쪽곧은근, 아래곧은근, 아래빗근을 지배하며 위눈꺼풀올림근, 섬모체근, 홍채근도 눈돌림신경의 지배하에 있다. 따라서 가까운 사물에 대한 눈의 초점 조절은 안쪽곧은근의 모임, 섬모체 근육의 조절 그리고 동공조임근의 축동의 3가지 작용에 의해 완전해지며 이러한 작용은 눈돌림신경의 지배하에 있다. 눈돌림신경의 마비는

[표 III. 3-7] 눈돌림신경의 기능적 구분

종 류	기 능
체성운동	안구근육 운동–위곧은근, 안쪽곧은근, 아래곧은근, 아래빗근 위눈꺼풀올림근의 운동지배
일반 체성감각	안구근육에서의 고유감각신경섬유
일반 내장운동	섬모체에서 신경연접 조리개와 섬모체근육의 지배

눈의 올림, 내림, 모임을 불가능하게 하며 눈은 아래곧은근에 의해 벌림이 되고 위눈꺼풀올림근 levator의 마비에 따른 눈꺼풀처짐이 나타난다. 또한 눈운동의 제한 외에도 복시, 동공조임근 마비에 의한 산동, 섬모체근 마비에 의한 조절능력 상실 등의 증상이 나타난다(표 III. 3-7).

3. 도르래신경 Trochlear nerve

도르래신경은 제 4 뇌신경으로 뇌신경 중 가장 가늘며 눈알의 위빗근에 분포하는 운동신경이다. 이 신경의 명칭은 도르래 trochlea 또는 pulley에서 유래되어 붙혀진 것이다.

도르래신경은 중간뇌의 뒤에서 이는곳을 형성하며 양 도르래신경핵에서 나온 신경들은 교차한 후 연질막으로 싸여 뇌에서 나온다. 따라서 위곧은근과 마찬가지로 위빗근도 교차섬유의 지배를 받는다. 도르래신경은 다른 뇌신경에 비해 얇고 가늘며 뇌줄기의 등쪽에서 나오는 유일한 신경으로 머리뼈안에서는 가장 긴 신경이다. 이것은 옆면으로 통과해서 뒤뇌동맥과 위뇌동맥 사이의 대뇌각 둘레의 앞쪽으로 지나간다. 또한 소뇌천막 tentroium cerebelli의 자유모서리 아래로 통과해서 나비뼈의 터키안장 sella turcica의 바로 아래에서 경질막을 통과한다. 그리고 후에 해면굴의 옆벽에서 앞쪽으로 통과한다. 그 다음 눈돌림신경을 가로질러 이마신경 frontal nerve의 안쪽에서 위눈확틈새로 들어간다. 즉 Zinn 고리의 외방에서 눈확 내로 들어간다. 그 후 위눈꺼풀올림근 위에서 위빗근의 위쪽으로 들어간다. 한편 물체를 주시하기 위해 눈알을 내하방으로 시선을 돌렸을 때 복시와 운동의 제한이 있으면 위빗근의 마비로 추측할 수 있다(그림 III. 3-12).

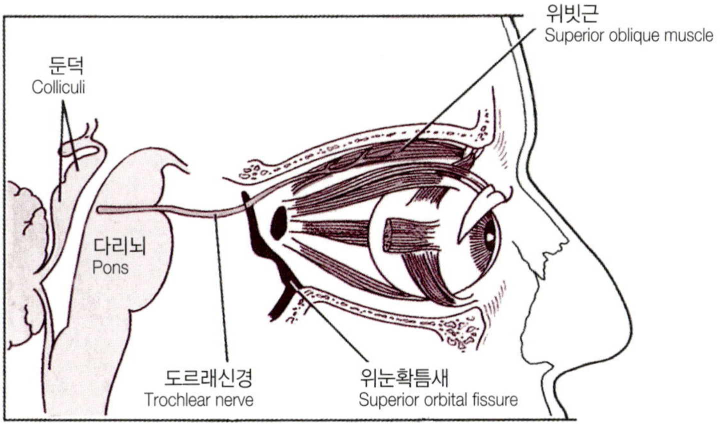

[그림 III. 3-12] 도르래 신경

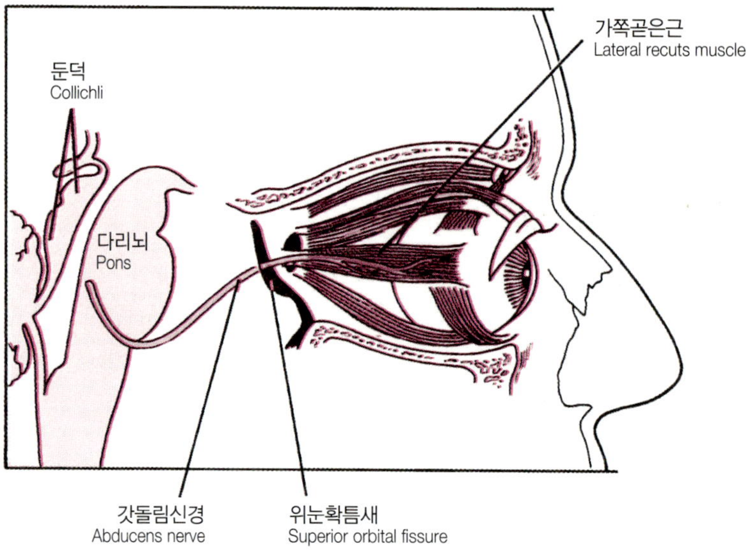

[그림 III. 3-13] 갓돌림신경

4. 갓돌림신경 Abdunce nerve

갓돌림신경은 다리뇌와 숨뇌 사이의 뇌줄기에서 이는곳을 형성하는 제6뇌신경으로 Zinn 고리 내의 눈돌림신경의 상・하 분지 사이에서 나오며 눈알의 아래곧은근을 지배한다(그림 III. 3-13). 갓돌림신경은 앞쪽꼬리 방향에 있는 사이뇌를 통해 지나가는 축삭을 내어 사이뇌와 추체접속부에서 뇌줄기로부터 눈확으로 들어간다. 갓돌림신경은 온힘줄고리의 가쪽에 있으며 이들은 위눈확틈새를 통과하여 아래곧은근의 안쪽으로 들어가서 근육을 지배한다. 갓돌림신경 역시 안쪽곧은근에 분포하는 눈돌림신경핵으로 가는 핵 사이 신경원을 함유하고 있다. 또한 도르래신경과 같이 갓돌림신경도 운동신경, 고유신경, 교감신경 등을 가진다. 이 교감신경은 속목동맥신경얼기로부터 분지된 것으로 뒤에 갓돌림신경으로부터 갈라져 눈신경으로 들어간다.

만약, 갓돌림신경이 마비되면 내사시가 되고 벌림이 제한되며 복시현상은 가쪽 주시 때 심하게 나타난다. 갓돌림신경은 추체측두의 위쪽 가장자리로 진행되기 때문에 뇌압력의 증가에 의해 발생하는 대뇌장애에 의해서도 영향을 받는다.

5. 얼굴신경 Facial nerve

얼굴신경은 숨뇌에서 이는곳을 형성하는 것으로 표정근을 지배하는 운동신경과 일부 미

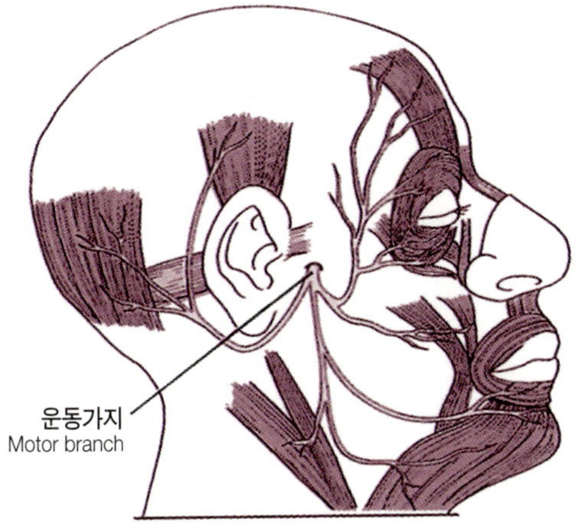

[그림 III. 3-14] 얼굴신경

각에 관여하는 감각신경이 혼합된 혼합신경이다(그림 III. 3-11).

다리뇌의 아랫면에서 나와 관자뼈의 속귀길을 통과한 다음 얼굴신경관을 지나 붓꼭지구멍(경유돌공)을 지나서 머리뼈 밖으로 나오게 된다(그림 III. 3-14). 그 이후에 관자분지, 광대분지, 목분지 등으로 나누어지게 된다. 관자분지는 위눈꺼풀의 눈둘레근에 주로 분포하고, 광대분지는 아래눈꺼풀의 눈둘레근에 주로 가지를 낸다. 운동섬유는 모든 표정근을 지배하며 특수감각 섬유는 혀의 전방 2/3의 미각을 담당하는 고실끈신경(고삭신경)으로서 아래턱신경의 혀신경과 교차한다. 부교감섬유는 혀밑샘, 턱밑샘, 눈물샘 등에 분비신경을 보낸다.

6. 섬모체신경절 Ciliary ganglion

섬모체신경절은 눈확의 후부, 시각신경 가쪽과 아래곧은근 안쪽 사이에 존재하는 말초신경절이다. 섬모체신경절은 짧은뿌리 short root, 긴뿌리 long root, 교감신경근 sympathetic root 등 3개의 뿌리를 포함하며 짧은섬모신경을 통해 눈알로 들어간다.

짧은뿌리는 부교감신경섬유를 포함하고 있으며 이 부교감신경섬유는 중간뇌의 눈돌림신경핵에서 시작해서 눈돌림신경의 다리를 거쳐 아래빗근으로 진행하는 분지를 따라가다가 섬모체신경절로 들어가는 신경이다. 이들 신경은 섬모체신경절에서 신경연접을 하고 절후각신경섬유인 짧은섬모신경을 경유해 섬모체근과 동공조임근에 분포한다.

긴뿌리는 눈신경의 가지인 코섬모체신경의 분지이며 섬모체신경절에서 수많은 짧은섬모신경이 되어 눈알의 각막, 홍채, 섬모체 등의 지각신경으로 작용한다.

교감신경근은 속목동맥얼기 internal choroid plexus에서 유래된다. 이것은 직접 또는 코

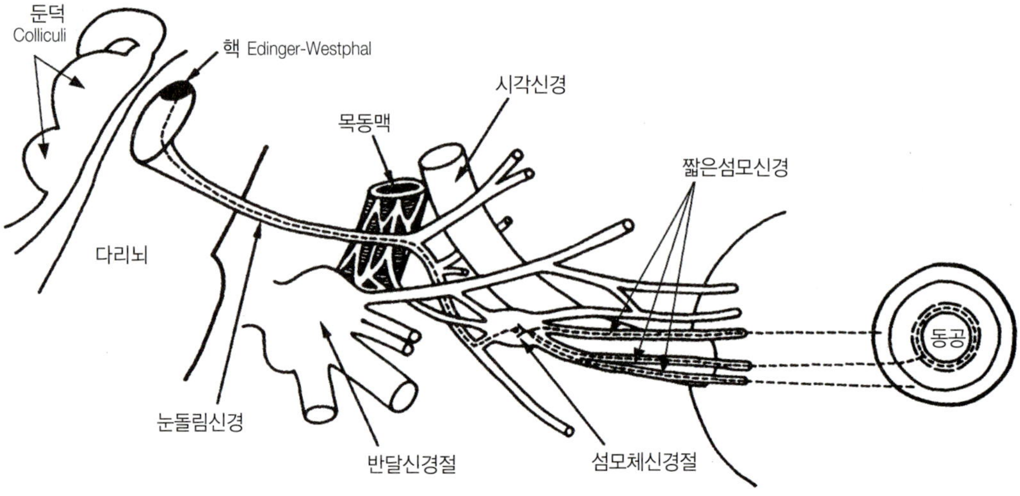

[그림 III. 3-15] 부교감신경로와 섬모신경절

섬모체신경에 의해 섬모신경절에 도착한다. 이들은 단지 섬모체신경절을 통과하며, 짧은섬모체신경에 의해 동공확대근, Müller 근 및 눈알의 혈관에 분포한다(그림 III. 3-15).

제 5 절 신경안과 Neuro-ophtholmology

눈은 발생부터 뇌와 상당히 연관되어 있다. 따라서 안질환은 중추신경계와 관련된 질병의 임상진단에 필요한 중요한 실마리를 제공해 준다. 즉 시각신경은 다른 뇌신경과는 달리 중추신경계의 특성을 가진다.

머리속 질환은 시각장애의 원인이 될 수 있다. 그 이유는 머리속 장애는 시각경로의 장애를 유발하거나 눈의 압력에 영향을 미칠 수가 있기 때문이다. 예를 들면 뇌압의 상승은 안압의 증가를 가져 올 수 있다.

1. 감각 시로 Sensory visual pathway

1) 특 징

시각신경은 말초신경계에 속하는 2번 뇌신경으로서 시각 작용을 하는 특수감각신경이다. 광선은 망막의 광수용세포 photoreceptor cell인 막대세포와 원뿔세포에 의해 감지된다. 망막은 시각작용을 위한 특수신경조직이며 광선을 감지하는 광수용세포는 시로의 2차 신경원인 두극세포와 신경연접하며 이 두극세포는 다음 신경원인 신경절세포와 신경연접을 하고 있다.

신경절세포의 축삭은 망막의 신경섬유층을 구성하며, 시각신경유두쪽으로 모여 눈알의 후방에 출현하여 시각신경을 형성하며, 이 시각신경은 시각신경관을 경유해 머리뼈안으로 들어간다. 머리뼈안에서, 양안의 시각신경은 시각신경교차를 형성하며 이때 망막의 코쪽 시각신경섬유는 교차하여 교차섬유가 되고 망막 귀쪽의 섬유는 교차하지 않

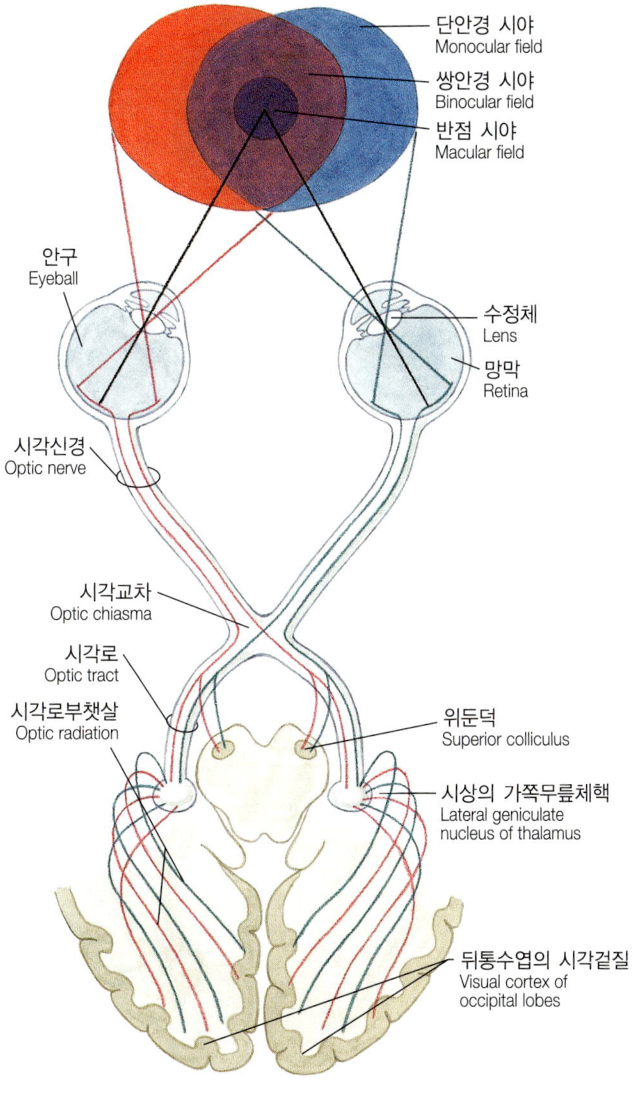

[그림 III. 3-16] 시야와 시각경로

는 비교차섬유가 된다.

시각신경교차는 X 자형으로 중간머리뼈안에서 시상하부의 전방 끝의 중간에 위치하고 있으며, 제3뇌실의 전방벽을 구성한다. 교차의 아래에는 뇌하수체가 위치하고, 그 둘레에는 척추동맥과 속목동맥으로 구성된 Willis 동맥고리가 분포한다. 시각신경교차를 지난 시각신경섬유는 양쪽에 시각로 optic tract을 형성한다. 시각로는 평평한 2개의 흰섬유속으로 대뇌각의 등가쪽 주위를 따라 달리다가 가쪽무릎체 lateral geniculate body에 도착하여 신경연접을 이룬다. 여기서 양안 각 시야의 오른쪽반에서 받은 자극은 왼쪽 시로를 구성하며 왼쪽 대뇌반구에 투사 projection 된다. 같은 방식으로 시야의 왼쪽반은 오른쪽 대뇌반구 쪽으로 투사된다. 그러나 시각로를 지난 섬유의 20%는 동공반응에 관여한다. 즉, 이들은 가쪽무릎체로 연접되기 전에 핵의 바로 전방을 지나서 위둔덕의 팔 brachium을 경유해서 중간뇌의 덮개앞핵(시개전핵) pretectal nucleus에 들어간다. 80%의 신경섬유들은 가쪽무릎체에서 연접이 이루어진다(그림 III. 3-13). 이후의 경로는 내피각 internal capsule의 뒤가지 posterior limb를 통과하여 뒤통수엽 겉질로 가기 위한 경로로서 관자엽과 마루엽을 지나 시각신경이 방사상으로 퍼져 부채꼴을 형성한다. 이 부분을 시각로부챗살 optic radiation 이라 하며, 시각로부챗살은 가쪽무릎체에 시작하여 부채꼴로 퍼져 대뇌의 뒤통수엽 시각겉질, 즉 Brodmann의 제17지역에서 끝이 난다(그림 III. 3-16).

2) 시로 장애

시로의 장애는 시야검사로 알 수 있으며 장애 부위에 따라 다양한 시야결손이 나타날 수 있다. 시로에서 시각신경교차 이전의 장애는 단안의 시야결손을 나타내나, 시각교차 이후는 양쪽 눈의 시각신경이 혼합되어 있으므로 양안 시야결손을 유발한다. 따라서 시각교차부의 시각신경 장애는 보통 양귀쪽 시야결손과 같이 양안의 반대쪽 시야의 결손을 일으킨다. 시교차 이후 시로의 장애는 시로 장애와 반대쪽의 같은쪽 시야결손을 유발한다. 즉 왼쪽 시각로의 질환은 양안 시야의 우측반이 결손되는 우동측반맹을 일으킨다. 시각로부챗살이나 대뇌뒤통수엽 시각겉질의 장애도 같은 방식의 시야결손을 초래한다. 그러나 시로의 후부로 갈수록 시야결손의 모양이 대칭적으로 되며, 특히 시각로부챗살 이후의 시로 장애는 황반부의 시야가 보존되는 황반회피현상이 일어나기 쉽다. 이상과 같은 시로의 장애는 머리뼈속 질환 또는 뇌압의 변화와도 상당히 관계가 깊다(그림 III. 3-17).

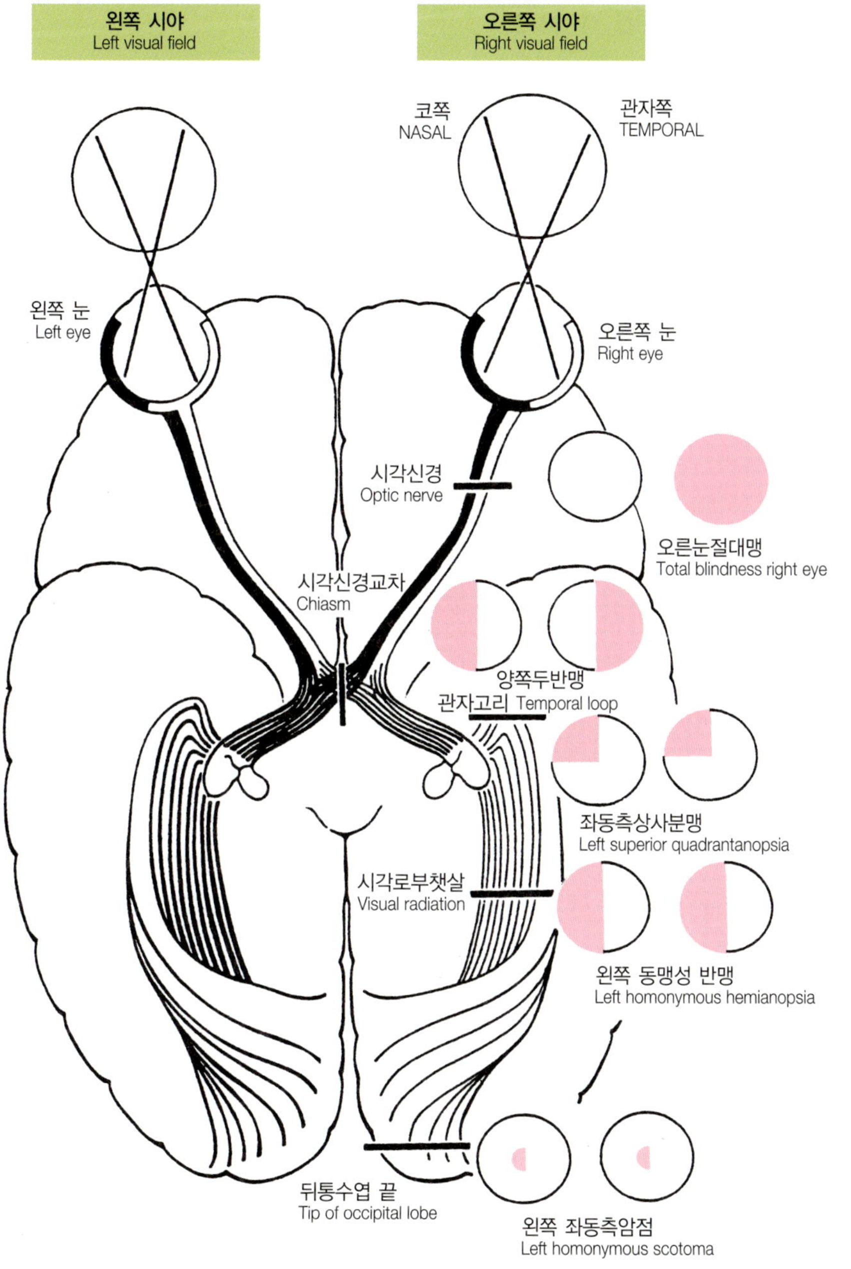

[그림 III. 3-17] 시로의 장애부위의 시야 변화

2. 시각신경 Optic nerve

1) 시각신경의 구조

시각신경은 시각에 관여하는 특수감각신경으로 망막의 신경절세포 ganglion cell로부터 나온 약 110만 개의 축삭으로 구성되어 있다. 즉 신경절세포의 축삭인 신경섬유다발이 모여 시각신경을 구성한다.

발생학적으로 시각신경은 망막과 뇌를 연결하는 신경섬유의 관으로 되어 있다. 시각신경 섬유는 중추신경계와 유사하게 슈반세포 Schwann cell의 집 sheath이 없다. 따라서 손상시에는 신경 재생이 불가능하다.

시각신경의 섬유들 중에서 약 90%는 감각신경 afferent nerve이며, 망막에 있는 신경절세포 층에서 발생이 된다. 또, 이 중에서 약 80%는 시각섬유 visual fibers를 구성하고, 20%는 동공섬유 pupillary fiber를 형성한다. 시각섬유는 가쪽무릎체에서 신경연접을 하고 뒤통수엽의 1차 시각겉질 primary visual cortex에서 끝난다.

시각신경은 육안으로 보이는 섬유속에만 쓰이는 말이며 머리뼈안에서 시각신경교차를 이룬 이후부터는 시각로, 시각로부챗살 등으로 불린다. 시각신경섬유는 눈알 후극보다 약간 안쪽 아래에서 시각신경유두를 형성하여 눈알 뒤부위로 나간다. 시각신경의 전체 길이는 약 5cm이다.

시각신경은 지나가는 위치에 따라서 크게 4부분으로 분류된다.

① 공막 내부

약 0.7mm의 길이이며, 시각신경유두와 사상판 lamina cribrosa 내에 존재하는 시각신경 섬유에 해당된다. 사상판 내에서의 시각신경의 직경은 약 1.5mm이고, 말이집은 형성되어 있지 않다. 그러나 사상판을 통과한 이후부터는 수초가 있기 때문에 직경이 증가하여 약 3.0mm로 된다.

② 눈확 내부

눈확 내부에서 시각신경은 S자 모양이며, 길이는 약 25~30mm이다. 이곳에서 눈확 내의 근육원추 muscle cone 속을 지나서 시각신경구멍을 통과한다. 공막에서 시각신경구멍까지의 눈확 내의 직선거리인 약 19mm 보다 더 길므로 시각신경이 S자형으로 구부러져 눈알운동이 자유롭게 일어날 수 있게 되어 있다.

③ 시각신경관 내부

시각신경관은 나비뼈작은날개에 의해 형성된 구멍인 시각신경구멍에서부터 약 6mm의 길이를 갖는 관이다. 시각신경관을 통과하는 시각신경은 약 4~9mm의 길이를 갖는다. 이곳의 시각신경집은 눈확의 뼈막 periosteum과 강하게 유착되어 있다.

④ 머리뼈안 내부

머리뼈안에서 시각신경의 길이는 약 10mm이고, 하부에는 가로막 diaphragma sellae과 해면굴이 있으며, 상부에는 앞대뇌동맥과 후각신경이 있고 가쪽에는 속목동맥이 분포한다. 양눈에서 오는 시각신경은 머리뼈안에서 서로 교차하여 시각신경교차 optic chiasm를 이룬다. 이들의 교차지역의 하방에는 뇌하수체가 있다.

2) 시각신경집 Optic nerve sheath

시각신경을 둘러싸는 시각신경집은 결합조직 성분으로 뇌막의 연장이다. 시각신경집은 경질막, 거미막 및 연질막으로 이루어진다.

가장 바깥층의 경질막은 강인한 섬유성 조직이며 무혈관성 조직이다. 경질막은 눈알에서는 공막으로 이행되며 시각신경관을 통과할 때는 뼈막과 유착된다.

거미막은 섬세한 잔기둥으로 시각신경관의 끝에 있는 머리뼈안에서 시각신경과 연결된다.

연질막은 시각신경과 밀착되어 있으며 수많은 작은 혈관과 섬유성 조직으로 구성되어 있다. 연질막은 눈알 후방의 시각신경유두 부근에서 공막과 연속되나 대부분의 섬유들은 맥락막과 사상판쪽으로 지나간다.

시각신경집에는 경질막과 거미막 사이의 경질막밑공간과 연질막과 거미막 사이의 거미막밑공간이 있다. 이 같은 2개의 공간은 정상 조건에서는 실제의 공간보다도 더 확장될 수 있는 지역이며 이곳에는 일종의 뇌척수액이 존재한다. 경질막밑공간은 머리뼈 내부와 연락이 없으나 거미막밑공간은 시각신경 아래부위에서 머리뼈안에 직접 연속되어 각종 세균감염, 종양전이, 혈액유출 등의 이동경로가 될 수 있다.

3) 시각신경의 혈액공급

시각신경 내에는 망막중심동맥과 망막중심정맥이 통과한다. 이 중에서 망막중심동맥은 시각신경구멍 부근의 눈동맥에서 나와 시각신경의 눈알후방 약 10~12mm 안쪽 아래에서 시각신경 내부로 들어간 후 사상판에 도착한다(그림 III. 3-18).

망막중심정맥은 사상판에서 동맥과 같이 시각신경 내부를 통과하여 동맥의 후방에서 시각신경 밖으로 나간다. 여기에서 다시 위눈정맥으로 합쳐지며 일부는 바로 해면굴로 가는 것도 있다.

시각신경관과 머리뼈안에 있는 시각신경의 혈액공급은 눈동맥과 위뇌하수체 동맥의 분지로부터 혈액공급을 받는 연질막혈관얼기가 담당하고 있다.

3. 시각신경교차 Optic chiasm

시각신경교차는 뇌하수체와 나비뼈의 터키안장 격막의 정점 부근에서 위쪽에 위치한다. 대략 12mm 폭과 8mm 길이의 편형한 X자형 신경다발이다. 시각신경교차는 종판과 회백융기 사이에 위치하며 제 3 뇌실바닥의 일부를 형성한다. 주변 구조에는 속목동맥이 바로 옆면에 위치하고 해면정맥굴 cavernous sinuses도 부근에 위치한다.

양쪽 눈의 코쪽 망막에서 오는 시각신경섬유는 시각신경교차부에서 교차하여 반대편 시각로로 들어가며 귀쪽 망막의 섬유는 교차하지 않고 같은쪽 시각로로 진행한다.

일반적으로 시각신경교차의 장애는 양이측반맹 bitemporal hemianopsia을 유발시킨다. 이런 장애는 초기에는 불완전하고 때로는 비대칭적이지만 진행되면서 코쪽시야의 장애까지 유발될 수 있고 중심시야의 장애도 발생한다. 시각신경교차는 Willis 동맥고리의 인근 고리에서 많은 작은 혈관을 받는다. 주위조직의 종양, 혈관손상 또는 염증 발생 시 시각신경교차부의 장애로 양이측반맹이 올 수 있다. 대표적인 시각신경교차부의 장애로 시각신경교차 바로 아래에 있는 뇌하수체의 종양을 들 수 있으며 종양이 자라면 시각신경교차부를 압박하여 시야 장애를 유발한다.

4. 시각로 Optic tract

시각신경교차의 뒤가쪽으로부터 나오는 2개의 시각로는 회백융기와 전유공질 사이를 뒤가쪽으로 진행한다. 이후 대뇌다리 상부의 가쪽 가장자리를 싸는 것 같이 달리다가 시상의 가쪽무릎체로 들어간다. 가쪽무릎체로 들어가기 직전 시각로는 가쪽 근육과 안쪽 근육으로 갈라지는데 가쪽 근육의 일부가 가쪽무릎체 직전에서 중간뇌로 들어간다. 이들은 전체 시각신경의 20%로 동공반사에 관여하는 동공섬유가 된다. 시삭은 관자엽에 싸여 있기 때문에 외부에서는 거의 보이지 않는다. 시각로는 앞맥락얼기동맥, 뒤교통동맥 및 중간대뇌동맥의 분지를 받는 연질막동맥으로부터 혈액공급을 받는다(그림 III. 3-18).

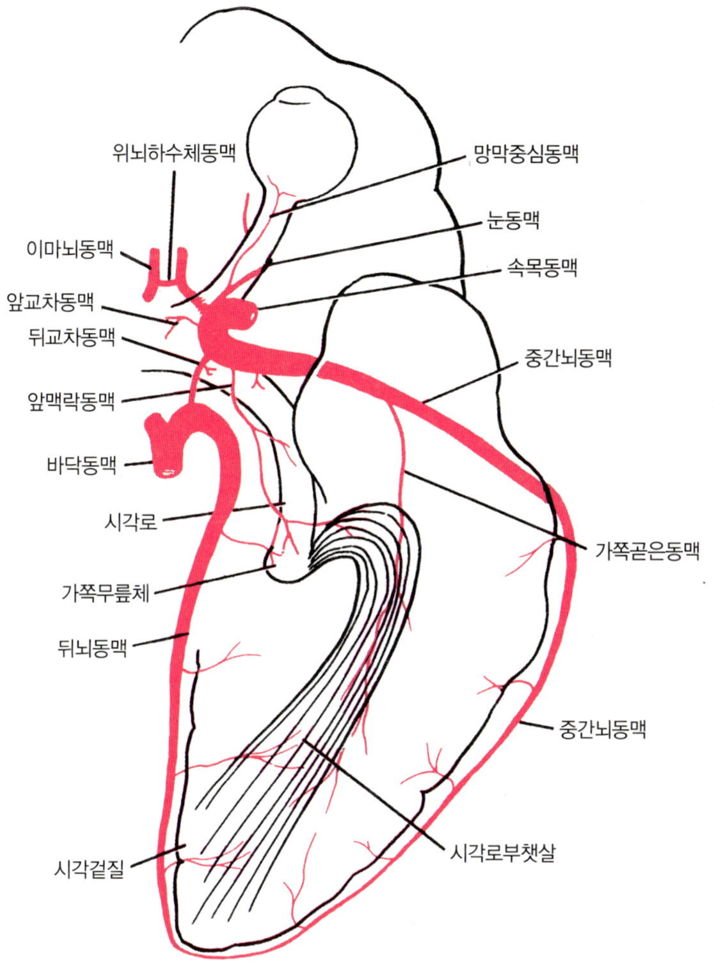

[그림 III. 3-18] 시각경로 주변 동맥

5. 가쪽무릎체 Lateral geniculate body

가쪽무릎체는 사구체(네둔덕체)와 시상침 사이의 타원형의 작은 융기부로 시각신경의 주요 닿는곳이다. 시삭의 신경섬유들은 가쪽무릎체에 연접하며 이곳에서 재배열되어 무릎체의 터키안장 쪽으로 시각로부챗살이 되어 나간다. 가쪽무릎체의 신경세포의 수는 시각신경섬유와 거의 유사하여 약 100만 개 정도이며 6개의 층 구조를 하고 있다. 시삭의 시각신경섬유 중 코쪽 망막에서 온 교차섬유는 가쪽무릎체의 1, 4, 6층에서 끝나고 망막 귀쪽에서 온 비교차섬유는 2, 3, 5층에서 끝난다. 황반부에서 오는 섬유는 가쪽무릎체 등쪽모서리의 상당이 넓은 쐐기 모양 영역에 연결된다. 가쪽무릎체의 1, 2층은 대형 신경세포를 함유하고 있으며 이들은 기능적으로 색맹이며 신속히 반응하고 명암대비에 높은 감도를 보이며 해상력은 낮은 신경세포이다. 그러나 3~6층은 소형 신경세포를 함유하고 있는데 이 신경세포는 색에 선택적으로 반응하고 느리며 낮은 명암대비 감도와 높은 해상력을 나타낸다.

6. 시각로부챗살 Optic rodiation

가쪽무릎체의 안쪽에서 출발한 섬유는 망막상부에서 온 시각신경섬유이며 시각로부챗살의 상부를 따라 시각겉질의 새발톱고랑(조거구) 상부로 직행하고, 망막하부에서 출발하여 가쪽무릎체의 외측을 차지한 섬유는 시각로부챗살의 하부를 차지하며 이들은 뒤통수엽으로 가기 전 관자엽의 가쪽뇌실의 하각을 돌아가는 메이어 고리 Mayer's loop를 형성하여 부챗살처럼 퍼진다. 그러나 가쪽무릎체 상부의 시각로부챗살은 황반부에서 온 시각신경으로 거의 메이어 고리를 형성하지 않는다.

7. 시각성 대뇌겉질

시각기능에 관여하는 대뇌겉질 영역은 뒤통수엽의 제17, 18, 19영역과 눈운동에 관여하는 이마엽의 제8영역 등 많은 부위가 있다. 이들 중 뒤통수엽 시각겉질은 1차 시각영역과 2차 시각영역으로 구분된다.

1차 시각영역은 제17영역으로 속면에는 수평으로 새발톱고랑이 있어서 시각로부챗살이 이 구의 위쪽 아래부위에 부챗살 모양으로 끝난다. 이 부위는 맨눈으로도 흰선이 보이므로 유선야 striate cortex라 부른다. 황반부에서 오는 섬유는 제17영역의 후두극을 포함한 아주 넓은 영역에 투사된다. 가쪽무릎체 중에서 황반의 상 1/4에서 오는 섬유는 새발톱고랑의 상부에 연결되고, 황반의 아래쪽 1/4에서 오는 섬유는 새발톱고랑의 하부에 닿는다. 또한 망막 주변부도 같은 방식으로 새발톱고랑의 상하에 닿는다. 시각겉질의 제17영역은 6개의 층으로 구성되어 있으며 가쪽무릎체의 신경섬유는 제IV층에 투사되어 시각신호를 직접 전달한다.

2차 시각영역인 제 18, 19 영역의 일부는 뒤통수엽의 안쪽면에 있다. 제18영역은 제17영역에 인접해 있고, 제19영역은 대부분 뒤통수엽의 가쪽면에 있다. 2차 시각영역은 시각신호를 직접 받지 않으나 시각과 연관된 기억, 청각, 언어와의 연합기능을 이루기 위해 뒤통수엽, 마루엽, 관자엽과 신경연접을 이루고 또한 운동신경핵과도 연결되어 원활한 시각기능이 이루어지게 하는 시각연합영역 visual association area이다. 제18영역이 손상되면 문자나 언어의 인식이 되지 않고, 제19영역의 손상은 실인증을 유발한다.

제8영역은 수의적인 눈운동에 관여한다고 알려져 있으며, 제8영역을 전기적으로 자극하면 반대쪽을 향하는 충동성 눈운동이 일어난다.

8. 동공 Pupil

동공은 홍채의 중앙에 있는 원형의 구멍이며, 이것은 각막의 중앙보다 약간 안쪽 아래에 위치한다. 동공가장자리 pupillary rim는 동공의 둘레를 말하며, 동공의 크기에 따라서 정상적인 동공의 직경은 보통 약 3~4mm이나 나이에 따라서 다양하고 사람에 따라서도 다르다. 2mm 이하일 때 축동 miosis이라 하고, 4mm 이상을 산동 mydriasis이라 한다. 동공의 크

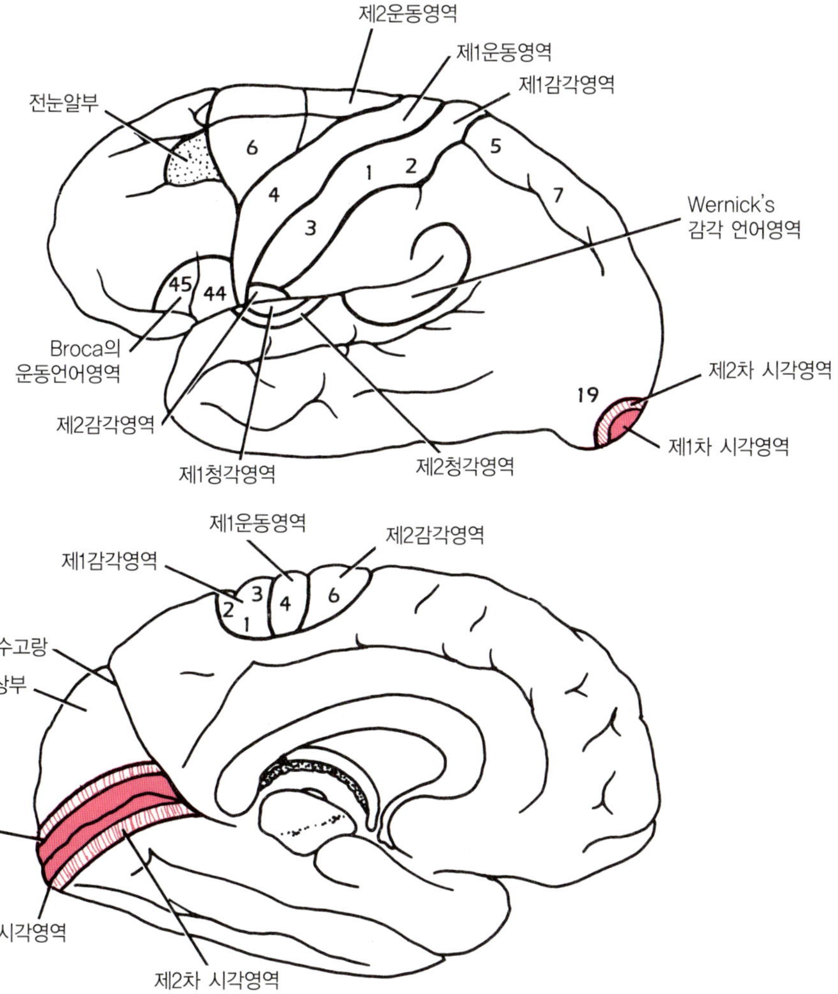

[그림 III. 3-19] 시각겉질

기는 유아에서는 약간 작으나 점차 커지는 경향이 있으며, 20~25세까지는 커지나 나이가 많아지면 점차 작아진다. 일반적으로 양안의 동공 크기는 거의 같으나 약간의 차이가 있으며 양안의 차이가 약 0.5mm 이하이면 정상이다. 이 정도의 차이는 생리적 동공부동이라 하나 0.5mm 이상의 큰 차이가 있으면 병적인 것으로 동공부동 anisocoria이라 한다.

동공은 정상인에서도 주위의 환경이 일정하여도 축동과 산동을 규칙적으로 반복하는 경우가 있다. 이런 현상을 동공동요 hippus라 하며, 이것은 교감신경과 부교감신경의 활동 변화에 따른 정상적인 현상이다.

동공의 기능은 눈에 들어오는 다양한 상태의 광선의 강도에 따라 시각기능에 가장 적합하도록 광선의 양을 조절하고 후방의 방수가 전방으로 이동하는 통로를 제공한다. 또한 동공의 축소는 구면수차와 색수차를 감소시키고 초점의 깊이를 증가시켜 시력을 개선시켜 주는 작용을 한다.

1) 동공의 신경해부

(1) 동공조임근 Sphincter muscle

동공조임근은 부교감신경의 지배를 받으며 지배신경은 눈돌림신경의 핵 속에 있는 중간

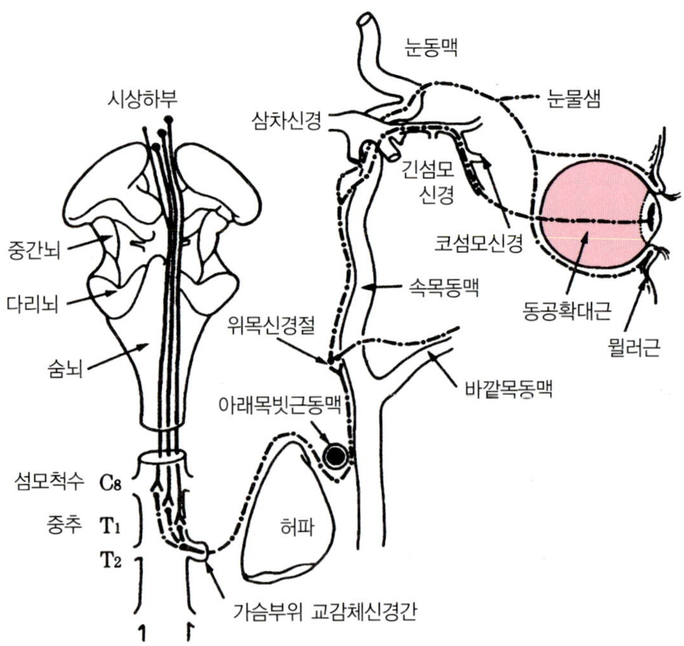

[그림 III. 3-20] 동공확대근의 교감신경로

뇌에 위치한 Edinger westphal 핵에서 시작된다. 그 후 중간뇌를 나와서 위눈확틈새를 통과하여 눈확에 들어가서 아래빗근으로 들어가는 눈돌림신경을 따라서 섬모체신경절을 통과한다. 이곳에서 절후섬유가 되어 단후섬모신경을 따라 눈알 내에서 섬모체근과 동공조임근에 분포한다. 동공조임근의 수축은 광선의 양이 많을 때 나타나는 것으로 명소시의 기능을 높여준다.

(2) 동공확대근 Dilator muscle

동공확대근을 지배하는 교감성 하행경로는 시상하부의 뒤가쪽에서 이는곳을 형성하여 뇌줄기를 따라 경수 cervical spine와 흉수 thoracic spine의 상부까지 와서 같은쪽의 섬모척수중추에 도착된다. 대부분의 교감신경섬유는 같은쪽에서 나오나 교차하는 것도 일부 있다(그림 III. 3-20).

섬모척수중추에서 절전섬유가 나가서 목아래신경절과 목중간신경절을 지나며 목위신경절에서 신경원을 교체한 후 절후섬유가 된다. 그 후 속목동맥을 따라서 목동맥신경얼기 carotid plexus를 형성하여 머리뼈안으로 들어간다. 머리뼈안에서 눈신경과 함께 눈확 내로 가서 코섬모신경을 지나 긴뒤섬모신경이 된다. 눈알 내에서 홍채의 동공확대근에 분포한다.

신경절이전 혹은 신경절이후섬유들의 손상은 같은쪽의 Horner 증후군을 유발한다. 동공확대근의 수축은 광선의 양이 적을 때 나타나는 것으로 암소시의 기능을 높여준다.

(3) 섬모신경절 Ciliary ganglion

섬모신경절은 아래곧은근과 시각신경의 사이에 위치하며 3개의 뿌리, 즉 짧은뿌리, 긴뿌리 및 교감신경근을 포함하고 있다. 짧은뿌리는 부교감신경섬유를, 긴뿌리는 감각신경섬유를 포함한다. 또한 교감신경근은 눈알 내의 혈관에 주로 분포한다. 이들은 절후각신경섬유인 짧은뒤섬모신경을 통해서 눈알 내로 들어간다. 섬모체신경절의 손상은 동공반사 장애를 일으킨다.

2) 동공반사로 Pupil reflex pathway

동공반응의 검사는 시로를 포함하는 지역적 장애를 확인하는 중요한 검사가 된다. 광선에 대한 동공의 반응과 조절에 따른 축동 여부를 통해서 동공의 이상 유무와 시로의 이상을 알 수 있다.

(1) 빛반사경로 Light reflex pathway

빛반사로는 광선에 의한 동공조임근의 수축으로 축동현상이 일어나는 경로이다. 빛반사

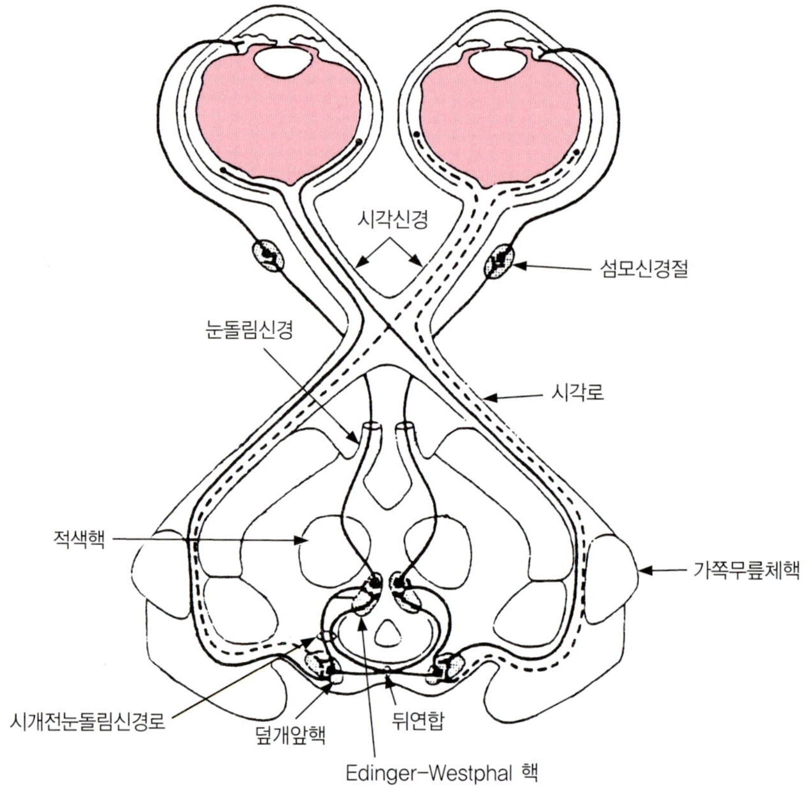

[그림 III. 3-21] 빛반사의 눈돌림경로

(대광반사)를 위한 경로는 전체적으로 대뇌겉질 아래에 있다. 특히 감각신경성인 구심성 동공섬유들은 시각신경에 포함되어 있다. 광선이 눈알에 들어오면 망막의 광수용세포인 시각세포에서, 두극세포 biopolar cell, 신경절세포 ganglion cell, 시각신경 optic nerve 등을 거쳐서 시각신경의 상위지역으로 진행한다. 이때에 황반부의 귀쪽에서 오는 섬유는 교차하지 않고 같은 방향의 시삭으로 가며, 코쪽에서 오는 것은 반대쪽으로 간다. 동공반응섬유들은 시각로를 따라 가면서 가쪽무릎체에 이르기 전에 중간뇌에 있는 덮개앞지역 pretectal area에 있는 시개전핵에 도착한다(그림 III. 3-21). 여기서 각 신경원을 교대하여 같은쪽 또는 반대쪽의 Edinger-Westphal 핵으로 투사된다.

운동성 동공반사로는 눈돌림신경을 경유하여 가쪽 눈확에 있는 섬모체신경절까지 간다. 이곳에서 절후각신경섬유는 짧은섬모신경섬유를 통해서 홍채의 동공조임근에 분포한다. 이 경로는 0.2~0.5초의 잠복기를 거쳐서 일어난다.

광선에 직접 자극받는 쪽 눈의 동공이 수축하는 것을 직접빛반사라 하며, 자극받지 않는 다른 쪽의 동공이 반사를 일으켜 축동하는 것을 간접빛반사라 부른다. 이러한 현상은 덮개앞핵이 양쪽의 Edinger-Westphal 핵에 신경섬유를 보내고 있기 때문이다.

(2) 근접반사 Near reflex

눈이 먼 곳을 보다가 근거리 사물로 시선을 옮길 때 3가지의 작용이 동시에 일어난다. 즉 조절, 폭주, 축동을 하는 연합운동을 일으킨다. 근접반사는 망막대응점에 선명한 상을 결상하기 위해 일어난다.

조절은 섬모체근의 수축으로 수정체가 두터워지는 것이며, 모임은 가까운 물체를 주시할 때에 양안의 안쪽곧은근이 수축해서 일어나며 축동은 상의 선명도를 높이기 위해 동공이 작아지는 현상이다. 비록 3가지의 요소는 서로 밀접하게 연관되어 있으나 프리즘, 렌즈 및 약한 산동제에 의해서 각각 분리되어 작동될 수 있으므로 근접반사는 순수반사라고 할 수 없다. 이러한 반사로는 자극이 망막에서 Brodmann의 제17영역으로 가고 다시 19 및 22영역으로 전달되며 여기에서 흥분이 중간뇌의 양쪽 덮개 tectum와 덮개앞지역 pretectum로 전달되어 다시 눈돌림신경핵으로 간다고 알려져 있다.

9. 눈알운동 Ocular movement

양안의 협동적인 눈알운동은 각 안구근육을 지배하는 신경의 통합작용에 의해 가능하며 이러한 작용은 눈알의 각 운동신경핵의 상부에서 조절하고 있다. 즉 이들의 신경기전에 관한 것은 아래와 같다.

1) 핵상위로 Supranuclear pathway

눈알근육의 핵상위로 중추는 수평과 수직방향의 동향운동 conjugate movement과 모임과 벌림의 이향운동 disjunctive movement에 대한 신경지배를 한다. 이들은 중간뇌에 있는 눈돌림신경, 도르래신경, 갓돌림신경의 신경핵에 연결된 중추신경계를 형성한다(그림 III. 3-22). 이러한 기능의 최고 중추는 이마엽과 뒤통수엽에 위치한다. 이마엽은 대체로 빠른 눈의 운동을 주로 담당하고 뒤통수엽은 느린 눈의 추적운동 pursuit에 관여한다. 빠른 눈의 운동은 수의 또는 불수의 재주시 운동으로서 안뜰눈떨림 vestibular nystagmus과 시운동성 눈떨림 optokinetic nystagmus에서 볼 수 있다.

(1) 이마엽 눈운동중추

이마엽 frontal lobe의 제2이마 굴곡지역에서 출발한 신경섬유들은 내피의 전부 anterior limb를 지나 등쪽 및 배쪽 경로로 분지되어 지나간다. 배쪽 경로는 위둔덕으로 가고 배쪽 경로는 다시 둘로 분지되어 한쪽 경로는 중간뇌로 가서 수직 눈운동에 관여한다. 배쪽의 다른 경로

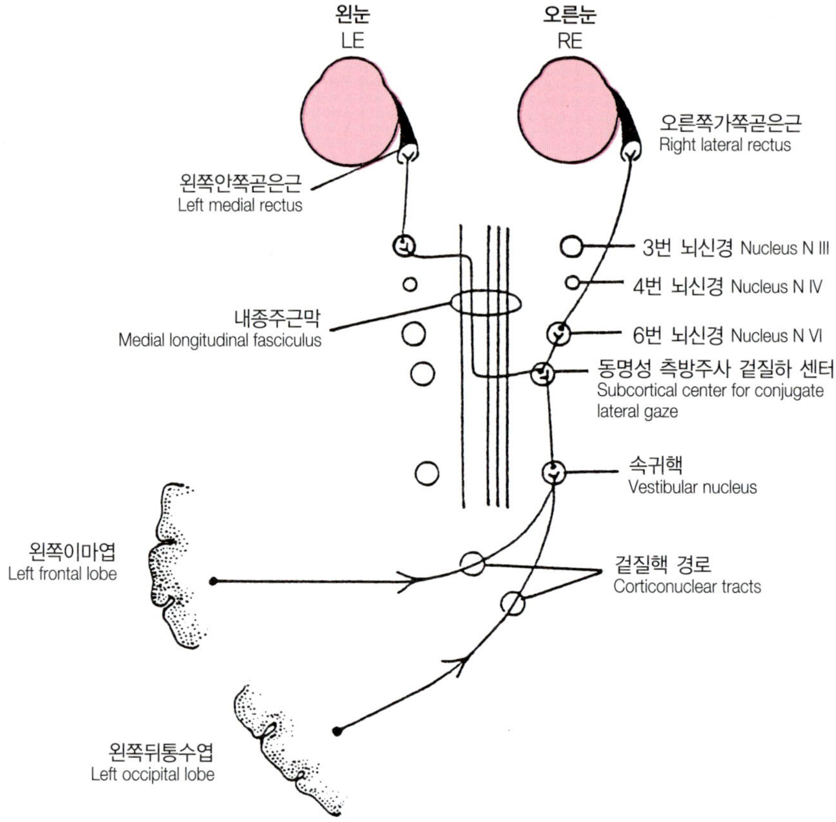

[그림 III. 3-22] **동명성 주시**

오른쪽 측방주시에서 수의적인 동명성 운동을 위한 자극은 왼쪽 이마엽에 있는 곳에 개시.
오른쪽 측방주시에서 불수의적인 동명성 운동은 한쪽 뒤통수엽 또는 동측뒤통수엽에 개시.

는 사이뇌의 그물체 reticular formation를 지나 진행하다가 교차한 후 갓돌림신경 부근의 다리뇌하부에 있는 다리뇌방내측그물체 pontine paramedian reticular formation(PPRF)에 도달한다. 이 PPRF는 측방주시 운동중추이다. 따라서 이마엽의 안운동중추는 반대편으로의 수의운동 voluntary and fast or saccadic movement을 유발시킨다.

(2) 위둔덕 눈운동중추

위둔덕은 중간뇌에 위치한 특수한 지역으로 이곳에서는 시각반사에 관여하는 수의운동을 담당한다.

(3) 마루뒤통수엽 눈운동중추

마루뒤통수엽 눈운동중추는 동측으로의 추적운동 또는 따라보기운동 pursuit movement에 주로 관여한다.

(4) 안쪽종속의 상간질핵 눈운동중추

사이뇌와 중간뇌 사이에 위치하는 핵으로 수직 눈운동에 관여한다.

(5) 다리뇌방내측 그물체

이곳은 같은쪽으로의 추적운동 및 수의운동을 일으키는 측방주시중추 horizontal gaze center이다. 여기서 동측의 갓돌림신경핵으로 신경흥분이 전달된다. 갓돌림신경핵에는 2개의 신경원이 있는데 하나는 동측의 아래곧은근으로 가고 다른 한 가지는 반대쪽의 내측종속을 따라 반대편의 안쪽곧은근을 지배하는 눈돌림신경핵으로 간다. 따라서 PPRF에서 갓돌림신경핵으로 신경흥분이 가면 아래곧은근과 동시에 안쪽곧은근이 흥분해서 수평운동이 일어난다.

(6) 안쪽종속 Internuclear system

안쪽종속 medial longitudinal fasciculus(MLF)은 중간뇌의 상부에서부터 시작해서 척수까지 이르는 쌍으로 된 섬유다발이다. 이 신경섬유는 각 가쪽눈근육의 신경핵을 서로 연결시켜 준다. 즉 오른쪽의 갓돌림신경핵에서 시작한 핵간은 반대쪽의 안쪽종속을 통해서 안쪽곧은근핵으로 가서 같은쪽으로 수평동향운동을 유발하는 데 참여한다. 이 밖에도 안뜰핵과도 연결된다.

(7) 속귀반사 Vestibular reflex

사람의 눈은 어떤 대상을 주시하고 있을 때에 두부를 좌우로 또는 상하로 움직이거나, 좌우로 기울더라도 눈알은 주시하고 있는 대상을 계속 보고자하는 일종의 반사행동을 한다. 이 같은 속귀반사는 청각기관의 속귀에 있는 안뜰장치에서 일어난 자극이 내측종속을 통해서 각 안구근육의 신경핵으로 연결되어 일어나는 현상이다.

2) 핵상위로의 장애

(1) 이마엽 Frontal lobe

이마엽의 병변은 반대쪽으로 수의운동의 마비를 일으킨다. 만약 심한 장애가 있을 때는 병변쪽으로 양안의 편위가 일어나며 반대쪽으로는 수의적으로 돌리지 못한다. 이것을 이마주시마비라고 한다. 그러나 반대쪽으로 눈알의 추적은 유지된다. 이로 인한 복시 증상은 없다.

(2) 뒤통수엽 Occipital lobe

대뇌반구의 후방병변 시 눈알의 느린 같은쪽 추적운동은 상실된다. 환자는 응시마비 gaze palsy의 방향에서 느리게 움직이는 물체를 따라가지 못한다. 그러나 빠른 눈의 운동은 가능하고 말총방향의 반대쪽으로의 느린 추적운동도 가능하다.

(3) 중간뇌와 시상

뒤교차 posterior commissure의 병변은 양쪽 눈의 상방주시 운동의 장애를 일으킨다. 적색핵 red nuclei의 등쪽과 안쪽의 장애는 하방 주시마비를 유발한다.

(4) 다리뇌 Pons

PPRF의 장애는 같은쪽의 빠른 눈운동 saccadic eye movement과 추적주시운동의 마비를 가져온다.

뇌줄기의 장애는 주시마비의 원인이며 주로 종양, 뇌염, 동 · 정맥 기형, 다발경화증 multiple sclerosis 등에 의해 일어난다.

제 4 장

혈관계통

Vessel system

인체의 혈액순환은 전신순환 systemic circulation 또는 대순환 greater circulation과 허파순환 pulmonary circulation 또는 소순환 lesser circulation으로 구분된다.

전신순환은 왼심실에서 대동맥, 중동맥, 세동맥을 거쳐 인체의 모든 조직 및 기관 내의 모세혈관에 도달 후 세정맥, 중정맥, 대정맥을 거쳐서 위·아래대정맥을 통해 오른심방에 이르는 경로이다. 그러나 손톱, 표피, 각막, 수정체, 유리체, 점막 및 연골 등의 조직은 전신순환의 예외 지역이다. 허파순환은 오른심실에서 허파동맥을 거쳐 허파를 통과하여 혈액에서 탄소와 산소의 가스 교환을 한 후 허파정맥을 거쳐 왼심방에 이르는 경로이다. 본 내용에서는 전신순환 중 머리와 목의 혈관을 중심으로 눈의 혈관계통에 대해서 기술한다.

제 1 절 머리와 목의 혈관 Blood vessel of the head and neck

대동맥활 aortic atch에서는 팔머리동맥 brachiocephalic trunk, 왼쪽온목동맥 left common carotid artery 및 왼쪽아래목빗근동맥 left subclavian artery이 시작한다. 팔머리동맥간은 목빗근 부근에서 오른쪽온목동맥이 되어 머리와 목의 오른쪽에 혈액을 공급한다.

왼쪽온목동맥은 머리와 목의 왼쪽 부분에 혈액을 공급한다.

한편 온목동맥은 목의 상부 부근에서 속목동맥 internal carotid artery과 바깥목동맥 external carotid artery으로 나뉜다. 이 분지점에서 속목동맥의 바닥에 약간의 확장된 부위가 목동맥굴 carotid sinus이 되며, 이 곳이 중요한 혈압을 조절하는 장소로서 특수한 구조물의 세포가 있다. 바깥목동맥은 여러 분지를 내면서 얼굴쪽에 혈액을 제공하며, 속목동맥은 척추동맥과 함께 뇌쪽에 혈액을 공급한다. 속목동맥은 3개의 가지로 분지되는데 그 하나는 작은 눈동맥 opthalmic artery으로 주로 눈알에 분포한다. 목빗근아래동맥의 가지인 좌우 척추동맥은 뒤통수큰구멍을 통해서 머리뼈관으로 들어가 소뇌쪽에 분지를 내며 뇌바닥동맥을 형성한다. 이것은 후에 뒤대뇌동맥이 되어 속목동맥의 가지인 전·중대뇌동맥과 더불어 대뇌동맥고리(Willis 고리)를 형성한다.

속목동맥은 목동맥관을 통해서 머리뼈안으로 들어가며 중대뇌동맥을 만들어서 측대뇌겉질에 영양을 공급한다. 이들의 후교차가지는 뒤대뇌동맥과 합병하며 앞쪽가지의 앞대뇌동맥은 이마엽에 영양을 공급한다. 이것은 앞교차동맥을 형성해서 뇌하수체를 돌며 뇌바닥에 대뇌동맥고리인 Willis 고리를 만든다. 이 혈관은 뇌의 바닥에서 뇌 전체에 혈액을 제공한다.

머리와 목쪽으로 가는 정맥의 주요 쌍은 바깥목정맥 external jugular vein과 속목정맥 internal jugular vein이다. 바깥목정맥은 표면에 있으면서 목과 머리의 후반부에 주로 분포하고 있으며, 이들은 후에 목빗근아래정맥 subclavian vein으로 연결된다. 그러나 속목정맥은 크고 바깥목정맥에 비해서 깊은곳에 위치해 있다. 그들은 머리뼈관, 전방의 두부, 얼굴, 목, 눈 등심부 구조에서 오는 혈액을 받는다.

속목정맥은 머리뼈 바닥부에서 시작해서 온목동맥을 따라 하행하며 그 후 목빗근아래정맥과 합류한 다음 팔머리정맥 brachiocephalic veins과 연결된다. 이 정맥은 후에 심장의 오른심방으로 들어간다.

제2절 눈동맥(안동맥) Ophthalmic artery

눈동맥은 눈확과 이들 주위에 혈액을 공급하는 주요 혈관이다. 이것은 속목동맥이 해면굴에 출현하는 위치에서 속목동맥의 머리뼈안 아래, 앞침상돌기 clinoid process 안쪽에서 분지되어 이루어진 것이다. 특히 눈동맥의 분거는 시각신경을 기준으로 두 개 구역으로 나누어진다(표 III. 4-1, 2).

눈동맥은 시각신경의 아래와 측방을 지나서 시각신경관 optic canal을 통과한 다음 눈확내에 들어가 안구근육에서 분지되어 이들 근육에 혈액을 공급하며, 또한 눈알 내부와 주변의

[표 III. 4-1] 눈동맥의 분지와 이는곳

시각신경 위 횡단	시각신경 아래 횡단
중심망막과 내후섬모체동맥	외후섬모체동맥

[표 III. 4-2] 눈동맥의 기원과 분포

기 원	최종 분포지
중심망막동맥	망막 속층
후섬모체동맥	시각신경유두, 맥락막, 섬모체, 홍채
근육성동맥	바깥눈근육, 섬모체, 궁체, 상공막, 결막
앞벌집동맥	벌집뼈와 이마굴, 코안
뒤벌집동맥	코안, 벌집뼈, 나비굴
안쪽눈꺼풀동맥	눈꺼풀
눈물샘동맥	눈꺼풀, 눈물샘
위눈확동맥	위곧은근, 위빗근, 눈돌림근
위도르래동맥	동맥과 문합
콧등동맥	아래곧은근, 아래빗근, 눈물주머니

※눈동맥은 속목동맥에서 분리된 것.

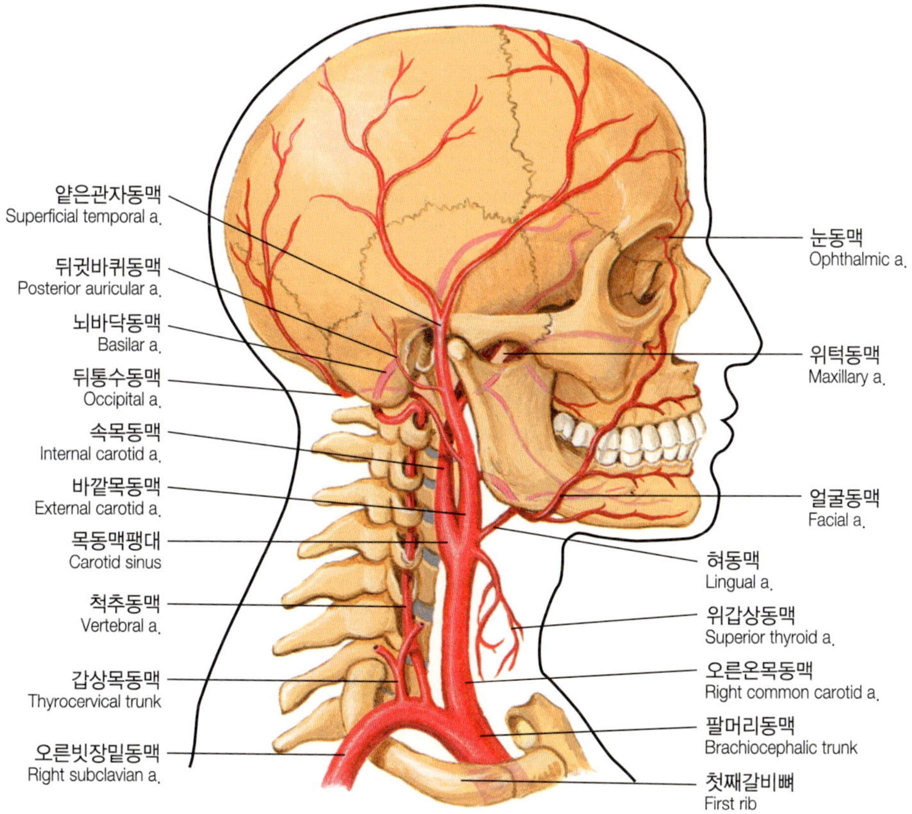

[그림 III. 4-1] 목과 머리의 동맥
오른온목동맥과 오른빗장밑동맥의 주요 분지.

[표 III. 4-3] 눈동맥의 분지

눈 혈관	눈확 혈관
망막중심동맥	눈물동맥, 근육성 가지
짧은뒤섬모체동맥	위눈확동맥, 앞벌림뼈동맥
긴뒤섬모체동맥	뒤벌집뼈동맥, 안쪽눈꺼풀판동맥
앞섬모체동맥	위도르래동맥, 콧등동맥

여러 조직에도 분포한다(그림 III. 4-1). 눈동맥은 코섬모체신경 nasociliary nerve과 함께 진행하며 아래도르래신경 infratrochlear nerve과도 주행한다. 눈확의 앞쪽 가까이에서 눈동맥은 아래도르래동맥 supratrochlear artery과 콧등동맥 dorsal nasal artery으로 나뉜다. 또한 눈동맥은 두피에도 혈액을 공급하며 눈꺼풀의 동맥활 arterial arcade도 형성한다. 이들은 얼굴동맥 facial artery을 경유하여 바깥목동맥으로 문합된다. 한편 바깥목동맥에서 분지한 눈확아래동맥 infraorbital artery과 중간뇌막동맥 middle meningeal artery도 이들 부위에 분포한다. 또한 위턱에 연속이 되는 눈확아래동맥도 역시 눈확에 중요한 혈액의 공급처가 된다.

1) 눈동맥의 분지

눈동맥의 수많은 분지들 중에서 중요한 것은 망막에 분포하는 망막중심동맥 central retinal artery of the retina과 눈알의 여러 지역에 분포하는 섬모체동맥 ciliary artery들이다(표 III 4-3).

(1) 망막중심동맥 Central retinal artery

눈동맥의 첫번째 가지이며 가로동맥이다. 눈알의 약 10~15mm의 후방에서 시각신경의 경질막 내에서 하내방으로 들어가 5개의 가지로 분지된다. 이것은 시각신경의 아래안쪽을 관통하여 시각신경유두의 가운데에서 분지되어 망막에 분포한다. 망막중심동맥의 혈전증 embolism은 눈의 시력을 상실케 한다.

망막의 가쪽 1/3 지역은 맥락막의 모세혈관에서 영양을 공급받고, 안쪽 2/3는 망막중심동맥의 분지에서 혈액공급을 받는다. 한편 중심오목 fovea은 이들 중에서 맥락막모세혈관에서만 영양공급을 받는다. 망막중심동맥은 상하외측동맥, 상하내측동맥, 상하황반동맥, 망막내측동맥 등으로 나뉜다.

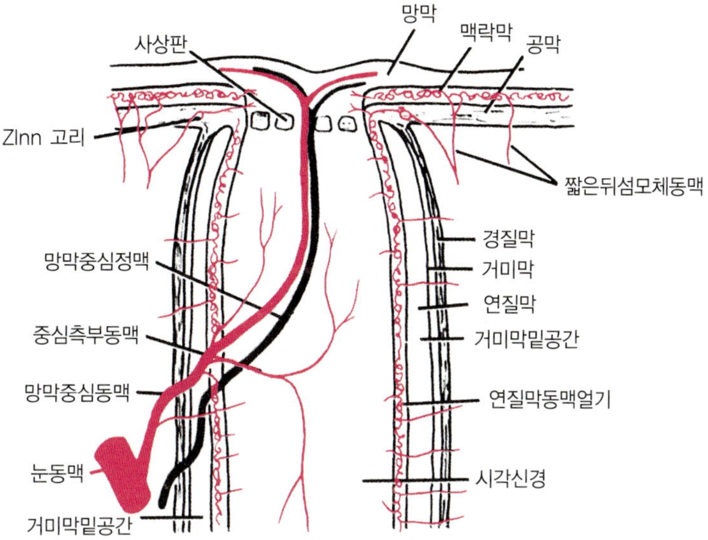

[그림 III. 4-2] 시각신경유두와 시각신경 주변부의 혈관

(2) 섬모체동맥 Ciliary artery

섬모체동맥에는 3개의 지류가 있는데 눈알 후방에서 눈알를 관통하여 섬모체까지 길게 뻗는 긴뒤섬모체동맥과 역시 눈알 후방을 관통하나 여러 가닥으로 분지하여 맥락막에 분포하는 짧은뒤섬모체동맥 그리고 곧은근을 통과해 눈알적도 전방 부위에서 공막을 관통하는 앞섬모체동맥으로 구분된다.

① 긴뒤섬모체동맥 long posterior ciliary arteries

긴뒤섬모체동맥은 눈동맥이 시각신경을 가로지르는 부위에서 분지하는 2가닥의 동맥이다. 이들은 시각신경이 눈알로 들어가는 부위의 가쪽과 안쪽에서 공막을 관통하여 섬모체까지 진행한다. 이 동맥은 공막과 맥락막 사이를 진행하여 홍채고리에 도달하면 상하로 분지하여 반대편 동맥과 연결되므로 홍채를 둘러싼다. 이들은 앞섬모체동맥과 문합하여 큰홍채동맥고리를 형성한다. 큰홍채동맥고리는 홍채와 섬모체에 영양을 공급한다.

② 짧은뒤섬모체동맥 short posterior ciliary arteries

눈동맥에서 7개의 짧은뒤섬모체동맥이 분지하며 다시 10~20개의 작은 지류로 분지하여 시각신경 주변을 따라 공막을 통과한다. 짧은뒤섬모체동맥은 맥락막에 분포하며 톱니둘레 주위에서 긴뒤섬모체동맥의 역행지와 앞섬모체동맥들과 문합한다. 짧은뒤섬모체동맥의 작은 분지의 대부분이 시각신경 주위에서 연결혈관(Zinn 혈관)을 형성하며 이것의 작은 분지는 연질막혈관과 연결된다.

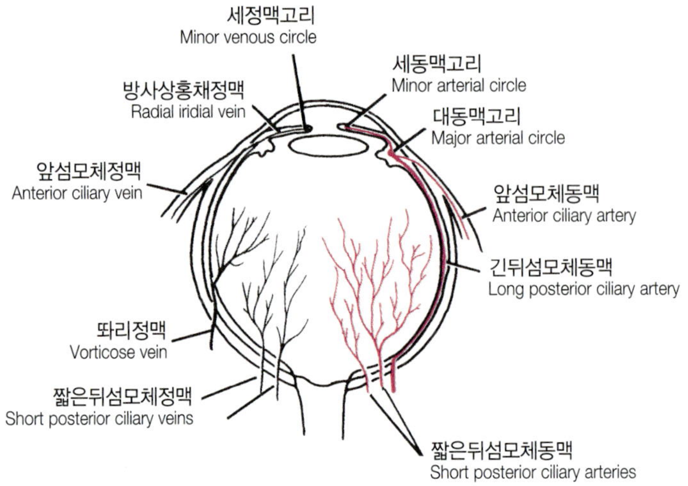

[그림 III. 4-3] 눈알의 혈관 분포

③ 앞섬모체동맥 anterior ciliary arteries

앞섬모체동맥 anterior ciliary arteries은 눈동맥의 근육가지에서 발생하며 4개의 곧은근에 분포하는데 각 곧은근마다 2개씩 있으나 가쪽곧은근에는 1개만 존재하여 총 7개의 가지를 낸다. 이들은 각막가장자리 4mm 후방의 공막을 관통하여 눈알로 들어간 다음 긴뒤섬모체동맥과 함께 큰홍채동맥고리를 형성한다. 또한 공막과 결막에도 분포한다.

(3) 눈물동맥 Lacrimal artery

눈동맥이 눈확으로 들어가서 분지하는 동맥이지만 간혹 눈확으로 들어가기 전에 분지하기도 한다. 눈물동맥은 눈물신경과 함께 가쪽곧은근의 톱니둘레를 따라 가다가 눈물샘을 통과하면서 혈액을 공급하고 눈꺼풀과 결막에 종말지를 보낸다. 눈물동맥의 지류는 다음과 같다.

① 가쪽눈꺼풀동맥

위눈꺼풀으로 들어가 속눈꺼풀동맥과 문합한다.

② 광대뼈 지류

광대뼈눈확구멍과 광대뼈관자구멍을 지나 얼굴동맥과 문합한다.

③ 근육가지

가쪽곧은근에 분포한다.

④ 역행뇌막지

위눈확틈새의 가쪽부분을 통해 중간뇌막동맥의 분지와 문합한다.

[표 III. 4-4] 바깥눈근육의 혈관 분포

근육 명칭	동맥혈관
안쪽곧은근	안쪽곧은근동맥
바깥쪽곧은근	바깥쪽곧은근동맥, 눈물샘동맥
위곧은근	위곧은근동맥, 눈물샘동맥 위눈확동맥
아래곧은근	안쪽곧은근동맥, 아래눈확동맥
위빗근	바깥쪽 · 위곧은근동맥, 위눈확동맥
아래빗근	안쪽 · 아래곧은근동맥 아래눈확동맥

(4) 근육성 동맥 Muscular artery

안구근육에 분포하는 근육가지는 안가쪽가지로 분지하면 가쪽가지는 가쪽곧은근, 위곧은근, 눈꺼풀올림근, 위빗근에 분포하고, 안쪽가지는 아래빗근, 안쪽곧은근, 아래곧은근에 혈액을 공급한다(표 III. 4-4). 이 후에 근육성 가지들은 각막가장자리 후방 4mm 지역의 공막을 관통하여 앞섬모체동맥이 되어 홍채와 섬모체에 혈액을 공급해 준다.

(5) 위눈확동맥 Superior orbital artery

위눈확동맥은 눈확 위벽과 위눈꺼풀올림근 사이를 통과한다. 그러나 이들은 위눈확패임 또는 위눈확구멍을 통과할 수도 있고 통과하지 않을 때도 있다. 만약 통과할 때에는 얼굴로 가서 위눈꺼풀 전방의 눈 주위 피부에 분포한다. 이것은 위눈꺼풀과 두피에도 혈액공급을 한다.

(6) 앞벌집동맥 Anterior ethmoidal artery

앞벌집동맥은 눈동맥으로부터 분지되어 앞벌림신경과 함께 앞벌림관 anterior ethmoidal canal으로 들어간다. 이들의 분포는 주로 후각세포, 이마굴, 코안, 코부위 피부에 혈액을 공급한다.

(7) 뒤벌집동맥 Posterior ethmoidal artery

뒤벌집동맥은 눈동맥이 눈확 내벽에 이른 후에 분지하는 동맥이며 뒤벌집봉소, 앞머리개와 경질막, 위콧길도 점막에 분포한다.

(8) 안쪽눈꺼풀판동맥 Medial palpebral artery

안쪽눈꺼풀판동맥은 2개로서 눈확 내벽의 앞면에서 상하로 분지된다. 이 동맥들은 위눈꺼풀과 아래눈꺼풀으로 들어가 2개의 지류로 분지하여 동맥활을 이루며 이들의 분지가 눈꺼풀과 결막에 혈액을 공급한다.

(9) 위도르래동맥 Supra trochlear artery

위도르래동맥은 위눈확가장자리를 통과하여 이마와 두피에 혈액을 공급한다.

(10) 콧등동맥 Dorsal nasal artery

콧등동맥은 안쪽눈꺼풀판인대 위의 눈확사이막 orbital septum을 뚫고 눈확으로 간다. 이것은 코와 눈물주머니의 기부에 혈액을 공급하며 얼굴동맥과 문합한다.

제 3 절 눈정맥(안정맥) Ophthalmic

눈정맥은 크게 위 · 아래눈정맥으로 나눌 수 있다. 이들은 위곧은근 및 아래곧은근과 눈알 사이를 지나서 위눈확틈새를 통과한 후에 해면굴으로 간다. 특히 망막정맥은 경질막을 뚫기 전의 거미막 아래에서는 동맥에 비해서 길다.

눈정맥은 아래와 같이 분류할 수 있다.

(1) 위 · 아래눈정맥 Superior and inferior ophthalmic veins

눈확에는 판막 valve이 없는 위 · 아래눈정맥이 분포되어 있다. 위눈정맥은 아래눈정맥보다 크며 얼굴정맥 facial vein의 분지와 위눈확정맥 supraorbital vein의 분지들이 문합하여 이루어진다. 위눈확정맥은 코의 뿌리 근처에서 형성되며 얼굴에서 눈구석정맥과 연결된다. 이것은 후에 안쪽눈꺼풀인대 위를 지나서 눈확으로 들어간다. 위눈정맥은 시각신경을 가로질러 위곧은근 아래에서 위눈확틈새를 통해 관통하며 아래눈확정맥과 만난 후에 해면정맥굴로 간다. 망막의 중심정맥은 보통 직접 해면정맥굴에 들어가며 눈확정맥에 합쳐진다.

아래눈확정맥은 눈확의 바닥 상부의 얼기 plexus에서 시작이 되며 해면정맥굴에서 직 · 간접으로 끝난다.

(2) 눈구석정맥 Angular vein

눈구석정맥은 이마, 눈확부, 눈알부위의 연결지점에 있는 정맥이다. 위눈확정맥과 위도르래정맥의 유합으로서 형성되고, 위눈정맥과 얼굴정맥은 자유롭게 문합된다.

(3) 해면정맥굴 Cavernous sinus

해면정맥굴은 나비뼈몸통의 가쪽, 즉 뇌하수체오목의 양쪽에 위치하는 스폰지 모양의 넓은정맥굴로서 눈정맥을 받고, 이 속에는 눈돌림신경, 도르래신경, 갓돌림신경, 목정맥 등이 있다.

이 밖의 눈정맥에는 앞섬모체정맥, 망막중심정맥, 눈물샘정맥, 똬리정맥 vortex vein, 뒤섬모체정맥 등이 있다. 똬리정맥은 공막 적도 후방 4mm 지역을 비스듬히 관통하는 4개의 혈관으로 포도막의 혈액이 모이는 소용돌이 모양의 혈관이며 후에 눈정맥으로 연결된다.

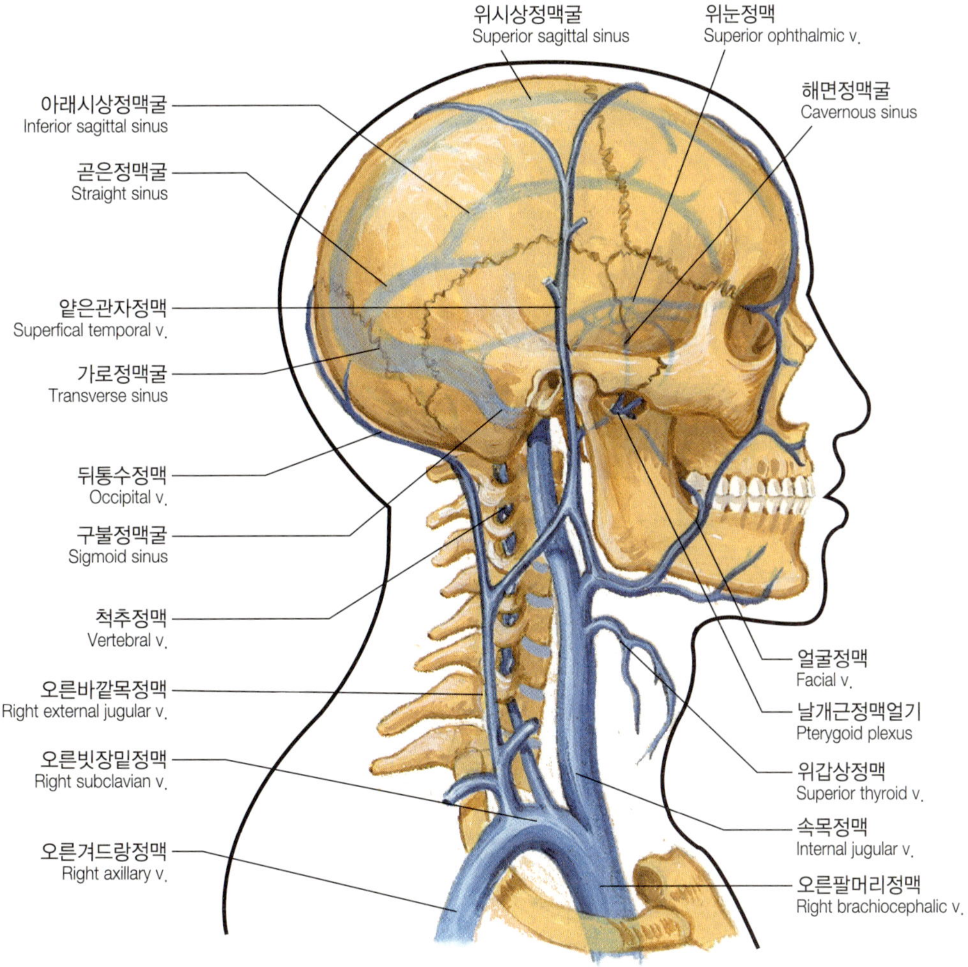

[그림 III. 4-4] 머리와 목에 분포하는 주요 정맥

제4절 림프계통 Lymph system

림프계통은 조직에서 스며 나온 조직액으로 구성되는 림프액과 판막을 가리는 림프관 lymph vessels 그리고 림프절 lymph node로 구성된다. 림프액은 장액성 성분으로 조직에서 나온 액체성분이 조직사이의 맹관을 형성하면서 림프모세관을 이룬다. 림프모세관은 서로 합쳐져 점차 굵은 림프관을 형성하여 정맥과 같은 방향으로 주행한다. 이 곳의 액체는 그 성분이 혈장과 비슷하며, 이곳에는 림프세포가 많고 또한 알부민과 글로불린 단백질이 풍부하여 인간은 하루에 1.5~3L를 순환한다. 또는 신체에서 지방과 각종 무기물질 등을 수용하는 기능도 한다.

한편 림프절은 림프관의 경로에서 구성되는데 이 곳은 림프세포를 생산하고 이 물질을 거르는 역할을 한다. 인간에게서 가장 큰 림프관은 가슴림프관이며, 눈에서는 결막의 아데노이드층에 림프가 발달돠며 이곳에 공급되는 림프액과 림프세포는 귀앞림프절과 위턱림프절에서 추출된다.

특히 귀앞림프절이 바이러스 감염 시에는 귀밑샘염을 가진다. 결막에 있는 림프는 세균, 바이러스 등의 감염 때에 면역기능을 수행하여 질병에 대한 자연치유 가능성을 높인다. 림프절에 세균이나 바이러스가 감염되면 림프절은 붓게 되고 통증이 나타나며, 이곳 림프구가 세균 또는 바이러스에 패하면 세균은 인간 몸 전체로 번지게 된다.

연습문제 V

I. 다음 중 적당한 답을 선택하시오.

1. 다음 중 눈과 연관되는 정맥계통이 아닌 것은 어느 것인가?
   1) 해면정맥굴 2) 얼굴정맥 3) 속목정맥 4) 척주정맥 5) 눈꺼풀정맥

2. 다음 중 시각신경유두에 있는 혈관은 어느 것인가?
   1) 망막중심정맥 2) 맥락막정맥 3) 홍채정맥
   4) 상공막정맥 5) 공막정맥

3. 다음 중 시각반사가 있는 뇌의 장소는 어느 곳인가?
   1) 위둔덕 2) 아래둔덕 3) 적핵 4) 동안신경핵 5) 외전신경핵

4. 다음 중 근접반사와 관련된 구조물은 어느 것인가?

가: 섬모체근육	나: 부교감신경	다: 중간뇌	라: 소뇌

   1) 가, 나, 다 2) 가, 다 3) 다, 라 4) 라 5) 가, 나, 다, 라

5. 다음 보기와 같은 시야의 모습은 어느 시로에 손상을 가진 경우인가?

보기: ◐◐

   1) 시삭 2) 시각신경교차 3) 시각신경 4) 시각겉질 5) 황반

6. 다음 중 섬모체신경절의 위치는 어디인가?
   1) 아래곧은근과 교감신경 2) 아래곧은근과 시각신경
   3) 위곧은근과 시각신경 4) 위곧은근과 교감신경
   5) 위곧은근과 아래곧은근

7. 다음 근육과 신경의 관계가 바르게 된 것은 어느 것인가?

가: 개안–동안신경	나: 측방주시–내전신경
다: 축동–동공조임근	라: 조절–섬모체근육

   1) 가, 나, 다 2) 가, 다 3) 다, 라 4) 라 5) 가, 나, 다, 라

8. 다리뇌에서 이는곳을 형성하는 뇌신경은 어느 것인가?

가: 5번	나: 6번	다: 7번	라: 8번

   1) 가, 나, 다 2) 가, 다 3) 다, 라 4) 라 5) 가, 나, 다, 라

9. 안구진탕과 관계가 깊은 뇌신경은 몇 번인가?
1) 3번 2) 4번 3) 5번 4) 6번 5) 8번

10. 동공반사와 관계가 깊은 뇌신경은 어느 것인가?
1) 2번 2) 3번 3) 4번 4) 5번 5) 7번

II. 다음을 자세히 기술하시오.

1. 빛반사가 진행되는 경로를 적으시오.

2. 시각경로를 순서대로 적으시오.

3. 근접반사의 순서를 적으시오.

4. 동명성 주시운동의 신경경로를 적으시오.

5. 안구운동에 관계하는 신경과 근육 및 작용방향은?

6. 시로장애의 종류와 관계되는 지역은 어디인가?

7. 동공의 생리적 특징을 적으시오.

8. 눈물샘동맥의 준비와 분포 지역은 어디인가?

9. 수의적 공액운동의 종류와 관련되는 근육과 신경의 이름은 무엇인가?

10. 핵상위로에 관련되는 뇌와 신경의 명칭은 무엇인가?

정답: 1(4), 2(1), 3(1), 4(1), 5(1), 6(2), 7(3), 8(5), 9(5), 10(2)

참고문헌

1. 윤동호, 이상욱, 최억 : 안과학, 일조각, 2007.
2. 고정식 외 7인, 인체해부학, 정문각, 2011.
3. 김연섭 외 10인, 인체해부학, 정문각, 2011.
4. Barr, M, L., Kiernan, J, A. : The Human nervous system, Lippincott, 1988.
5. Carpenter, M. B. : Core text of neuroanatomy, Williams and Wilkins, 1985.
6. Clemente C. D. : Gray's anatomy, Lea &Fediger, 1981.
7. Davson. H. : Physiology of The Eye, Machillan, 1990.
8. Douane, T. D. : Clinical ophthalmology, Harper and Row, 1987.
9. Fawcett, D. W. : Histology, Saunders, 1986.
10. Gilroy J. : Basic Neurology, Pergamon, 1990.
11. Isenberg, S. J. : The Eye in infancy, Year book medical publishers, Inc., 1989.
12. Junqueira, L. C/, Carneior, J., Kelley, R. O. : Basic histology, Appletion & Lange, 1989.
13. Lesson & Lesson : Histology, Holt Saunder, 1981.
14. Lessell, S., Dalen, J. T. W. : Neuro-ophthalmology, Year book Medical publishers, Ins., 1988.
15. Moore, K. L. : Clinical oriented anatomy, Williams and Wilkins, 1985.
16. Moore, K. L. : The developing Human, Saunder, 1985.
17. Newell, F. W. : Ophthalmology, Mosby, 1986.
18. Pansky, B. : Gross anatomy, Macmillian, 1984.
19. Sadler, T. W. : Langman's Medical Embryology, William's & Wilkin's, 1990.
20. Vaughan, D., Asbury, T., Tabbara, K. F. : General ophthalmology, Lange, 1989.
21. Weiss, L. : Histology(Cell and Tissue), MacMillan, 1983.
22. Woodburne, R. T., Burkel, W. E. : Essentials of Human Anatomy, Oxford, 1988.
23. Al Lo, Sheila C.N., Janice K.L. : Ocular anatomy and physiology, SLACK, 2008.
24. LEE A.M.; Clinical Anatomy of the visual system. ELSEVIER, 2005.

부록

눈과 연관된 해부학용어

가계도 family tree　유전성을 조사하기 위한 문진을 이용한 근친의 조사 방법

가성근시/거짓근시 pseudomyopia　조절 경련에 의한 일시적인 근시

가족성 familial　유전성으로서 습득된 형질이 가족과 연관되는 경향

각막계 keratometer　각막 만곡과 굴절력을 측정하는 도구

각막 콘택트렌즈 corneal contact lens　각막에 직접 접촉하는 얇은 렌즈

각막 cornea　안구의 전방 1/6을 형성하는 바깥막

각막염 keratitis　각막의 염증

각막 접촉렌즈 corneal contact lens　각막 위에 직접 고정시키는 얇은 렌즈

각막지도 topography　각막의 형태를 나타내는 것

간뇌/사이뇌 diencephalon　뇌의 일종으로서 시상, 시상하부, 시상상부 등으로 구성

간체/막대세포 cone cell　어두운 조명에 작용하는 망막에 있는 시각세포

간충조직 mesenchyme　미분화된 조직

감수분열 meiosis　생식세포가 성숙하는 동안에 일어나는 세포분열의 형태

개산/눈벌림 divergence　양안에서 안구가 모두 귀 방향으로 이동

거대각막 megalocornea　직경이 12mm 이상인 큰 각막

건막/널힘줄 aponeurosis　눈확 공간에 있는 일종의 결체조직

건조증/건성안 xerosis　안구가 건조한 상태의 눈

검구유착 symplepharon　구결막과 검결막 부착 상태

검안경 ophthalmoscope　눈바닥을 검사하는 도구

검열/눈꺼풀틈새 palpebral fissure　위눈꺼풀과 아래눈꺼풀 사이 공간

검판/눈꺼풀판 tarsal plate　눈꺼풀의 형태를 유지하는 결체조직

검판선/눈꺼풀판 샘 tarsal gland　눈꺼풀 안쪽에서 지방을 생산하는 샘

결막 conjunctiva　눈꺼풀의 안쪽면을 구성하는 점액성 막

결막부종 chemosis　결막의 부종

결막염 conjunctivitis　결막의 염증

결손 colomboma　눈 또는 안구부속기 일부의 선천적 결핍

경막/경질막 dura mater 뇌막 또는 시각신경집의 두터운 바깥막
공막 sclera 안구 뒤방의 5/6지역을 차지하는 바깥막
공막자/공막돌기 scleral spur 우각에서 공막의 돌출 부분
공액근/동향근 yoke muscle 양안이 같은 방향으로 운동하는 바깥눈근육
광수용체세포/빛수용세포 photoreceptor 빛을 수용하는 세포
광선눈통증 photophobia 빛에 대해서 비정상적으로 민감한 사람
교/다리뇌 pons 숨뇌와 중간뇌의 사이에 놓인 뇌줄기의 부위
구결막/안구결막 bulbar conjunctiva 안구를 둘러싸는 결막
구심성 섬유/들신경섬유 afferent fiber 감각정보를 뇌로 보내는 신경축삭
굴절률 refractive index 광선이 물질을 통과할 때의 굴절되는 비율
굴절매질 refractive media 굴절력을 가지는 눈의 매체
굴절이상 ametropia 빛이 망막에 정확하게 맺히지 못하는 현상
권축륜/잔고리 collarette 모양체와 홍채의 동공지역의 결합 부위
궤페 결절 koeppe nodule 포도막염에서 각막 뒷면에 생기는 상피 모양의 결절
근거리 반사 near reflex 근거리 사물 주시 때의 수렴, 조절, 축동반사
근막 fascia 근육을 둘러싸는 섬유성 막
근시 myopia 가까운 거리 시력은 좋으나 먼 거리 시력이 좋지 못함
근점 near point 조절이 완전히 되었을 때 눈의 초점지역
기능성 장애 abiotrophic disease 출생 이후에 명백해지는 질병
기저세포/바닥세포 basal cell 각막상피에서 재생을 담당하는 세포
길항근 antagonist 작용 방향이 반대인 근육
난시 astigmatism 빛이 망막의 여러 곳에 맺히는 굴절이상
내배엽 endoderm 배 발생 중 세배엽의 안쪽지역
내사시 esotropia 안구의 분명한 안쪽 치우침 현상
내사위 esophoria 잠재성 내사시로서 무의식 중에 안구가 안쪽으로 치우치는 눈
내안각췌피/눈구석주름 epicanthus 내안각쪽으로 눈꺼풀의 피부 주름 형성. 위 내사시 유발.
내용제거술 exeteration 안구와 눈꺼풀을 포함해서 눈확의 전체 내용물을 제거시킴
내장적출술 evisceration 안구의 내용물을 제거시킴
내전/모음 adduction 안구를 안쪽으로 이동시키는 현상
내직근/안쪽곧은근 adductor muscle 안구를 코쪽으로 이동시킴
노안/노시안 presbyopia 40세 이후에 발생되는 조절력의 감소로 인한 조절이상이 있는 눈
녹내장 glaucoma 비정상적으로 안압의 증가에 따른 질환
뇌간/뇌줄기 brain stem 숨뇌, 다리뇌, 중간뇌를 모두 포함하는 기능적 뇌 지역
뇌막 meninges 중추신경계를 둘러싸는 막
뇌신경 cranial nerve 뇌에서 기원되는 12쌍의 말초신경
누낭/눈물주머니 lacrimal sac 내안각 쪽에 위치한 눈물 저장 장소
누낭염/눈물주머니 염증 dacryocystitis 눈물주머니의 감염
누선 부속기/눈물기관 lacrimal apparatus 눈물 생산과 배출에 관계하는 기관
누선동맥/눈물샘 동맥 lacrimal artery 눈물기관에 대사 공급하는 동맥 혈관

누선와/눈물샘오목 lacrimal fossa 눈물이 고이는 장소
누소관/눈물 모세관 lacrimal canaliculus 눈물이 지나가는 관
누점/눈물점 punctum 눈물이 지나가는 작은 구멍
눈물 tear 안구 앞에 있는 눈물샘에서 생산된 액체 물질
다운증후군 Down's syndrome 21번 염색체가 3개인 유전병
단안시/한눈시력 mono vision 한 눈의 시력 상태
대뇌 cerebrum 뇌의 2/3를 차지하는 뇌의 일종
대뇌각/대뇌다리 cerebral peduncle 중간뇌의 배가쪽 표면 위에 있는 신경섬유 덩어리
대립인자 alleles 쌍으로 된 유전자의 동질성 염색체 위에 같은 좌를 가지는 유전자
데스멧막 Descement membrane 각막 후방 경계막
돌연변이 mutation 새로운 유전자로 변형된 것
동공 동요 hippus 동공이 스스로 움직이는 현상
동공 pupil 홍채 중앙에 있는 작은 구멍, 광선이 지나감
동공결손 acoria 동공이 일부 없는 상태
동공부동 anisocoria 양안의 동공 크기가 서로 다른 현상
동안신경/눈돌림신경 oculomotor nerve 뇌신경으로서 바깥눈근육을 지배하는 신경
동형접합체 homozygous 대립쌍의 두 유전자 인자가 같은 상태
등 시력선 Isopter 시야에서 같은 시력의 곡선
디옵터 diopter 수정체의 굴절력을 측정하는 단위
로크우드인대 Lock Wood's ligament 안구를 부착하는 결합조직
리소자임 lysozyme 항생기능을 하는 단백질
말초신경계 peripheral nerve system 뇌에서 시작되는 신경의 일종
망막검영기 retinoscope 굴절력을 자각적으로 검사하는 장비
망막분리/망막박리 retinal detachment 망막의 색소층과 신경층의 분리 현상
망상체 reticular formation 뇌의 회백질 지역, 의식을 담당
맥락막 choroid 안구의 뒤방 중간층
맹 blindness 광각이 상실된 눈
맹점 blind spot 시신경에서 결상되지 못하는 지역, 일종의 시각신경유두
멜라닌색소세포 melanocyte 멜라닌을 생산하는 세포
멜라닌 melanin 멜라닌색소세포에서 생산된 검은색 색소 물질
명소시 photopic vision 밝은 조명 하에서의 시각
모양체 소대/섬모체소대 ciliary zonule 수정체의 조절에 참여하는 결체조직
모양체 신경절/섬모체신경절 ciliary ganglion 빛반사 경로에 있는 신경연접부분
모양체/섬모체 ciliary body 포도막으로 안구의 중간층
무홍채 aniridia 홍채의 선천적 결손
무수정체 aphakia 수정체가 결손된 상태
무시증 anopsia 시각이 없는 눈
무안검증 ablepharon 눈꺼풀이 결손된 상태
무안구체 anophthalmos 안구가 없는 눈

뮬러섬유 Müller fiber 망막에 있는 섬유
반맹 hemianopia 시야의 1/2 이 암점인 상태
방수 aqueous humor 모양체돌기에서 생산되는 투명한 액체
배상세포/술잔세포 Goblet cell 점액을 생산하는 세포
배우자 Goblet cell 결막에 있는 점액분비세포
백내장 cataract 수정체가 혼탁된 상태
백모 poliosis 털에 멜라닌색소가 없는 것
백반 viliigo 피부에 색소의 결손이 있는 지역
백색증 albinism 색소상피의 유전성 결핍
벨마비 Bell palsy 얼굴신경의 마비
변시증 metamorphopsia 시각의 왜곡된 모습
변연계 limbic system 감정, 기억, 행위를 담당하는 뇌에 있는 핵
복시 diplopia 물체가 2개로 보이는 현상
볼록렌즈 convex lens 광선을 수렴시키는 렌즈. 플러스 렌즈(+렌즈)
부동시 anisometropia 양안의 굴절력에 차이가 있는 눈
부등상시 aniseikonia 양안의 보이는 영상의 크기가 차이가 나는 눈의 현상
부르흐막 Bruchs membrane 맥락막과 망막색소상피 사이조직
부유물 floaters 유리체에 작고 어두운 입자가 형성
비루관/코 눈물관 nasolacrimal duct 눈물주머니에서 코안까지 눈물이 지나가는 관
비문증/날파리증 floaters 유리체에 이물질이 떠다니는 자각 증상
비정시 ametropia 굴절이상이 있는 눈
비토 반점 bitots spots 구결막의 각질화된 흰 부위
사상판 Lamina cribrosa 시각신경유두에서 시각신경섬유가 통과하는 지역
사시 strabismus 안구의 분명한 치우침 현상
사위 heterophoria 융합이 되지 않는 안구 치우침
산동/동공확대 mydriasis 동공의 확대 상태
산동제/동공확대제 mydriatics 동공을 확장시키는 약
세염색체증 trisomy 염색체가 3개로 구성된 것
삼차신경 trigeminal nerve 다섯째뇌신경의 말초신경
상 image 사물의 시각적 인상
상공막 episclera 공막 상부의 혈관이 발달된 지역
상사시 hypertropia 한쪽 안구가 상방으로 갈려는 사시의 한 종류
상사위 hyperphoria 융합이 되지 않는 경우 안구의 상방 이탈 현상
상염색체/보통염색체 autosome chromosome 성염색체를 제외한 22쌍의 염색체
색맹 Achromatopsia 색을 인식하지 못하는 시력
색소 pigment 색깔을 가지는 단백질 물질
선천성 congenital 출생 전에 증상을 가짐
섬모 cilia 속눈썹
성 연관 sex-linkage 성염색체와 관련됨

성염색체 sex chromosome　성을 결정하는 염색체, 남성 XY, 여성 XX
세극등 slit lamp　광의 슬릿을 이용해서 눈을 검사하는 현미경으로 제작된 검사 도구
소각막/작은 각막 microcornea　9mm 이하 직경의 각막
소관 canliculus　누점에서 공통 누소관에 연결되는 눈꺼풀 안쪽에 있는 눈물 분비관
소대/띠 zonule　모양체에 적도면에 있는 섬세한 섬유조직
소안구증/작은안구증 microphthalmos　안구가 작은 눈
소와 optic pits　시원기의 형성과정 중 함몰된 모습의 조직
수렴/눈모음 convergence　가까운 거리 사물을 볼 때에 발생되는 안구운동
수상돌기/가지돌기 dendrite　신경세포의 돌기
수성층 aqueous layer　눈물의 중간층
수정체/렌즈 crystal lens　굴절과 조절을 하는 안구 내의 투명한 조직
수차 aberration　파장의 반사의 차이에서 오는 초점 차이를 나타냄
슐렘관/공막정맥굴 canal of Schlemm　방수를 유출시키는 일종의 관
시각 visual angle　관찰점에서 사물이 이루는 각
시섬유/시각섬유 visual fiber　시각을 담당하는 섬유
시개전핵/덮개앞핵 pretectal nucleus　빛반사 신경이 지나가는 경로
시력 visual acuity　두 점을 구별하는 눈의 해상력
시방선/시각로부챗살　optic radiation 시각경로
시삭/시각로 optic tract　시각경로
시선 visual line　중심오목을 지나는 공간상의 가상선
시신경 공/시각신경 구멍 optic foramen　시각신경이 지나가는 구멍
시신경 교차/시각신경 교차부 optic chiasm　시각신경이 교차하는 곳
시신경 수초/시각신경 말이집 optic nerve sheath　시각신경을 둘러싸는 말이집
시신경/시각신경 optic nerve　망막에서 뇌로 시각자극을 전도하는 뇌신경
시신경교차/시각교차 optic chiasm　양안에서 나오는 시각신경섬유의 교차 지역
시신경위축/시각신경 위축 optic atrophy　시각신경의 변성
시신경유두/시각신경유두 optic disk　시각신경이 수렴되는 지역
시야 visual field　주시에서 보이는 영역
시야계 perimeter　시야를 측정하는 검사 도구
시축 visual axis　중심와를 가지는 공간상의 가상선
시홍 rhodopsin　간체에 있는 색소 물질
신경원 neuron　신경의 기본적인 단위
신경절 ganglion　신경세포가 연접하는 곳
실인증 agnosia　사물을 인지하지 못하는 눈의 상태
아마크린세포 Amacrine cell　망막 신경층에 있는 조절성 세포
안각/눈구석 canthus　눈꺼풀의 양쪽 끝 부위 각의 모습
안검내반/눈꺼풀내반 entropion　눈꺼풀이 안쪽으로 말려 들어 감
안검하수증/눈꺼풀처짐증 blepharoptosis　눈꺼풀의 늘어진 상태
안검연/눈꺼풀테 lid margin　눈꺼풀의 주변 가장자리

안검연축/눈꺼풀연축 blepharospasm 눈꺼풀의 불수의적인 수축
안검염/눈꺼풀염 bepharitis 눈꺼풀의 염증
안검하수/눈꺼풀처짐 ptosis 눈꺼풀이 늘어진 상태
안구부속기 adnexia oculi 눈의 부속 구조물
안구돌출 exophthalmos 안구의 비정상적인 전방 돌출
안방수/안구방수 aqueous humor 안구 내에 존재하는 액체
안배/눈술잔 optic cup 안포의 형성 후 일차 눈의 컵 모양의 조직
안압계 tonometer 안압을 검사하는 도구
안저 fundus 눈의 망막쪽 지역
안정피로 asthenopia 눈의 피로현상
안진/안구떨림 nystagmus 안구의 불수의적인 움직임 현상
안포/눈소포 optic vesicle 눈의 최초 형성 조직
암소시 scotopic 어두운 조명 하에서의 시각
암점 scotoma 시야 내에 있는 섬 모양의 시야결손부
약시 amblyopia 눈의 해부학적 결손이 없는데 생리적 이상이 있는 시력장애 현상
양극세포 bipolar cell 망막신경층에 있는 자극전도세포
양안시/두눈시력 binocular vision 두 눈의 시력
양안시력/두눈시력 binocular vision 두 눈이 사물을 한 개로 인지하는 능력
에딩거-베스트팔 핵 Edinger-Westphal nucleus 중간뇌에 있는 눈돌림신경핵
엑스 연관 X-linkage X-염색체에 연관된 유전
여포증 folliculosis 림프절에 의해 특징이 되는 만성 결막염
연막/연질막 pia mater 뇌막을 형성하는 뇌의 속막
연접 synapse 신경섬유 사이의 해부학적 결합부위
열성 recessive 어버이 형질에 자손에 직접 표현되지 않는 유전상태
염색체 chromosome 유전물질을 소유하는 것
오목렌즈 concave lens 광선을 발산하는 렌즈. 마이너스 렌즈(-렌즈)
옵신 opsin 망막의 시각세포에 있는 빛 분해 색소 단백질
와/중심오목 fovea 황반에서의 함몰된 부위
외배엽 ectoderm 배 발생 중 세배엽에서 가쪽지역
외사시 exotropia 안구의 분명한 이측편위 현상
외사위 exophoria 안구의 잠재적 이측이탈 현상
외안근 extra ocular muscle 안구를 운동시키는 근육
외전/벌림 Abduction 안구의 귀쪽 방향 회전
외전신경/갓돌림신경 abducense nerve 여섯째뇌신경으로서 안구를 외전 시키는 신경
외직근/가쪽곧은근 Abducens muscle 안구를 가쪽방향으로 회전시키는 근육
외측슬상체/가쪽무릎체 lateral geniculate body 시각로에 있는 신경연접부위
우성 dominant 자손에게 유전형질이 우선 표현되는 상태
우안 buphthalmos 녹내장으로 안구가 큰 상태
운동실조 ataxia 근육의 운동능력상실 현상

원개결막/결막구석 fornix 검결막과 구결막이 만나는 결막
원기 placode 발생 중 상피조직이 두터워진 지역
원시 hyperopia 가까운 거리 시력은 나쁘나 먼 거리 시력은 좋은 굴절 상태
원심성 섬유 efferent fiber 뇌에서 자극을 전달하는 신경섬유
원점 far point 조절이 이완되었을 때 눈의 초점 지점
원주렌즈 cross cylinder 난시측정을 위해 사용되는 구형 원주렌즈
원추각막 keratoconus 원뿔 모양으로 진행되는 각막
위사시/거짓사시 pseudo strabismus 안내각췌피 또는 시축이 동공의 중앙에 들어가지 않음으로써 생기는 거짓사시
유두부종/시각신경원반 부종 papilli edema 시각신경 유두의 부종
유루 epiphoria 눈물이 비정상적으로 흘러내림
유사분열 mitosis 체세포에서의 세포분열 현상
유전 hereiditaty 어버이의 형질에 자손에게 전이되는 것
유전자 gene 염색체상의 유전물질의 최소 단위
유전자 잠재상태 genetic carrier state 주어진 유전 특성들이 잠재된 상태
유착 synechia 눈에서 조직이 부착되는 현상
윤부/각막가장자리 limbus 각막과 공막의 연결부위
융합 fusion 양안에서 영상이 한 개로 보이는 상태
이개 림프절/귓바퀴 림프절 preauricular lymph node 귀의 앞에 위치한 림프절
이방시 heterotropia 사시
이형접합체 heterozygous 대립쌍의 2쌍이 닮지 않는 모습
익상편/군날개 pterygium 눈의 안・바깥안각 사이의 삼각형의 결체조직의 증식
인자형 genotype 유전물질의 전이가 자손에게 전수되는 보이지 않는 성질
입체시 stereopisis 양안의 입체적인 시력
자율신경 automatic nerve 말초신경의 한 종류
적출술 enucleation 수술에 의한 완전한 안구의 제거
적핵/적색핵 red nucleus 빛반사신경이 지나가는 경로
전각막 눈물막 anterior cornea film 각막의 전방을 덮는 눈물의 층
전방각/안구앞방각 anterior chamber 각막과 홍채 사이의 각
전방축농/안구앞방축농 hypopyon 앞방에 고름이 형성
전방 front 앞쪽
전방/안구앞방 anterior chamber 각막과 홍채 사이의 공간
전방출혈/안구앞방출혈 hyphemia 앞방에 피가 나옴
점액층 mucous layer 눈물의 안쪽층
접합자 zygote 배우자의 결합에 의해 형성된 세포
정맥총/정맥얼기 venous plexus 정맥혈관이 거미줄같이 얽힌 경우
정시 emmetropia 굴절이상이 없는 눈
조절 accommodation 가까운 거리 사물의 주시 때 수정체 두께 변화
조절마비제 cycloplegic 수정체 조절을 마비시키는 약제

주변시 peripheral vision 시야의 직접적인 선상 밖의 사물에 대하여 인식하는 시력
주시 fixtion 망막에서 사물의 상이 유지하는데 조직과 안구운동의 상호작용
중배엽 mesoderm 배발생 중 삼배엽의 중간 층
중심시 central vision 중심오목 시력
중심와/중심오목 fovea 망막에서 황반의 중앙 함몰된 부위
지주막/거미막 arachnoid membrane 뇌막을 형성하는 중간막
지질층 lipid layer 눈물의 바깥층
청색공막 blue sclera 공막이 얇아 푸른 색으로 보이는 모습
체세포 somatic cells 개개의 생식을 할 수 없는 세포
체절 anterior segment 눈의 앞 부위
초자체동맥/유리체동맥 hyaloid artery 배 발생기 때 나타나는 유리체 혈관
초자체/유리체 viterousbody 안구 뒤방을 이루는 젤라틴 성분의 물질이 있는 조직
초점 focus 광선이 결상을 위해 모이는 지점
추체/원뿔세포 cons 밝은 곳의 시력을 담당하는 시각세포
축 axis 원주렌즈의 방향을 나타내는 경선
축동/동공 수축 miosis 동공의 수축 상태
축동제/동공 수축제 mitotics 동공수축을 유발시키는 약제
축삭 axon 신경세포 자극을 다른 신경 또는 근육으로 전달하는 돌기
카파각 kappa angle 동공 중심을 통한 선과 시축 사이의 각
클로퀴트관 canal of Cloquet 유리체 지역의 일시적인 맥관
판누스 pannus 각막의 신생혈관 상태
판눔지역 panum area 호롭터 선상의 입체감을 느끼는 지역
편위 aberrant 정상에서 이탈되는 것
포도막 uvea 홍채, 모양체, 맥락막의 모든 지역
폭주/눈모음 convergence 근점으로 시축의 방향이 이동
폰타나 간극 space of Fontana 홍채와 각막 사이의 공간
표현율 penetrance 유전자가 형태적으로 표현되는 것과 같은 확률
표현형 phenotype 유전적인 특성이 외관상 명백히 나타나는 상태
프리즘 디옵터 prism diopter 광선 이탈 시 프리즘 단위
피지선/기름샘 sebaceous gland 눈물의 기름 성분을 생산하는 상피조직
피질/겉질 cortex 소뇌와 대뇌반구의 회색질인 바깥층 지역
해면 정맥동/해면 정맥굴 cavernous 눈의 정맥혈액이 뇌에 모여지는 특수 정맥혈관
협동근 synergist 1차 작용을 수행하는 데 있어서 서로 협력하는 근육
호롭터 horopter 양안시에서 주시점을 기준으로 가상되는 선
홍채진탕/홍채떨림 irioddonesis 홍채의 불규칙적인 떨림
홍채 iris 각막 바로 뒤와 수정체의 바로 앞방에 놓여 있는 색깔이 있는 환상의 막
확대 magnification 어떤 대상물의 크기에 대한 상의 크기 비율
활차신경/도르래신경 trochlear nerve 넷째뇌신경으로서 위빗근을 지배
황반/황색원반 macula lutea 망막의 선명한 상을 맺는 혈관이 없는 지역

후극 posterior pole 안구의 뒤방 곡률의 중앙부
후뇌 metencephalon 다리뇌와 소뇌를 형성하는 뇌
후방/안구뒤방 posterior chamber 수정체의 앞방과 홍채의 뒤방 사이의 공간
후천적 acquired 출생 이후에 습득되는 상태

찾아보기

한글 찾아보기

기타

영문 찾아보기

| 저자 소개 |

❖ 대표저자: **김덕훈** (마산대학교 안경광학과 교수)

- **권오주** (부산과학기술대학교 안경광학과 교수)
- **김효진** (백석대학교 안경광학과 교수)
- **박경주** (선린대학교 안경광학과 교수)
- **윤미옥** (양산대학교 안경광학과 교수)
- **이은희** (극동대학교 안경광학과 교수)
- **이정하** (김해대학교 안경광학과 교수)
- **이현미** (대구가톨릭대학교 안경광학과 교수)
- **정수자** (부산여자대학교 안경광학과 교수)
- **주경복** (초당대학교 안경광학과 교수)
- **조현국** (강원대학교 안경광학과 교수)
- **조현수** (강릉영동대학교 안경광학과 교수)
- **최지영** (제주관광대학교 안경광학과 교수)
- **한선희** (춘혜보건대학교 안경광학과 교수)

\- 가나다순 -

| 시기해부학 |

발행일 1993년 3월 30일 1판 1쇄
1998년 3월 15일 2판 1쇄
2002년 1월 25일 3판 1쇄
2006년 2월 20일 4판 1쇄
2009년 3월 25일 5판 1쇄
2010년 3월 15일 5판 2쇄
2013년 2월 15일 6판 1쇄

저 자 김덕훈 · 권오주 · 김효진 · 박경주 · 윤미옥 · 이은희 · 이정하
이현미 · 정수자 · 주경복 · 조현국 · 조현수 · 최지영 · 한선희

발행인 김 시 동
발행처 정 문 각
서울특별시 마포구 백범로 104, 봉화빌딩 401호
출판등록 1990년 10월 25일 9-246호
전 화 02) 713-0421~3
팩 스 02) 704-6265
전자우편 jungmunk@unitel.co.kr
홈페이지 www.jungmunkag.co.kr

정 가 **35,000원**

ISBN 978-89-7742-525-5 93510